XINBIAN ZHONGCAOYAO
SHIBIE YU YINGYONG CAISE TUPU

新编中草药
识别与应用彩色图谱
（第二版）

主　编　潘超美

编　委　赖珍珍　夏　静　梁钻姬　郑芳昊
　　　　吴　波　刘　欣　黄崇才　黄昌杰

摄　影　潘超美（署名的图片除外）

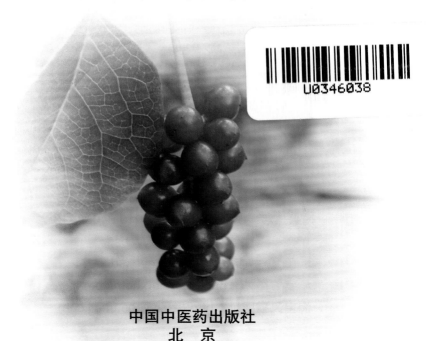

中国中医药出版社
北　京

图书在版编目（CIP）数据

新编中草药识别与应用彩色图谱/潘超美主编. —2版. —北京：中国中医药出版社，2015.4
ISBN 978−7−5132−2253−2

Ⅰ.①新…　Ⅱ.①潘…　Ⅲ.①中草药−图谱　Ⅳ.①R282−64

中国版本图书馆CIP数据核字（2014）第313145号

中 国 中 医 药 出 版 社 出 版
北京市朝阳区北三环东路28号易亨大厦16层
邮政编码　100013
传真　010 64405750
廊坊成基包装装潢有限公司印刷
各地新华书店经销

*

开本880×1230　1/32　印张18.875　字数652千字
2015年4月第2版　2015年4月第1次印刷
书 号　ISBN 978−7−5132−2253−2

*

定价　69.00元

网址　www.cptcm.com
如有印装质量问题请与本社出版部调换
版权专有　侵权必究

社长热线　010 64405720
购书热线　010 64065415　010 64065413
微信服务号　zgzyycbs
书店网址　csln.net/qksd/
官方微博　http://e.weibo.com/cptcm
淘宝天猫网址　http://zgzyycbs.tmall.com

1. 本书共收集了临床上治疗常见病症广泛应用的中草药300种，以《中华人民共和国药典》以及全国中医药类高等院校规划教材《中药学》列出的常见中药为主，加入部分现代临床广泛应用的天然植物药。依据功效进行归类，分为解表药、清热药、泻下药、祛风湿药、化湿药、利水渗湿药、温里药、理气药、消食药、驱虫药、止血药、活血化瘀药、化痰止咳平喘药、安神药、平肝息风药、补虚药、收涩药十七类。

2. 每种植物药分为文字和彩色照片两部分，以《中国药典》《中药大辞典》的药名为正名。文字内容包括中草药中文名称、别名、基原植物中文名和拉丁名、原植物识别特征、药材性状特征、性味与功用、常见病配伍、验方精选、使用禁忌和其他功用等，着重描述性状特征。每种药最多只列举3个常见的别名，植物形态特征、性味功效及应用等内容的编写主要参考《中华人民共和国药典》《中药大辞典》《中国高等植物图鉴》《中国植物志》《全国中草药汇编》等。

3. 每个品种配原植物图和饮片图者，不再单独标注，其余需特别说明者彩图下加文字图注。

4. 凡有毒植物药，不论毒性大小，均在性味功效中注明"有毒"二字，无毒性的植物药则不再标明"无毒"。

5. 性味功效包括了性味、功效、用法和用量。用量为成人的一日量。应用时须根据具体情况灵活掌握，对有毒性药尤其要慎重。

6. 本书后附有中草药的中文名称笔画索引和南北方常用中药基原对照表。

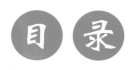

目录

五、化湿药

六、利水渗湿药

七、温里药

八、理气药

九、消食药

十、驱虫药

十一、止血药

十二、活血化瘀药 / 392

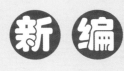

新编
中草药识别与应用彩色图谱

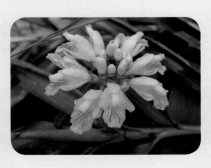

▼ 理气药

▼ 温里药

▼ 利水渗湿药

▼ 化湿药

▼ 祛风湿药

▼ 泻下药

▼ 清热药

▼ 解表药

▼ 收涩药

▼ 补虚药

▼ 平肝息风药

▼ 安神药

▼ 化痰止咳平喘药

▼ 活血化瘀药

▼ 止血药

▼ 驱虫药

▼ 消食药

一、解表药

（一）发散风寒药

生姜

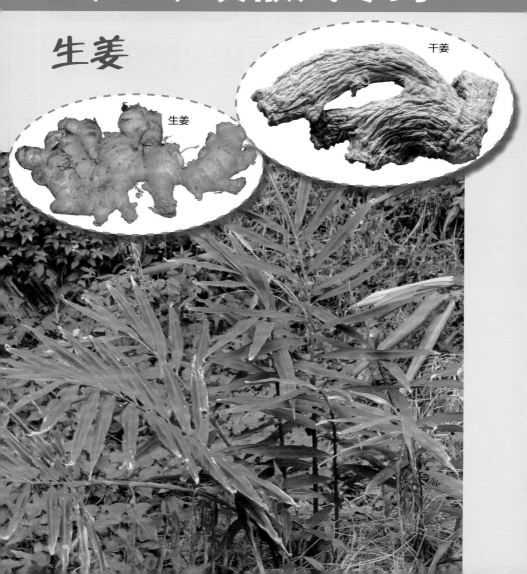

生姜

干姜

【来源】 为姜科植物姜 *Zingiber officinale* Rosc. 的新鲜根茎。

【野外识别特征】 多年生草本，高50～80cm。根茎肥厚，断面黄白色，有浓烈的辛辣气味。叶互生，排成2列，无柄，有长鞘，抱茎；叶片披针形至线状披针形。花葶自根茎中抽出，长15～25cm；穗状花序椭圆形，长4～5cm；苞片淡绿色，边缘淡黄色，先端有小尖头；花冠黄绿色，裂片3，唇瓣的中间裂片较花冠裂片短，有紫色条纹和淡黄色斑点，两侧裂片黄绿色，具紫色边缘。蒴果3瓣裂，种子黑色。花期7～8月。我国中部、东南部至西南部各省有栽培。

【药材性状】 呈不规则块状，略扁，具指状分枝。表面黄褐色或灰棕色，有环节，分枝顶端有茎痕或芽。质脆，易折断，断面浅黄色，内皮层环纹明显，维管束散在。气香特异，味辛辣。

【性味功效】 辛，温。解表散寒，降逆止呕，化痰止咳，解诸毒。内服煎汤3～9g。

【常见病配伍】

    1. 外感风寒　常与桂枝配伍使用。

    2. 胃寒呕吐　常与半夏配伍使用。

    3. 风寒咳嗽　常与杏仁、紫苏、陈皮、半夏配伍使用。

【验方精选】

    1. 外感风寒，头痛发热，汗出恶风　生姜、桂枝、芍药各9g，甘草6g，大枣12枚。水煎服。

    2. 胃寒呕吐　生姜18g，半夏15g。水煎服。

    3. 风寒咳嗽　生姜、制半夏、苏叶、陈皮、前胡、杏仁、桔梗、茯苓、炙甘草各6g。水煎服。

【其他功用】 干燥根茎（干姜）能温中散寒，回阳通脉，温肺化饮；根茎外皮（生姜皮）能行水消肿；茎叶（姜叶）能活血散结。

【使用禁忌】

    阴虚内热及实热证禁服。

西河柳

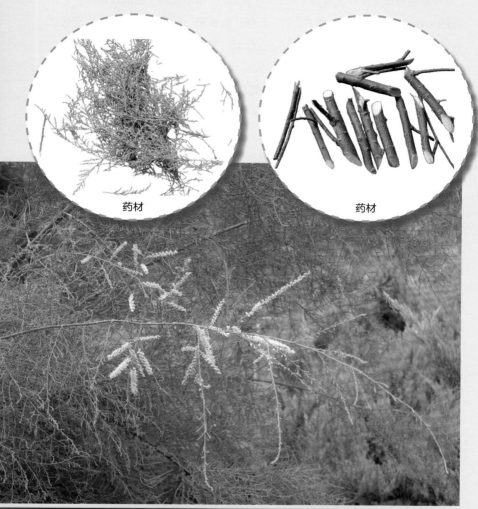

药材

药材

西河柳花

【**别名**】三春柳、垂丝柳。

【**来源**】为柽柳科植物柽柳 *Tamarix chinensis* Lour. 的嫩枝叶。

【**野外识别特征**】灌木或小乔木，高3～6m。幼枝柔弱，开展而下垂，红紫色或暗紫色。叶鳞片状、钻形或卵状披针形，长1～3mm，半贴生，背面有龙骨状脊。每年开花2～3次；春季在去年生小枝上侧生总状花序，花稍大而稀疏；夏、秋季在当年生幼枝顶端形成总状花序组成顶生大型圆锥花序，常下弯，花略小而密生，花5数，粉红色。蒴果长约3.5mm，3瓣裂。花期4～9月，果期6～10月。常生于河流冲积地、海滨、滩头、潮湿盐碱地和沙荒地。野生于河北、辽宁、江苏、安徽、山东、河南等地；我国东部至西南部各地有栽培。

【**药材性状**】枝细圆柱形，直径0.5～1.5mm，表面黄绿色，节较密，叶鳞片状，钻形或卵状披针形，长1～3mm，背面有龙骨状脊。质脆，易折断，断面黄白色，中心有髓。气微，味淡。

【**性味功效**】甘、辛，平。疏风，解表，透疹，解毒。内服煎汤10～15g，外用适量，煎汤擦洗。

【**常见病配伍**】

1. 麻疹初期　常与牛蒡子、荆芥、蝉蜕等配伍使用。

2. 风寒痹痛　常与秦艽、独活等配伍使用。

【**验方精选**】

1. 麻疹透发不出　西河柳、玄参各6g，荆芥穗、干葛、炒牛蒡各4.5g，蝉蜕、薄荷、知母、甘草各3g，麦冬9g，淡竹叶5g。水煎服。

2. 风湿痹痛　西河柳、虎杖根、鸡血藤各30g。水煎服。

3. 痧疹发不出，喘嗽，烦闷，躁乱　西河柳叶12g，研末。以水调服。

【**使用禁忌**】

麻疹已透及体虚多汗者禁服。

防风

【别名】 铜芸、回云、屏风。

【来源】 为伞形科植物防风 *Saposhnikovia divaricata* (Turcz.) Schischk. 的根。

【野外识别特征】多年生草本，高30～80cm。根粗壮，有分枝，淡红棕色，根头处密生纤维状叶柄残基及明显的环纹。茎单生，二歧分生。基生叶丛生，有扁长的叶柄，基部有宽叶鞘，稍抱茎；叶片长圆形，二至三回羽状分裂。复伞形花序多数，生于茎顶和分枝顶端。双悬果狭圆形。花期8～9月，果期9～10月。生于草原、丘陵和多石砾山坡上。分布于华北、东北及山东、陕西、甘肃、宁夏等地。

【药材性状】呈长圆锥形或长圆柱形，下部渐细。表面灰棕色，粗糙，有纵皱纹、多数横长皮孔及点状突起的细根痕。根头部有明显密集的环纹，有的环纹上残存棕褐色毛状叶基。体轻，质松，易折断，断面不平坦，皮部浅棕色，有裂隙，散生黄棕色油点，木部浅黄色。气特异，味微甘。

【性味功效】辛、甘，微温。祛风解表，胜湿止痛，止痉，止痒。内服煎汤4.5～9g。

【常见病配伍】

　　1.外感风寒　常与荆芥配伍使用。

　　2.风热壅盛，表里俱实　常与荆芥、大黄、连翘等配伍使用。

　　3.风寒湿痹　常与羌活、细辛、苍术等配伍使用。

【验方精选】

　　1.感冒、支气管炎、皮肤瘙痒　防风、荆芥、羌活、独活、柴胡、前胡、枳壳、茯苓、桔梗、川芎各5g，甘草3g。水煎服。

　　2.偏头痛、习惯性便秘　防风、川芎、当归、芍药、大黄、薄荷叶、麻黄、连翘、芒硝各6g，黄芩、桔梗各12g，滑石20g，甘草10g，荆芥、白术、栀子各3g。水煎服。

　　3.流行性感冒、风湿性关节炎　防风、苍术各6g，羌活10g，细辛2g，川芎、白芷、生地黄、黄芩、甘草各3g。水煎服。

　　4.风痰壅盛之破伤风　防风、胆南星、白芷、天麻、羌活、白附子各6g。水煎服。

【其他功用】叶可用治中风热汗出；花可用治心腹痛，四肢拘急，行履不便，骨节间疼痛。

【使用禁忌】

　　血虚发痉及阴虚火旺者慎服。

苍耳子

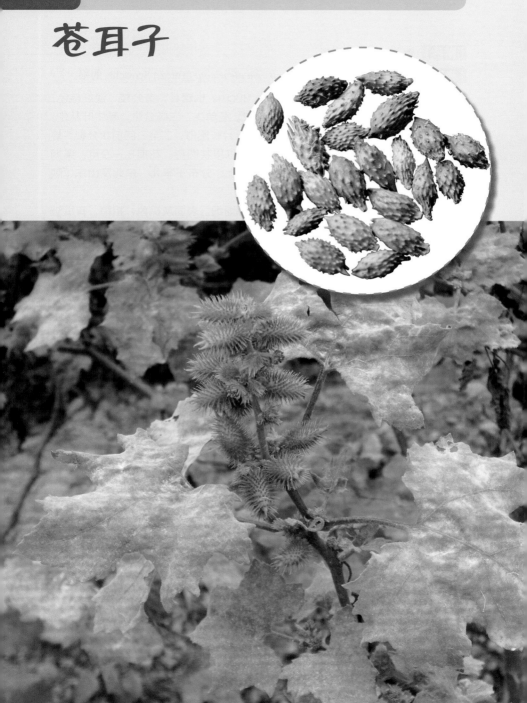

【别名】 牛虱子、苍耳实、只刺。

【来源】 为菊科植物苍耳 *Xanthium sibiricum* Patr. 的成熟带总苞的果实。

【野外识别特征】 一年生草本，高20～90cm。全株被灰白色糙伏毛。叶互生；具长柄，叶片三角状卵形，近全缘，或有3～5不明显浅裂，基出三脉。头状花序近无柄，聚生，单性同株。瘦果2，倒卵形，包在有刺的总苞片内。花期7～8月，果期9～10月。生于丘陵、低地、荒野、路边、沟边、田边、草地等。分布于全国各地。

【药材性状】 呈纺锤形或卵圆形，长1～1.5cm，直径0.4～0.7cm。表面黄棕色或黄绿色，全体有钩刺，顶端有2枚较粗的刺，分离或相连，基部有果梗痕。质硬而韧，横切面中央有纵隔膜，2室，各有1枚瘦果。瘦果略呈纺锤形，气微，味微苦。

【性味功效】 苦、甘、辛，温，有毒。散风寒，通鼻窍，祛风湿，止痒。内服煎汤3～9g。

【常见病配伍】

1. 外感风寒　常与白芷、防风、羌活等配伍使用。

2. 风寒犯鼻致鼻渊　常与辛夷、白芷等配伍使用。

3. 风疹瘙痒、疥癣　常与地肤子、白鲜皮等配伍使用。

【验方精选】

1. 风邪上攻之鼻渊、鼻塞　苍耳子5g，辛夷6g，白芷9g，薄荷叶3g。研末，每次6g，以茶调服。

2. 急性毛囊炎，急慢性湿疹　苍耳子120g，苦参、野菊花各60g。水煎，洗涤患处。

3. 阴囊湿疹　苍耳子、蛇床子、甘草各10g。水煎，外洗阴囊。

【其他功用】 根可清热解毒，利湿；花可祛风散热，除湿解毒。

【使用禁忌】
本品有毒，剂量过大可致中毒，故不宜过量服用。

辛夷

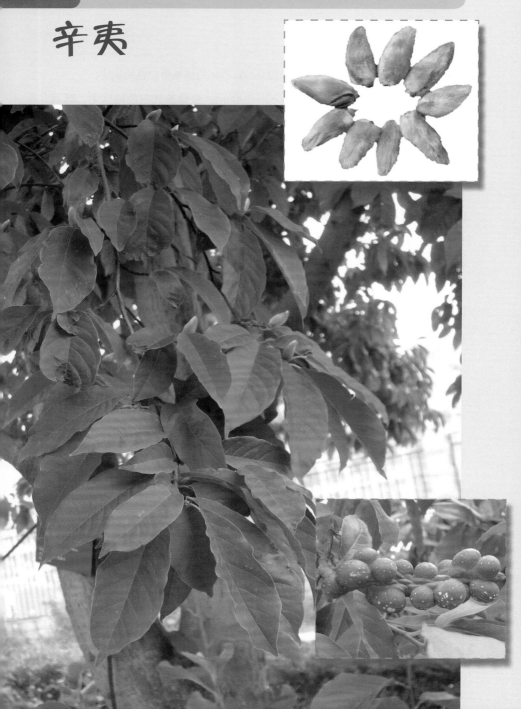

【别名】 迎春花、木笔花、毛辛夷。

【来源】 为木兰科植物玉兰 *Magnolia denudate* Desr. 的花蕾。

【野外识别特征】 落叶乔木，高达25m。小枝稍粗壮，灰褐色。单叶互生，纸质。叶柄基部有托叶痕。花单生于枝顶，先叶开放，直立，芳香；花蕾显著膨大，密被淡黄色绢毛；花被片9，白色，基部常带紫红色。花期2～3月，果期8～9月。生于海拔500～1000m的林中，现庭院普遍栽培。分布于浙江、安徽、江西、湖南、广东等地。

【药材性状】 花蕾呈长卵形，似毛笔头，长1.5～3cm，直径1～1.5cm。基部枝梗较粗壮，皮孔浅棕色。苞片2～3层，每层2片，两层苞片间有小鳞茎，苞片外表面密被灰白色或灰绿色茸毛。花被片9，内外轮同型。体轻，质脆。气芳香，味辛凉而稍苦。

【性味功效】 辛，温。散风寒，通鼻窍。内服煎汤3～9g，外用适量。

【常见病配伍】

　　1.风寒头痛，鼻塞　常与白芷、防风等配伍使用。

　　2.鼻渊头痛　常与白芷、细辛等配伍使用。

　　3.鼻疮　常与连翘、黄连、野菊花等配伍使用。

【验方精选】

　　1.鼻渊　辛夷6g，苍耳子5g，白芷9g，薄荷叶3g。研末，每次服6g。

　　2.鼻渊头痛　辛夷、白芷、升麻、木通、甘草、藁本、防风、川芎、细辛各等份。研末，每次服6g。

　　3.鼻渊、鼻衄、鼻窒、鼻疮及痘后鼻疮　用辛夷研末，入麝少许，用葱白蘸入鼻数次。

　　4.牙齿肿痛或牙龈糜烂　辛夷3g，蛇床子6g，青盐1.5g。研末，搽患处。

注：同属植物望春花 *Magnolia biondii* Pamp. 及武当玉兰 *Magnolia sprengeri* Pamp. 的花蕾也可做中药辛夷使用。

【使用禁忌】

　　阴虚火旺者慎服。

细辛

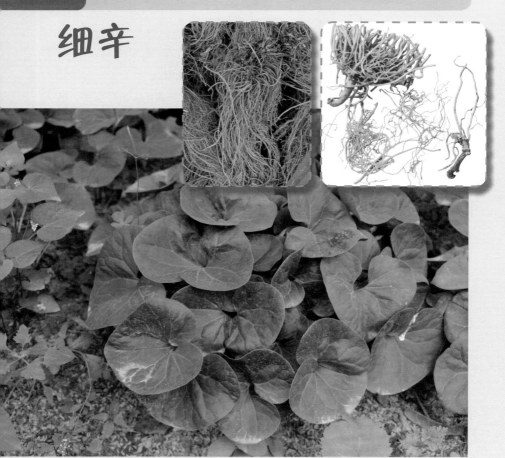

辽细辛

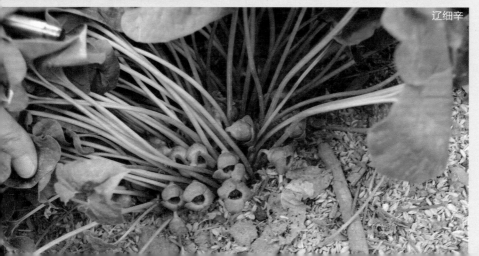

【别名】 独叶草、玉香丝。

【来源】 为马兜铃科植物北细辛 *Asarum heterotropoides* Fr. Schmidt var.*mandshuricum* (Maxim.) Kitag. 的根及根茎。

【野外识别特征】 多年生草本。根茎横走。叶卵状心形，上面有毛，脉上较密，下面仅脉上被毛；芽胞叶近圆形。花紫棕色；花梗长3～5cm；花被管壶状，喉部稍缢缩，花被裂片三角状卵形，由基部向外反折，贴靠于花被管上。蒴果半球状。花期5月，果期6～7月。生于林下坡地或山沟阴湿而肥沃的地上。分布于华北及山西、山东、河南及陕西等地。

【药材性状】 常卷曲成团。根茎横生呈不规则圆柱状，具短分枝；表面灰棕色，粗糙，有环形的节，节间长2～3mm，分枝顶端有碗状的茎痕。根细长，密生节上；表面灰黄色，平滑或具纵皱纹，有须根及须根痕；质脆，易折断，断面平坦，黄白色或白色。气辛香，味辛辣、麻舌。

【性味功效】 辛，温，有毒。散寒祛风，止痛，温肺化饮，通窍。内服煎汤1～3g，外用适量。

【常见病配伍】

1. 风湿寒痹痛　常与防风、独活、秦艽等配伍使用。
2. 偏正头痛　常与川芎、防风等配伍使用。
3. 寒痰停饮，气逆咳嗽　常与干姜、五味子等配伍使用。

【验方精选】

1. 风寒湿痹痛，关节疼痛　细辛、寄生、杜仲、牛膝、秦艽、茯苓、肉桂心、防风、川芎、人参、甘草、当归、芍药、地黄各6g，独活9g。水煎服。
2. 风寒阻滞经脉所致的头痛　细辛3g，防风4.5g，川芎、荆芥各12g，白芷、羌活、甘草各6g，薄荷（后下）12g。每次6g，饭后以茶调服。
3. 外感风寒，寒饮伏肺，咳嗽气喘，痰白清稀　细辛、干姜、五味子各3g，麻黄、芍药、半夏各9g，甘草、桂枝各6g。水煎服。
4. 口舌生疮　细辛、黄连等份，研末。涂患处，涎出即愈。

注：同属的汉城细辛 *Asarum sieboldii* Miq. var. *seoulense* Nakai、华细辛 *Asarum sieboldii* Miq. 的根及根茎也作中药细辛用。

【使用禁忌】

阴虚、血虚、气虚多汗及火热上炎者禁用。不宜与藜芦同用。本品服用剂量过大，可发生面色潮红、头晕、多汗，甚则胸闷、心悸、恶心、呕吐等副作用。

胡荽

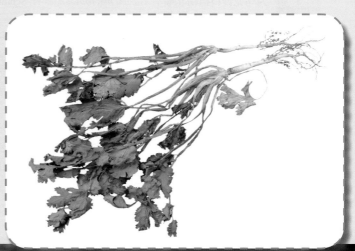

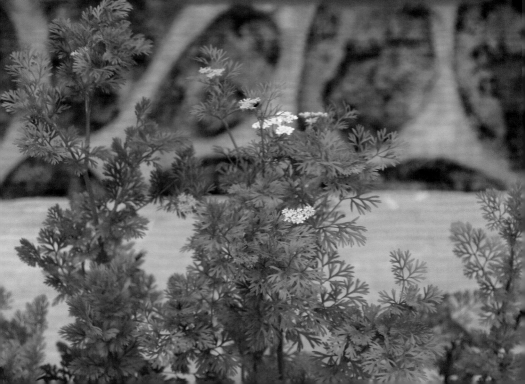

【别名】香荽、芫荽、莞荽。

【来源】为伞形科植物芫荽 *Coriandrum sativum* L.的带根全草。

【野外识别特征】一年生或两年生草本，高30～100cm。全株无毛，有强烈香气。根细长，有多数纤细的支根。茎直立，多分枝，有条纹。基生叶一至二回羽状全裂，叶柄长2～8cm；羽片广卵形，边缘有钝锯齿、缺刻或深裂；上部茎生叶三回至多回羽状分裂，末回裂片狭线形，长5～15mm，宽0.5～1.5mm，全缘。伞形花序顶生或与叶对生，花序梗长2～8cm；伞梗3～8；小苞片2～5，线形，全缘；小伞形花序有花3～10，花白色或带淡紫色；花瓣倒卵形，先端有内凹的小舌片。果实近球形，直径约1.5mm。花、果期4～11月。我国各地有栽培。

【药材性状】多卷缩成团，茎、叶枯绿色，干燥茎直径约1mm，叶多脱落或破碎，完整的叶一至二回羽状分裂。根呈须状或长圆锥形，表面类白色。具浓烈的特殊香气，味淡微涩。

【性味功效】甘，温。发表透疹，消食开胃，止痛解毒。内服煎汤9～15g，外用适量。

【常见病配伍】

　　1.麻疹透发不畅　常与荆芥配伍使用。

　　2.胃寒食滞　常与丁香、陈皮等配伍使用。

【验方精选】

　　1.风寒感冒，头痛鼻塞　胡荽9g，苏叶、生姜各6g，水煎服。

　　2.胃寒胀痛　胡荽、胡椒各15g，艾叶6g。水煎服。

　　3.肛门瘙痒　胡荽研末，加熟蛋黄，共捣烂，调麻油塞入肛门，连用3次。

　　4.消化不良，腹胀　鲜芫荽全草30g。水煎服。

【其他功用】茎梗（芫荽茎）可宽中健胃，透疹；果实（胡荽子）可健胃消积，理气止痛，透疹解毒。

【使用禁忌】

　　疹出已透，或虽未透出而热毒壅滞，非风寒外束者禁服。

香薷

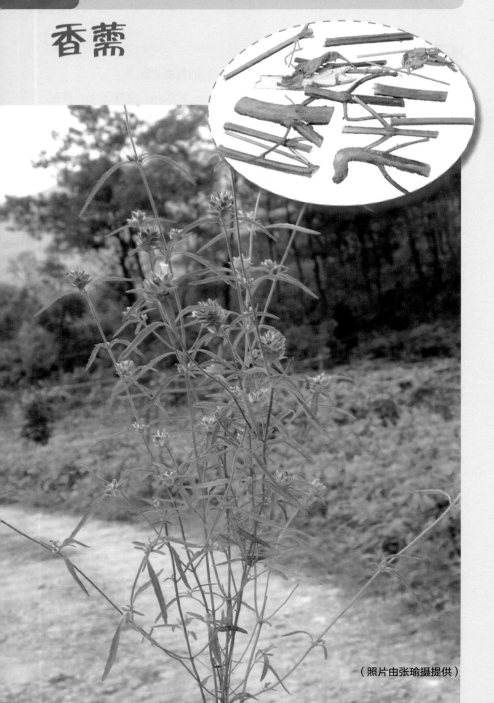

（照片由张瑜摄提供）

【别名】 石香薷、紫花香薷、香菜。

【来源】 为唇形科植物石香薷 *Mosla chinensis* Maxim. 的地上部分。

【野外识别特征】 一年生直立草本，高55～65cm。茎方形，绿褐色或略带淡红色，被逆生长柔毛，多分枝。叶对生，线形至线状披针形，长1～2cm，宽2～4mm，先端突尖，基部楔形，边缘具疏锯齿，两面均密被白色细柔毛。总状花序密集成穗状，苞片覆瓦状排列，多为5条脉。花淡紫色或少有白色，二唇形。花期6月，果期7月。生于草坡或林下。分布于华东、华中、华南地区。

【药材性状】 基部紫红色，上部黄绿色或淡黄色，全体密被白色茸毛。茎方柱形，基部类圆形，直径1～2mm，节明显，节间长4～7cm；质脆，易折断。叶对生，多皱缩或脱落，叶片展平后呈长卵形或披针形，暗绿色或黄绿色，边缘有3～5疏浅锯齿。穗状花序顶生及腋生。气清香而浓，味微辛而凉。

【性味功效】 辛，微温。发汗解表，化湿和中，利水消肿。内服煎汤3～10g。

【常见病配伍】

　　1. 外感风寒、内伤暑湿　常与扁豆、厚朴配伍使用。

　　2. 水气水肿　常与白术、益母草等配伍使用。

【验方精选】

　　1. 夏日风寒感冒　香薷9g，白扁豆（微炒）、厚朴（姜制）各6g。水煎频服。

　　2. 水气水肿，或疮中水，全身肿　香薷500g，白术218g。香薷浓煎取汁，和白术粉末制成小丸（直径约7mm）。每次服10丸。

　　3. 口臭　香薷适量，水煎，含漱。

　　4. 皮肤瘙痒，阴部湿疹　香薷适量，水煎洗。

注：同属植物江香薷 *Mosla chinensis* 'Jiangxiangru' 的干燥地上部分也用作中药香薷使用。

【使用禁忌】

　　内服宜凉饮，热饮易致呕吐。表虚者禁服。

桂枝

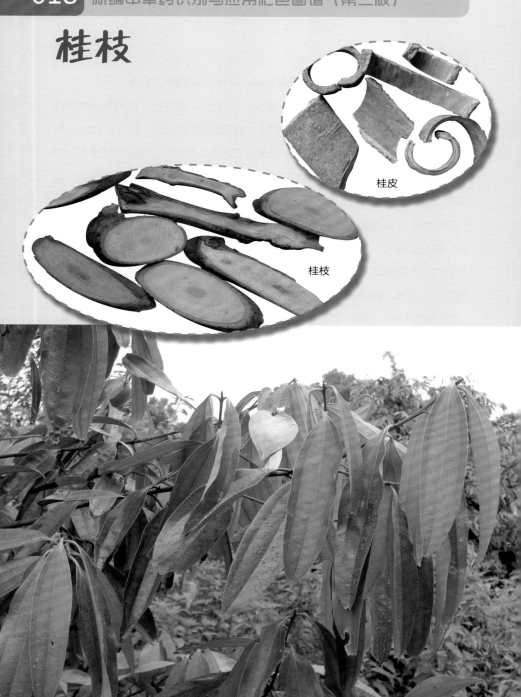

桂皮

桂枝

【别名】 桂、筒桂、玉桂。

【来源】 为樟科植物肉桂 *Cinnamomum cassia* Presl 的嫩枝。

【野外识别特征】常绿乔木，高12 ~ 17m，芳香，树皮灰褐色；枝条被灰黄色短柔毛。叶互生或近对生；叶片革质，近披针形，边缘内卷，离基三出脉。圆锥花序腋生或近顶生，被黄色绒毛，花序分枝末端具3朵花作聚伞状排列。花两性，白色。果实椭圆形，紫色。花期6 ~ 8月，果期10 ~ 12月。生于常绿阔叶林中，但多栽培。在华南地区均有栽培，尤以广西栽培为多。

【药材性状】枝长圆柱形，多分枝。表面棕色或红棕色，有纵棱线、细皱纹及小疙瘩状的叶痕、枝痕和芽痕，皮孔点状或点状椭圆形。质硬而脆，易折断，断面皮部红棕色，可见一淡黄色石细胞环带，木部黄白色至浅黄棕色，髓部略呈方形。有特异香气，味甜、微辛。

【性味功效】辛、甘，温。散寒解表，温经，通阳。内服煎汤1.5 ~ 6g，大剂量，可用至15 ~ 30g。

【常见病配伍】

　　1. 外感风寒表虚证　常与白芍配伍使用。

　　2. 外感风寒表实证　常与麻黄配伍使用。

　　3. 寒凝血滞诸痛证　常与白芍、饴糖、黄芪等配伍使用。

　　4. 胸痹　常与薤白、瓜蒌配伍使用。

【验方精选】

　　1. 风寒感冒，上呼吸道感染　桂枝、芍药、生姜各9g，甘草6g，大枣4枚。水煎服。

　　2. 外感、流行性感冒以及急性支气管炎、支气管哮喘　桂枝4g，麻黄6g，炙甘草3g，杏仁9g。水煎服。

　　3. 脘腹冷痛　桂枝、生姜各9g，甘草6g，芍药18g，甘草6g，大枣4枚。水煎2次，兑入胶饴60g，分2次温服。

　　4. 心阳不振、瘀血痹阻的胸痹　桂枝6g，厚朴12g，薤白9g，枳实4枚，瓜蒌1枚。枳实、厚朴先煎。水煎，分三次服。

【其他功用】树皮（肉桂）能补火助阳；叶（肉桂叶）能温中散寒，解表发汗；果实（桂丁）可温里散寒，降逆止痛。

【使用禁忌】

　　热病高热，阴虚火旺，血热妄行者禁服。

麻黄

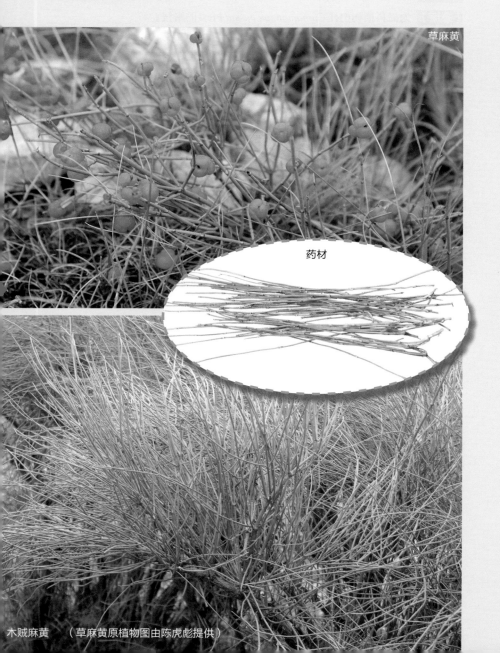

草麻黄

药材

木贼麻黄　（草麻黄原植物图由陈虎彪提供）

【别名】龙沙、狗骨、卑相。

【来源】为麻黄科植物草麻黄 *Ephedra sinica* Stapf 的草质茎。

【野外识别特征】草本状灌木，高20～40cm。木质茎短，匍匐地上或横卧土中；小枝直伸或微曲，绿色，长圆柱形，节明显。鳞叶膜质鞘状。花成鳞球花序，常雌雄异株；雄球花多成复穗状；雌球花单生，成熟时成浆果状。种子2。花期5～6月。生于山坡、平原、干燥荒地、河床等。分布于华北及东北、西北、河南西北部。

【药材性状】茎呈细长圆柱形，少分枝。表面淡绿色至黄绿色，有细纵脊线，有粗糙感。节明显，节间长2～6cm。节上有膜质鳞叶，长3～4mm；裂片2（稀3），锐三角形，先端灰白色，反曲，基部联合成筒状，红棕色。体轻，质脆，易折断，断面略呈纤维性，周边绿黄色，髓部红棕色，近圆形。气微香，味涩、微苦。

【性味功效】辛、微苦，温。发汗散寒，宣肺平喘，利水消肿。内服煎汤2～9g。

【常见病配伍】

1. 风寒感冒　常与桂枝配伍使用。

2. 咳嗽气喘　常与杏仁、甘草、细辛、干姜、半夏、石膏等配伍使用。

3. 水肿　常与甘草、生姜、白术等配伍使用。

【验方精选】

1. 感冒、流行性感冒以及急性支气管炎、支气管哮喘　麻黄9g，桂枝、杏仁各6g，炙甘草3g。水煎服。

2. 外感风寒，咳嗽气喘　甘草、麻黄、杏仁各30g。水煎服。

3. 肺热壅盛，高热急喘　麻黄、杏仁各9g，炙甘草6g，生石膏24g。水煎服。

4. 面目浮肿，小便不利　麻黄、白术各12g，石膏25g，生姜9g，甘草6g，大枣15枚。水煎服。

【其他功用】根及根茎可固表止汗。

注：同属植物中麻黄 *Ephedra intermedia* Schrenk et C.A.Mey.、木贼麻黄 *Ephedra equisetina* Bge. 的草质茎也做中药麻黄用。

【使用禁忌】

体虚自汗、盗汗及虚喘者禁服。

葱白

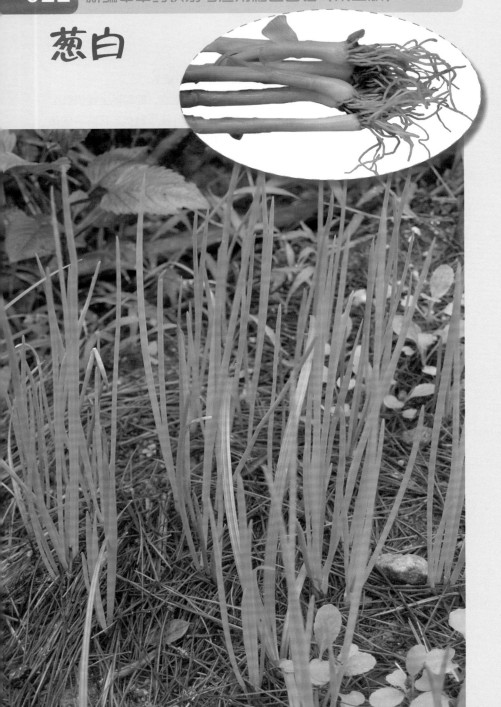

【别名】葱茎白、葱白头。

【来源】为百合科植物葱 *Allium fistulosum* L. 的新鲜鳞茎。

【野外识别特征】多年生草本，高达50cm。簇生，具辛辣气味，折断后有辛味之黏液。须根丛生，白色。鳞茎圆柱形，先端稍肥大，鳞叶成层，白色，上具白色纵纹。叶基生；叶片圆柱形，中空，先端尖，绿色，具纵纹；叶鞘浅绿色。花葶约与叶等长；总苞白色，2裂；伞形花序球形，多花，密集；花梗与花被等长或为其2／3长；花被钟状，白色，花被片6，狭卵形。蒴果三棱形。种子黑色，三角状半圆形。花期7～9月，果期8～10月。全国各地均有栽培。

【药材性状】参见"识别特征"中鳞茎的描述部分。

【性味功效】辛，温。发表，通阳，解毒。内服煎汤9～15g，外用适量。

【常见病配伍】

1. 外感风寒轻证　常与淡豆豉配伍使用。

2. 下利，厥冷　常与附子、干姜配伍使用。

【验方精选】

1. 风寒感冒轻证　葱白3茎，淡豆豉6g。水煎服。

2. 少阴病下利，脉微　葱白4茎，干姜3g，附子1枚。水煎服。

3. 霍乱烦躁　葱白20茎，大枣20枚。水煎服。

4. 胃痛，胃酸过多，消化不良　大葱头4个，红糖12g。将葱头打烂，混入红糖，放在盘中用锅蒸熟。每日3次，每次9g。

【其他功用】葱的须根、叶、花及种子都可入药。须根可祛风散寒，通气散瘀，主治风寒头痛、喉疮、痔疮、冻伤；叶可发汗解毒，散肿，主治感冒风寒、风水浮肿、疮痈肿痛、跌打损伤；花可散寒通阳，主治脘腹冷痛、胀痛；种子可温肾、明目、解毒，主治遗精、目眩、视物昏暗、疮痈、药食中毒。

【使用禁忌】

表虚多汗者慎服。

紫苏叶

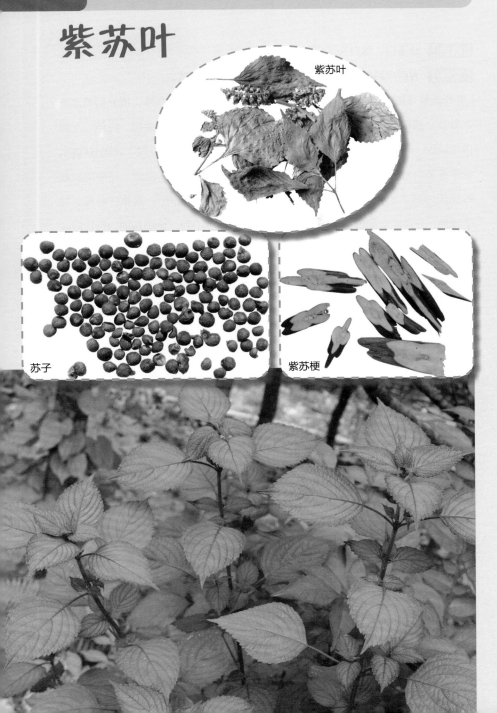

紫苏叶

苏子

紫苏梗

【别名】赤苏、香苏、臭苏。

【来源】为唇形科植物紫苏 *Perilla frutescens* (L.) Britt. 的叶（或带嫩枝）。

【野外识别特征】一年生草本。具特殊芳香气。茎直立，钝四棱形，多分枝，绿紫色或紫色，密被长柔毛。叶对生；叶片卵状三角形，边缘具粗锯齿，叶下面有细油腺点；侧脉7～8。轮伞花序，由2花组成偏向一侧成假总状花序，顶生和腋生；花萼钟状；花冠唇形，白色或紫红色。小坚果近球形，灰棕色或褐色，具网纹。花期6～8月，果期7～9月。全国各地广泛栽培。

【药材性状】叶片多皱缩卷曲、破碎，完整者展平后呈卵圆形，长4～11cm，宽2.5～9cm，先端长尖或急尖，基部圆形或宽楔形，边缘具圆锯齿。两面紫色或上表面绿色，下表面紫色，疏生灰白色毛，下面有多数凹陷的腺鳞。叶柄长2～5cm，紫色或紫绿色。质脆。带嫩枝者，枝的直径2～5mm，紫绿色，断面中部有髓。气清香，味微辛。

【性味功效】辛，温。散寒解表，行气宽中，安胎，解鱼蟹毒。内服煎汤5～9g。

【常见病配伍】

1. 外感风寒　常与前胡、桔梗、杏仁等配伍使用。

2. 脾胃气滞　常与藿香、陈皮、半夏等配伍使用。

3. 妊娠呕吐　常与陈皮、杏仁等配伍使用。

【验方精选】

1. 风寒感冒，头痛鼻塞，无汗兼咳嗽　苏叶、半夏、茯苓、前胡、桔梗、枳壳、甘草、生姜、橘皮、杏仁各6g，大枣2枚。水煎服。

2. 脾胃气滞所致的恶心呕吐　紫苏、大腹皮、白芷、茯苓各30g，半夏曲、白术、陈皮、厚朴、桔梗各60g，藿香90g，炙甘草75g。研末，每服6g，水煎服。

3. 孕妇胎气不和，胸闷恶心　苏梗、半夏各9g，生姜3片，陈皮5g。水煎服。

【其他功用】茎（紫苏梗）可理气宽中，安胎，和血；果实（紫苏子）可降气，消痰，平喘，润肠。

【使用禁忌】

阴虚、气虚及温病者慎服。

鹅不食草

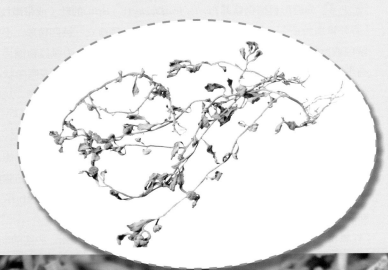

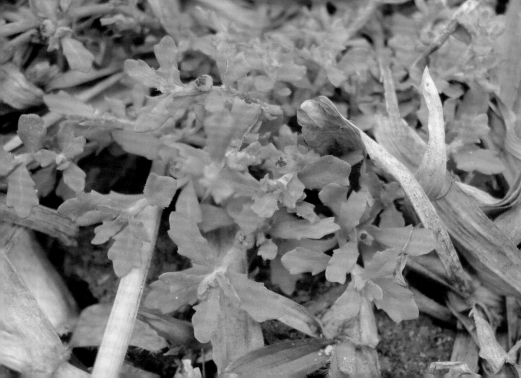

【别名】鸡肠草、鹅不食、球子草。

【来源】为菊科植物石胡荽 *Centipeda minima* (L.) A. Br.et Ascher. 的全草。

【野外识别特征】一年生小草本。茎纤细,多分枝,基部匍匐,着地后易生根。叶互生;叶片楔状倒披针形,边缘有不规则的疏齿,无毛,或下面稍有细毛。头状花序细小,扁球形,单生于叶腋;总苞半球形;总苞片2层,椭圆状披针形,绿色,边缘膜质,外层较内层大;花托平坦,无托片;花杂性,淡黄色或黄绿色,全为筒状;外围雌花多层,花冠细,有不明显的裂片;中央的两性花,花冠明显4裂。瘦果椭圆形,具4棱,边缘有长毛;无冠毛。花期9~11月。生于路旁荒野、田埂及阴湿草地上。分布于华北、东北、华中、华东、华南、西南。

【药材性状】全草扭集成团。须根纤细,淡黄色。茎细,多分枝,质脆,易折断,断面黄白色。叶小,近无柄;叶片多皱缩或破碎,完整者展平后呈匙形,表面灰绿色或棕褐色,边缘有3~5个齿。头状花序黄色或黄褐色。气微香,久闻有刺激感,味苦、微辛。

【性味功效】辛,温。发散风寒,通鼻窍,止咳,解毒。内服煎汤6~9g,外用适量。

【常见病配伍】

1. 风寒头痛、鼻渊鼻塞　常与辛夷、薄荷等配伍使用。

2. 湿疮肿毒　常与穿山甲、当归尾等配伍使用。

3. 寒痰咳喘　常与黄皮叶、百部、地龙等配伍使用。

【验方精选】

1. 鼻炎、鼻窦炎、鼻息肉、鼻出血　鹅不食草、辛夷各3g。研末吹入鼻孔,每日2次。

2. 支气管哮喘　鹅不食草、瓜蒌、莱菔子各9g。水煎服。

3. 黄疸型肝炎　鹅不食草9g,茵陈24g。水煎服。

4. 痔疮　鹅不食草60g,无花果叶15g。水煎,先熏再洗患处。

【使用禁忌】

胃病患者慎服。

藁本

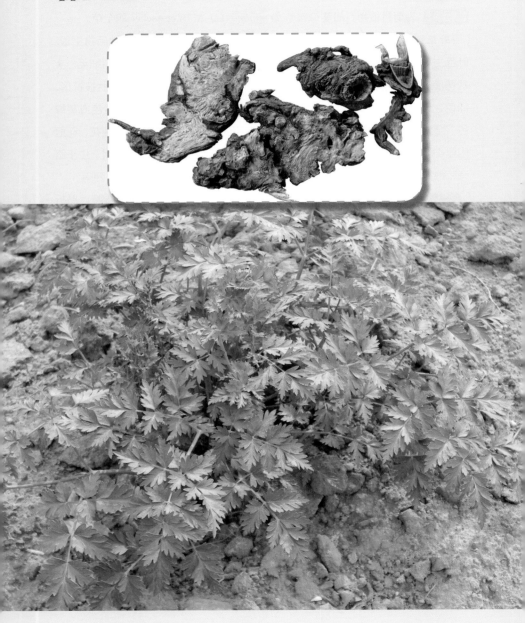

【别名】鬼卿、藁板。

【来源】为伞形科植物辽藁本 *Ligusticun jeholense* Nakai et Kitag. 的根茎和根。

【野外识别特征】多年生草本。根茎较短，具膨大的结节；根圆锥形，分叉，表面深褐色。茎直立，圆柱形，中空，有纵直沟纹。基生叶有长柄，二至三回三出式羽状全裂，第一回裂片4～6对，最下一对有较长的柄；第二回裂片常无柄；末回裂片卵形，边缘常3～5浅裂，裂片具齿，齿端有小尖头，表面沿主脉有糙毛。茎上部叶近无柄，基部膨大成卵形抱茎的鞘。复伞形花序顶生或侧生。双悬果椭圆形，侧棱狭翅状。花期7～9月，果期9～10月。生于海拔1250～2500m的林下、草甸、林缘及沟边。分布于北部地区。

【药材性状】形体较小，根茎呈不规则的团块状或柱状。上端有丛生的叶基及突起的节，有多数细长弯曲的根。表面黄棕色或暗棕色，粗糙。体轻，质较硬，易折断，断面黄色或黄白色，纤维状。气浓香，味辛、苦、微麻。

【性味功效】辛，温。祛风散寒，除湿止痛。内服煎汤3～10g，外用适量。

【常见病配伍】

1. 外感风寒，巅顶头痛　常与白芷、川芎等配伍使用。

2. 风寒湿痹　常与羌活、防风等配伍使用。

【验方精选】

1. 风湿关节痛　藁本、苍术、防风各9g，牛膝12g。水煎服。

2. 风寒湿痹，风寒感冒夹湿、头身重痛　藁本、防风、炙甘草、川芎各3g，羌活、独活各6g，蔓荆子2g。水煎服。

3. 偏、正头痛，鼻塞　藁本、川芎、细辛、白芷、甘草各等份。研末，每120g即入煅石膏480g，水和为丸，每30g做成8丸。每次服1丸。

4. 小儿疥癣　藁本适量，煎汤，用以沐浴及洗衣服。

注：同属植物藁本 *Ligusticum sinense* Oliv. 的根及根茎也做中药藁本用。

【使用禁忌】

阴血虚及热证头痛禁服。

（二）发散风热药

木贼

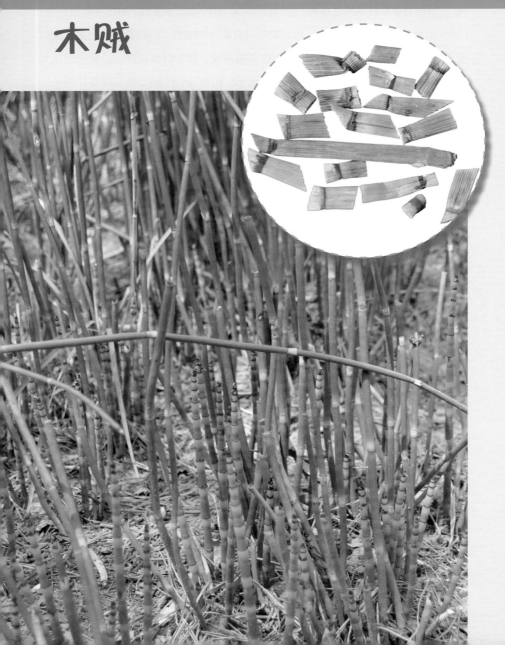

【别名】节节草、笔杆草、笔筒草。

【来源】为木贼科植物木贼 *Equisetum hiemale* L.的地上部分。

【野外识别特征】多年生常绿草本。根茎粗，黑褐色；地上茎直立，单一，中空节间长5～10cm，表面有纵棱脊20～30条；棱脊上有疣状突起2行，其表皮细胞壁含大量硅质，故极粗糙。叶退化成鳞片状，基部合生成筒状的鞘，叶鞘基部和鞘齿各有一黑色环圈；鞘齿线状钻形，顶部尾状早落而成钝头。孢子囊穗生于茎顶，长圆锥形，由许多轮状排列的六角盾状孢子叶构成，中央具柄，周围轮列椭圆形的孢子囊。孢子期6～8月。喜生于坡林下阴湿处、河岸湿地、溪边，也生于杂草地。分布东北、华北、西北、华中、西南。

【药材性状】茎呈长管状，不分枝。表面灰绿色或黄绿色，有纵棱18～30条，棱上有多数细小光亮的疣状突起，有粗糙感；节明显，节间长2.5～9cm，节上着生筒状鳞叶，有鞘状叶，筒鞘基部和鞘齿棕黑色，中部淡黄棕色。体轻，质脆，易折断，断面中空。周边有多数圆形小空腔。气微，味甘淡、微涩，嚼之有砂粒感。

【性味功效】甘、微苦，平。疏散风热，明目退翳，止血。内服煎汤3～9g。

【常见病配伍】

　　1.外感风热，目赤翳障多泪　常与蝉蜕、谷精草等配伍使用。

　　2.肝虚目赤，翳膜遮睛　常与谷精草、石决明、猪肝等配伍使用。

　　3.便血、痔血　常与黄芩、地榆、槐角等配伍使用。

【验方精选】

　　1.目昏多泪　木贼、苍术各30g。研末，每次6g，以茶调服。

　　2.浮肿型脚气，皮肤病性肾炎水肿　木贼15g，浮萍10g，赤豆100g，红枣6枚。水煎服。

　　3.血崩、血气痛　木贼、香附各30g，朴硝15g。研末，每服9g。色黑者以酒煎，红赤者以水煎。每日2次。忌生冷、硬物、猪、鱼、油腻、酒、面。

　　4.咽喉红痛　鲜木贼捣汁调蜜服。

【使用禁忌】

　　气血虚者慎服。

牛蒡子

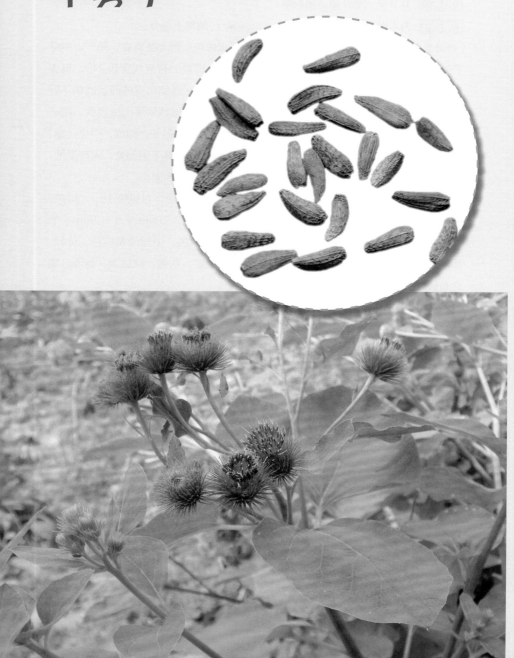

【别名】 恶实、鼠粘子、大力子。

【来源】 为菊科植物牛蒡 *Arctium lappa* L. 的成熟果实。

【野外识别特征】两年生草本。根粗壮，肉质，圆锥形。茎直立，上部分枝，带紫褐色。基生叶丛生，有长柄；茎生叶互生；叶片长卵形，先端具刺尖，两面均被毛。头状花序簇生于茎顶或排列成伞房状，有梗；花小，红紫色，均为管状花，两性，花冠先端5浅裂。瘦果长圆形，灰褐色，具纵棱。花期6~8月，果期8~10月。野生于沟边、荒地、林边。分布于东北、中南、西南、西北及华北大部分地区。

【药材性状】瘦果长倒卵形，略扁，微弯曲，长5~7mm，直径2~3mm。表面灰褐色，具多数细小紫黑色斑点，有数条纵棱，中间1~2条较明显。顶端钝圆，顶面有圆环，中心有点状凸起的花柱残迹；基部狭窄，着生面色较淡。果皮较硬，折断后可见子叶两片，淡黄白色，富油性。果实无臭；种子气特异，味苦微辛，稍久有麻舌感。

【性味功效】辛、苦，寒。疏散风热，宣肺祛痰，利咽透疹，解毒消肿。内服煎汤6~12g。

【常见病配伍】

　　1. 风热感冒　常与银花、桔梗等配伍使用。

　　2. 风热或热毒上攻的咽喉肿痛　常与薄荷、银花、桔梗等配伍使用。

　　3. 热毒疮疡及痄腮　常与连翘、板蓝根、紫花地丁等配伍使用。

【验方精选】

　　1. 口舌生疮，咽喉肿痛　牛蒡子12g，炙甘草、升麻、射干各3g。研末，每次9g，水煎服。

　　2. 风热感冒　牛蒡子3g，研末。热酒调服。

　　3. 痄腮肿痛，斑疹　牛蒡子、柴胡、连翘、川贝母、荆芥各6g。水煎服。

　　4. 风肿斑毒作痒　牛蒡子、玄参、僵蚕、薄荷各15g。研末。每次9g，沸水调服。

【其他功用】根能散风热，消肿毒；茎叶可祛风清热，消肿解毒。

【使用禁忌】

　　脾虚便溏者禁服。

升麻

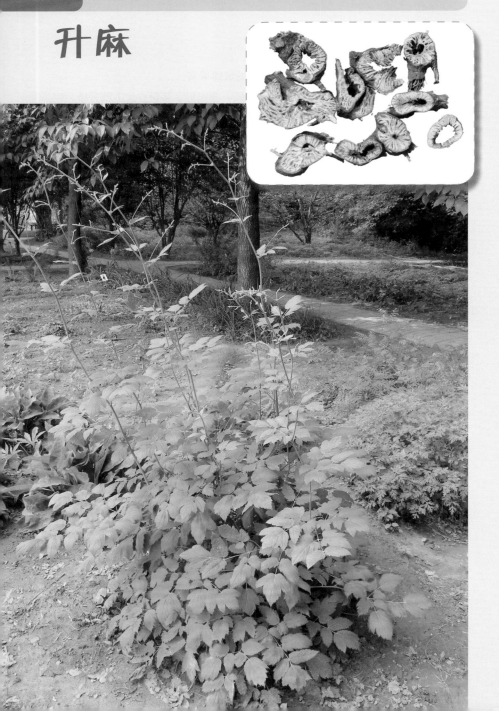

【别名】 龙眼根、窟窿牙根。

【来源】 为毛茛科升麻属植物大三叶升麻 *Cimicifuga heracleifolia* Kom. 的根茎。

【野外识别特征】 多年生草本。根茎粗壮，黑色，有许多下陷圆洞状的老茎残迹；茎直立，无毛，下部茎生叶为二回三出复叶；顶生小叶倒卵形，先端3浅裂，边缘有粗齿；侧生小叶斜卵形，比顶生小叶小；茎上部叶常为一回三出复叶。复总状花序；花序轴及花梗被灰色腺毛和柔毛；花两性。蓇葖果，长圆形。花期8～9月，果期9～10月。生于山坡草丛或灌木丛中。分布于东北地区。

【药材性状】 不规则的长形块状，多分枝，呈结节状；表面棕褐色，粗糙不平，有坚硬的细须根瘤，上面有数个圆形空洞的茎基痕，洞内壁显网状沟纹，下面凹凸不平，具须根痕；体轻，质坚硬，不易折断，断面不平坦，有裂隙，纤维性，黄绿色或淡黄白色；气微，味微苦而涩。

【性味功效】 辛、甘，微寒。解表透疹，清热解毒，升举阳气。内服煎汤3～9g。

【常见病配伍】

1. 麻疹透发不畅　常与葛根、白芍等配伍使用。

2. 胃火牙痛　常与黄连、石膏等配伍使用。

3. 气虚下陷　常与柴胡、黄芩等配伍使用。

【验方精选】

1. 麻疹初起，未发或透发不畅　升麻、葛根、甘草各3g，芍药6g。水煎服。

2. 痄腮丹毒　升麻、僵蚕各3g，黄芩、黄连各15g，陈皮、甘草、玄参、柴胡、桔梗各10g，连翘、板蓝根、马勃、牛蒡子、薄荷各5g。水煎服。

3. 胃火上攻所致头痛、牙龈肿痛、口舌生疮　升麻、生地、当归、黄连各6g，牡丹皮9g。水煎服。

4. 中气下陷，脱肛、子宫脱垂、崩漏　升麻、柴胡、橘皮、当归身、白术各6g，黄芪18g，炙甘草9g。水煎服。

注：同属植物兴安升麻 *Cimicifuga dahurica* (Turcz.) Maxim.、升麻 *Cimicifuga foetida* L. 的根茎也做中药升麻用。

【使用禁忌】

　　阴虚阳浮，喘满气逆及麻疹已透者忌服。服用过量可产生头晕、震颤、四肢拘挛等。

柴胡

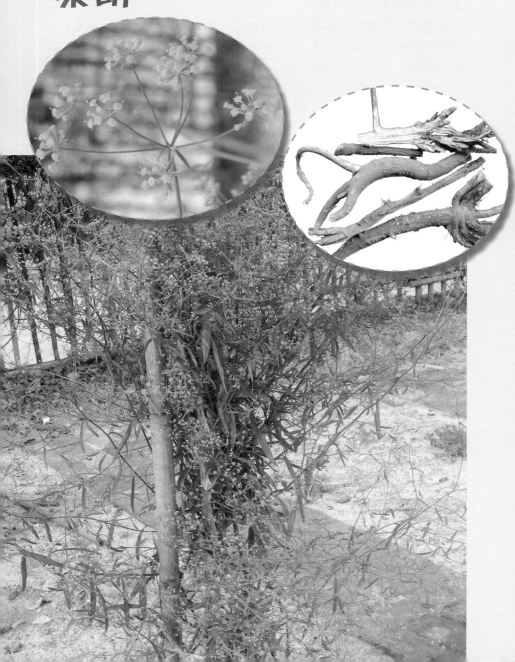

【别名】 茈胡、山菜、柴草。

【来源】 为伞形科植物柴胡 *Bupleurum chinense* DC. 的根。

【野外识别特征】多年生草本，高40～85cm。主根较粗大，坚硬。茎单一或数茎丛生，上部多回分枝。叶互生；基生叶倒披针形或狭椭圆形；茎生叶长圆状披针形，先端有短芒尖头，基部收缩成叶鞘，抱茎；脉7～9。复伞形花序多分枝，顶生或侧生，梗细；小伞形花序有花5～10，花瓣鲜黄色。双悬果广椭圆形，棕色，两侧略扁，棱狭翼状，淡棕色。花期7～9月，果期9～11月。生于向阳旱荒山坡、路边、林缘灌丛或草丛中。分布于华北、东北、华东、华中、西北地区。

【药材性状】呈圆柱形或长圆锥形。根头膨大，顶端残留3～15个茎基或短纤维状叶基，下部分枝。表面黑褐色或浅棕色，具纵皱纹、支根痕及皮孔。质硬而韧，不易折断，断面显纤维性，皮部浅棕色，木部黄白色。气微香，味微苦。

【性味功效】苦、辛，微寒。解表退热，疏肝解郁，升举阳气。内服煎汤3～9g。

【常见病配伍】

1. 伤寒少阳证　常与黄芩、半夏等配伍使用。

2. 胸胁疼痛　常与香附、川芎等配伍使用。

3. 气虚下陷　常与升麻、黄芪等配伍使用。

【验方精选】

1. 少阳证，外感发热　柴胡25g，人参、甘草6g，黄芩、半夏、生姜各9g，大枣4枚。水煎服。

2. 肝气郁滞，胸胁疼痛　柴胡、陈皮各6g，川芎、香附、枳壳、芍药各5g，炙甘草3g。水煎服。

3. 肝郁血虚之月经不调　柴胡、当归、茯苓、白芍药、白术各30g，炙甘草15g。水煎服。

4. 疟疾　柴胡、半夏、厚朴、陈皮各6g。水煎服。

注：同属植物狭叶柴胡 *Bupleurum scorzonerifolium* Willd. 的根也做中药柴胡使用。

【使用禁忌】

真阴亏损，肝阳上亢及肝风内动之证禁服。

桑叶

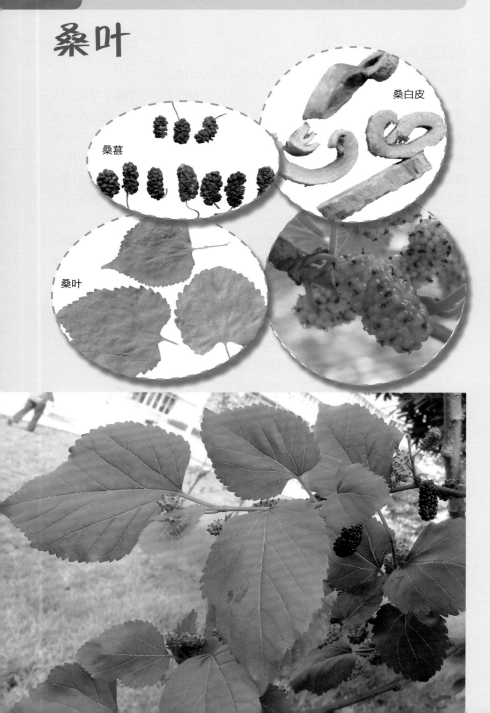

桑葚

桑白皮

桑叶

【别名】 铁扇子、蚕叶。

【来源】 为桑科植物桑 *Morus alba* L. 的叶。

【野外识别特征】落叶灌木或小乔木。树皮灰白色，有条状浅裂；根皮黄棕色或红黄色，纤维性强。单叶互生，叶片卵形或宽卵形，边缘有粗锯齿或圆齿，有时有不规则的分裂，下面脉上有短毛，腋间有毛；托叶披针形，早落。花单性，雌雄异株；雌、雄花序均排列成穗状葇荑花序，腋生。瘦果，多数密集成一卵圆形的聚合果，初时绿色，成熟后变肉质、黑紫色或红色。花期4～5月，果期5～6月。生于丘陵、山坡、村旁、山野等处。分布于全国各地。

【药材性状】叶多皱缩、破碎。完整者有柄，叶柄长1～2.5cm；叶片展平后呈卵形或宽卵形，先端渐尖，基部截形、圆形或心形，边缘有锯齿或钝锯齿，有的不规则分裂。上面黄绿色或浅黄棕色，有的有小疣状突起；下表面颜色较浅，叶脉突出，小脉网状，脉上被疏毛，脉基具簇毛。质脆。气微，味淡、微苦涩。

【性味功效】苦、甘，寒。疏散风热，平抑肝阳，清肺润燥，清肝明目。内服煎汤5～9g。

【常见病配伍】

1. 风热感冒　常与菊花、连翘、桔梗等配伍使用。

2. 外感温燥　常与杏仁、贝母、麦冬等配伍使用。

3. 目赤昏花　常与菊花、车前子、决明子等配伍使用。

【验方精选】

1. 风热感冒、咳嗽　桑叶7.5g，菊花3g，杏仁、桔梗、苇根各6g，连翘5g，薄荷、甘草各2.5g。水煎服。

2. 肺热或燥热伤肺，百日咳、急性支气管炎　桑叶、豆豉、象贝、栀子、梨皮各3g，杏仁4.5g，沙参6g。水煎服。

3. 肝阴不足，眼目昏花　桑叶480g，黑芝麻120g。黑芝麻捣碎，煎浓汁，和白蜜480g，入桑叶末为丸。每服9g。

4. 手足麻木　霜降后桑叶煎汤频洗。

【其他功用】根皮（桑白皮）可泻肺平喘，利水消肿；嫩枝（桑枝）可祛风湿，利关节；果穗（桑椹）可补血滋阴，生津润燥。

【使用禁忌】

肝燥者禁用。

浮萍

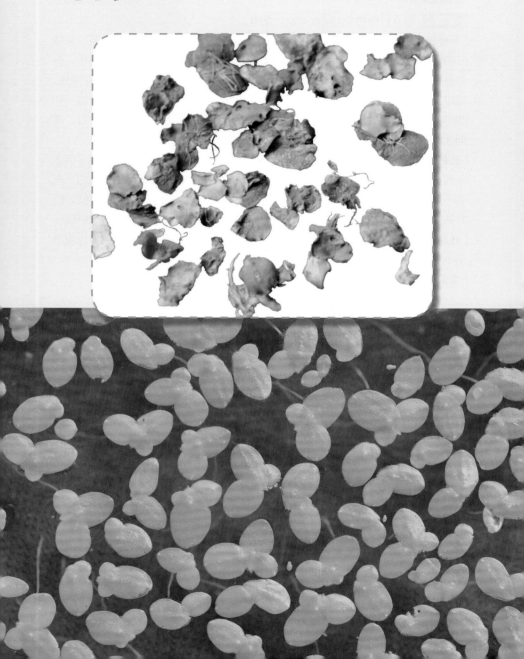

【别名】 水萍、萍子草、田萍。

【来源】 为浮萍科植物紫萍 *Spirodela polyrrhiza* (L.) Schleid 的全草。

【野外识别特征】浮水小草本。根1条，长3～4cm，纤细，根鞘无翅，根冠钝圆或截切状。叶状体对称，倒卵形，长1.5～6mm，宽2～3mm，上面平滑，绿色，不透明，下面浅黄色或紫色，全缘，具不明显的3脉纹。叶状体背面一侧具囊，新叶状体于囊内形成浮出，以极短的细柄与母体相连，随后脱落。花单性，雌雄同株，生于叶状体边缘开裂处；佛焰苞囊状，内有雌花1，雄花2。果实近陀螺状，无翅。种子1枚。生长于池沼、水田、湖泊或静水中。分布于全国各地。

【药材性状】为扁平叶状体，呈卵形或卵圆形，长径2～5mm。单个散生或2～5个集生，上表面淡绿色至灰绿色，偏侧有1小凹陷，边缘整齐或微卷曲。下表面紫绿色至紫棕色，着生数条须根。体轻，手捻易碎。气微，味淡。

【性味功效】辛，寒。发汗解表，透疹止痒，利尿消肿。内服煎汤3～5g。

【常见病配伍】

　　1. 风热感冒，发热无汗　常与薄荷、连翘、荆芥等配伍使用。

　　2. 风疹瘙痒　常与荆芥、蝉蜕、地肤子等配伍使用。

　　3. 水肿，小便不利　常与麻黄、冬瓜皮等配伍使用。

【验方精选】

　　1. 风热感冒　浮萍、防风各9g，牛蒡子、薄荷、苏叶各6g。水煎服。

　　2. 急性肾炎　浮萍60g，黑豆30g。水煎服。

　　3. 风热瘾疹　浮萍（蒸过焙干）、牛蒡子（酒煮晒干，炒）各30g。研末，每次3g，以薄荷汤送服。

　　4. 胬肉攀睛　浮萍少许，捣烂，入冰片少许，贴患处。

【使用禁忌】

　　表虚自汗者禁服。

菊花

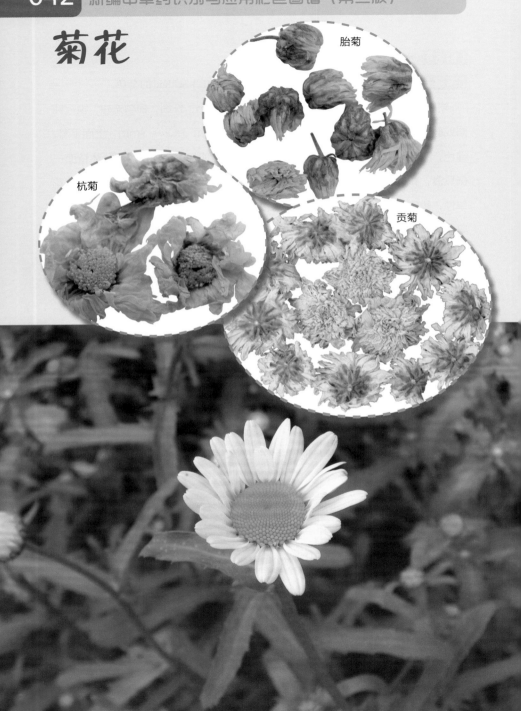

胎菊

杭菊

贡菊

【**别名**】 节华、金蕊、馒头菊。

【**来源**】 为菊科植物菊 *Chrysanthemun morifolium* Ramat. 的头状花序。根据产地和加工方法的不同，分为"亳菊""滁菊""贡菊""杭菊"。

【**野外识别特征**】多年生草本。茎直立，被柔毛。叶互生；有短柄；叶片卵形至披针形，长5～15cm，羽状浅裂或半裂，基部楔形，下面被白色短柔毛。头状花序，大小不一，单个或数个集生于茎枝顶端；总苞片多层，外层绿色，条形，边缘膜质，外面被柔毛；舌状花白色、红色、紫色或黄色。瘦果不发育。花期9～11月。为栽培种，培育的品种极多，头状花序多变化，形色各异。全国各地均有栽培。

【**药材性状**】杭菊呈碟形或扁球形，直径2.5～4cm，常数个相连成片，舌状花类白色或黄色，平展或微折叠，彼此粘连，通常无腺点；管状花多数，外露。

【**性味功效**】甘、苦，微寒。疏风清热，平抑肝阳，清肝明目，清热解毒。内服煎汤5～9g。

【**常见病配伍**】

1. 风热感冒　常与桑叶、薄荷等配伍使用。

2. 目暗不明　常与枸杞子、熟地黄等配伍使用。

3. 疔疮肿毒　常与金银花、生甘草配伍使用。

【**验方精选**】

1. 风热感冒、咳嗽　桑叶7.5g，菊花3g，杏仁、桔梗、苇根各6g，连翘5g，薄荷、甘草各2.5g。水煎服。

2. 肝肾阴虚，两目昏花、干涩　菊花、枸杞子、泽泻、牡丹皮、白茯苓各9g，熟地黄24g，山萸肉、山药各12g。研细末，炼蜜为丸。每次服9g。

3. 目赤肿痛　菊花15g，白蒺藜15g，木贼15g，蝉蜕6g。水煎服。

4. 高血压　菊花15g，红枣3粒。水煎服。

【**其他功用**】根（菊花根）可利小便，清热解毒；幼嫩茎叶（菊花苗）可清肝胆热，益肝气，明目去翳；叶（菊花叶）可清肝明目，解毒消肿。

【**使用禁忌**】

气虚胃寒、食减泄泻者慎用。

淡豆豉

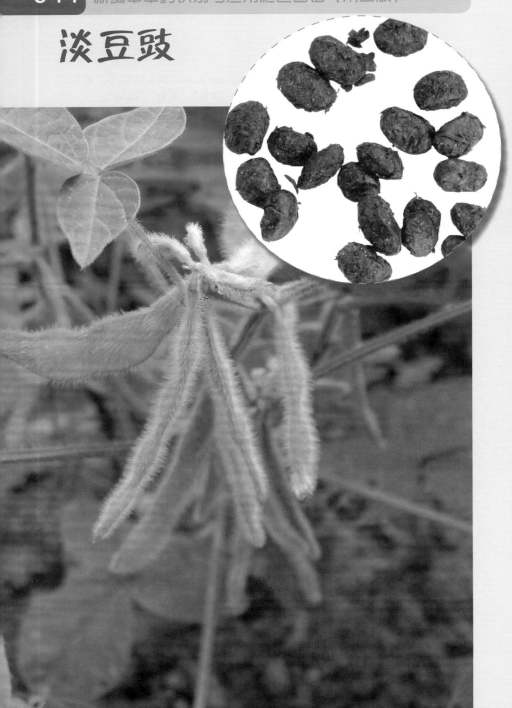

【别名】香豉、豉、大豆豉。

【来源】为豆科植物大豆 *Glycine max* (L.) Merr. 的成熟种子发酵加工品。

【野外识别特征】一年生草本，高60～180cm。茎直立，粗壮，密生褐色长硬毛。叶具长柄，密生黄色长硬毛；托叶小，披针形；三出复叶，顶生小叶菱状卵形，尖端渐尖，茎部宽楔形或圆形，两面均有白色长柔毛。总状花序腋生；苞片及小苞片披针形，有毛；花萼钟状，萼齿5，披针形；花冠小，白色或淡紫色；旗瓣先端微凹，翼瓣具1耳，龙骨瓣镰形。荚果带状长圆形，略弯，下垂，黄绿色，密生黄色长硬毛。种子2～5颗，黄绿色或黑色，卵形至近球形。花期6～7月，果期8～10月。全国各地广泛栽培。

【药材性状】呈椭圆形，略扁，长0.6～1cm，直径0.5～0.7cm。表面黑色，皱缩不平，无光泽，一侧有棕色的条状种脐，珠孔不明显。子叶2片，肥厚。质柔软，断面棕黑色。气香，味微甘。

【性味功效】苦、辛，平。解肌，除烦，宣发郁热。内服煎汤6～12g。

【常见病配伍】

　　1.外感风热　常与银花、连翘、薄荷等配伍使用。

　　2.风寒表证　常与葱白等配伍使用。

　　3.烦热不眠　常与栀子配伍使用。

【验方精选】

　　1.风热感冒，无汗或汗发不畅、咳嗽咽痛　淡豆豉、甘草、荆芥穗各5g，连翘、金银花、牛蒡子各9g，薄荷、桔梗各6g，竹叶4g。水煎服。

　　2.风寒感冒轻证　淡豆豉6g，葱白3茎。水煎服。

　　3.失眠，虚烦不眠、胸脘痞满　淡豆豉、栀子各9g。水煎服。

　　4.痔漏　豆豉、槐子各等份。研末。每服3g，水煎空腹服。

【使用禁忌】

　　胃虚易泛恶者慎服。

葛根

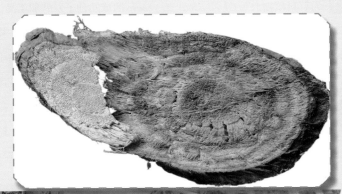

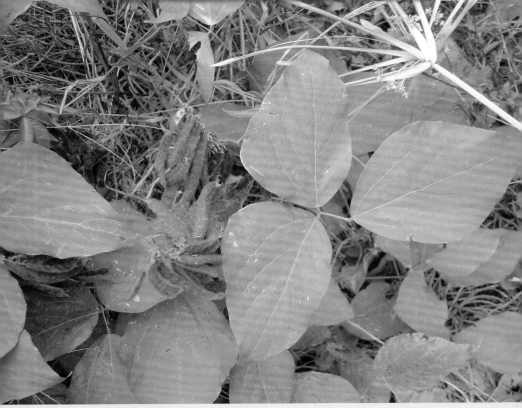

【别名】 干葛、甘葛、黄条根。

【来源】 为豆科植物野葛 *Pueraria lobata* (Willd.) Ohwi. 的根。

【野外识别特征】多年生落叶藤本，长达10m。茎枝被黄褐色粗毛。块根肥厚，圆柱形，外皮灰黄色，内部粉质，纤维性很强。茎基部粗壮，上部多分枝。三出复叶；顶生小叶柄较长；叶片菱状圆形，侧生小叶较小，斜卵形。总状花序腋生或顶生，花冠蓝紫色或紫色；萼钟状。荚果扁平，被褐色长硬毛。种子卵圆形，赤褐色，有光泽。花期4～8月。果期8～10月。生于山坡、路边草丛中及较阴湿的地方。除西藏、新疆外，全国各地均有分布。

【药材性状】呈纵切的长方形厚块或小方块，长5～35cm，厚0.5～1cm。外皮淡棕色，有纵皱纹，粗糙。切面黄白色，纹理不明显。质韧，纤维性强。无臭，味微甜。

【性味功效】甘、辛，凉。解肌退热，透疹，生津止渴，升阳止泻。9～15g。

【常见病配伍】

1. 风寒表证　常与麻黄、桂枝等配伍使用。

2. 麻疹透发不畅　常与升麻等配伍使用。

3. 湿热泻痢　常与黄连、黄芩等配伍使用。

【验方精选】

1. 风寒表证，恶寒无汗、项背强痛　葛根、生姜各12g，麻黄、桂枝、芍药、甘草各6g，大枣12枚。水煎服。

2. 麻疹初起，疹发不出　葛根45g，升麻、白芍药、炙甘草各30g。研末，每服9g，水煎服。

3. 湿热泻痢　葛根15g，甘草6g，黄芩、黄连各9g。水煎服。

4. 醉酒　葛根10g，煎汁服，醒即停服。

【使用禁忌】

表虚多汗与虚阳上亢者慎用。

蔓荆子

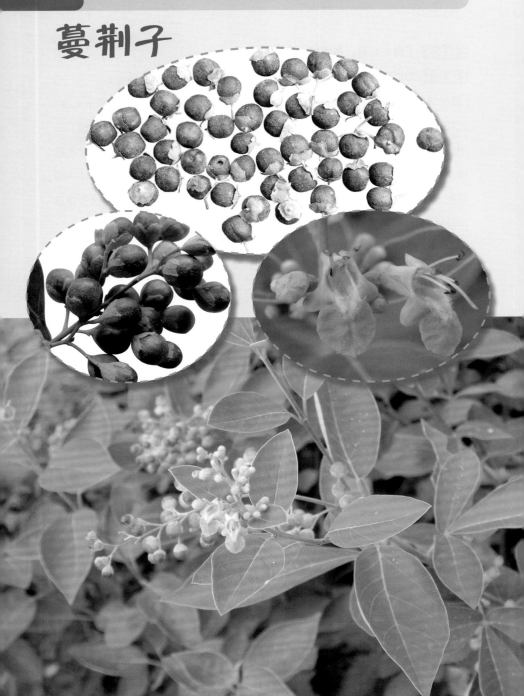

【别名】 蔓荆实、万荆子、蔓青子。

【来源】 为马鞭草科植物蔓荆 *Vitex trifolia* L.的成熟果实。

【野外识别特征】落叶灌木。具香味。小枝四棱形，密生细柔毛。三出复叶，对生，有时偶有单叶；小叶片卵形，全缘，背面密生灰白色绒毛。圆锥花序顶生，花序梗密被灰白色绒毛；花冠淡紫色，外面有毛。核果近圆形，熟时黑色；萼宿存。花期7月，果期9～11月。生于海边、河边、平原等。分布于福建、广东、广西、云南、台湾。

【药材性状】呈球形，直径4～6mm。表面灰黑色，被灰白色粉霜状茸毛，有纵向浅沟4条，放大镜下可见密布淡黄色小点。顶端微凹，有脱落花柱基，基部有灰白色宿萼及短果柄。萼长约为果实的1/3，5齿裂，其中2裂较深，密生茸毛。体轻，质坚韧，不易破碎。横断面果皮黄棕色，有棕褐色点排列成环，4室，每室有种子1枚。气特异而芳香，味淡、微辛。

【性味功效】辛、苦，微寒。疏散风热，清利头目。内服煎汤5～9g，外用适量。

【常见病配伍】

1. 外感风热，头痛头晕　常与菊花、薄荷等配伍使用。

2. 偏头痛　常与菊花、防风、川芎等配伍使用。

3. 目赤肿痛，目昏多泪　常与菊花、蝉蜕等配伍使用。

【验方精选】

1. 外感风热、目痛　蔓荆子、桑叶、菊花、薄荷、白芷、荆芥子各9g。水煎服。

2. 偏头痛　蔓荆子10g，菊花8g，川芎、甘草各4g，细辛、白芷各3g。水煎服。

3. 高血压病头晕痛　蔓荆子9g，野菊花、钩藤、草决明各12g。水煎服。

4. 目翳　蔓荆子15g，石决明9g，木贼6g。水煎服。

【其他功用】叶可活血化瘀，祛风止痛。

注：同属植物单叶蔓荆 *Vitex trifolia* L. var. *simplicifolia* Cham. 的成熟果实也做中药蔓荆用。

【使用禁忌】

脾胃虚者慎服。

薄荷

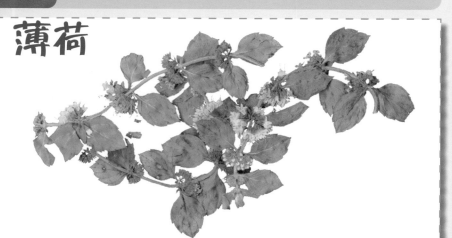

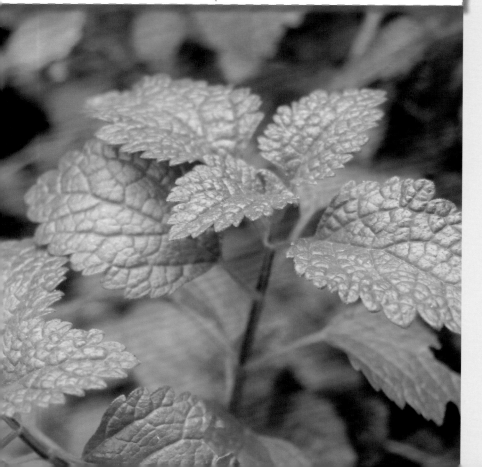

【别名】 野薄荷、仁丹草、水益母。

【来源】 为唇形科植物薄荷 *Mentha haplocalyx* Briq. 的地上部分。

【野外识别特征】 多年生芳香草本，茎直立。具匍匐的根茎。质脆，易折断。茎锐四棱形，多分枝，四侧无毛或略具倒生的柔毛，角隅及近节处毛较显著。单叶对生；叶形变化较大，边缘在基部以上疏生粗大的牙齿状锯齿，侧脉5～6对，两面具柔毛及黄色腺鳞。轮伞花序腋生，轮廓球形；总花梗上有小苞片数枚，具缘毛；花冠淡紫色至白色。小坚果长卵球形，黄褐色，具小腺窝。花期7～9月，果期10～11月。生于溪沟旁、路边及山野湿地。分布于华北、华东、华中、华南及西南各地。

【药材性状】 茎呈方柱形，有对生分枝；表面紫棕色或淡绿色，棱角处具茸毛；质脆，断面白色，髓部中空。叶对生，有短柄；叶片皱缩卷曲，完整叶片展平后呈披针形至椭圆形，上表面深绿色，下表面灰绿色，稀被茸毛，下表面可见凹点状腺鳞。轮伞花序腋生，花萼钟状，先端5齿裂，花冠淡紫色。揉搓后有特殊清凉香气，味辛凉。

【性味功效】 辛，凉。疏散风热，清利头目，利咽透疹，疏肝行气。内服煎汤3～6g，入煎剂宜后下。

【常见病配伍】

　　1. 风热感冒　常与荆芥、连翘等配伍使用。

　　2. 风疹瘙痒　常与荆芥、蝉蜕等配伍使用。

　　3. 肝气郁滞　常与柴胡、白芍等配伍使用。

【验方精选】

　　1. 风热感冒初期　薄荷、桔梗各6g，连翘、金银花、牛蒡子各9g，竹叶4g，甘草、荆芥穗、淡豆豉各5g。水煎服。

　　2. 皮肤瘾疹不透，瘙痒　薄荷叶、荆芥、防风各10g，蝉蜕6g。水煎服。

　　3. 风热牙痛　薄荷、樟脑、花椒各等份。研末，擦患处。

　　4. 眼结膜炎　薄荷叶于乳汁中浸泡约25分钟。患眼用5％盐凉开水冲洗后，将其盖于患眼上，经10分钟再换一叶，每天数次。

【使用禁忌】

　　表虚汗多者禁服。

二、清热药

（一）清热泻火药

天花粉

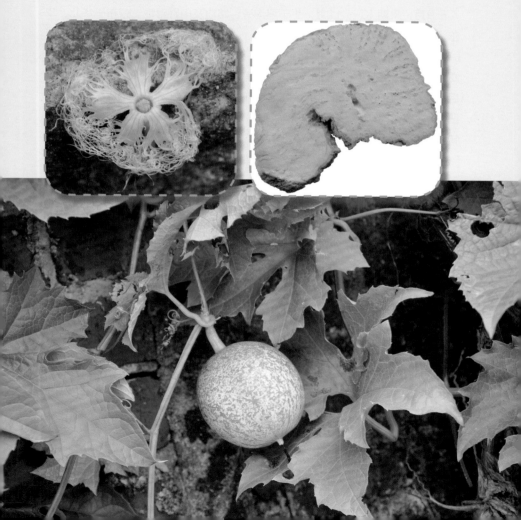

【别名】栝楼根、瑞雪。

【来源】为葫芦科植物栝楼 *Trichosanthes kirilowii* Maxim. 的根。

【野外识别特征】攀援藤本。块根圆柱状，肥厚。茎多分枝，具纵棱及槽，被白色伸展柔毛。叶互生；叶柄长3～10cm，具纵条纹，被长柔毛；卷须3～7分枝，被柔毛；叶片纸质，近心形，常3～5（～7）浅裂至中裂，两面沿脉被长柔毛状硬毛，基出掌状脉5条。雌雄异株；雌雄花花冠相同，白色，裂片倒卵形，先端中央具1绿色尖头，两侧具丝状流苏，被柔毛。果实椭圆形，成熟时黄褐色或橙黄色。花期5～8月，果期8～10月。生于山坡林下、灌木丛中、草地。分布于华北、华东、中南等地。

【药材性状】呈不规则圆柱形或纺锤形。表面黄白色或淡棕黄色，有纵皱纹、细根痕及略凹陷的横长皮孔。质坚实，断面白色或淡黄色，富粉性，横切面可见黄色木质部，略呈放射状排列，纵切面可见黄色条纹状木质部。气微，味微苦。

【性味功效】甘、微苦，微寒。清热泻火，生津止渴，消肿排脓。内服煎汤10～15g，不宜与乌头类药材同用。

【常见病配伍】

1. 热病口渴　常与芦根、麦冬等配伍使用。

2. 内热消渴　常与葛根、知母、五味子等配伍使用。

3. 燥咳　常与沙参、麦冬、生地黄等配伍使用。

【验方精选】

1. 热病伤津口渴　天花粉、茯苓、甘草各15g，麦冬9g。研末，每服15g，水煎服。

2. 阴虚内热，消渴多饮　天花粉、五味子各9g，生山药30g，生黄芪15g，知母18g，生鸡内金6g，葛根4.5g。水煎服。

3. 内热痰多咳嗽　天花粉10g，杏仁、桑皮、贝母各9g，桔梗、甘草各3g。水煎服。

4. 牙龈肿痛　天花粉15g，白芍药、薄荷各6g，甘草3g。水煎服。

【其他功用】果实（瓜蒌）可清热化痰，宽胸散结，润燥滑肠。

注：同属植物双边栝楼 *Trichosanthes rosthornii* Harms 的根也做中药天花粉用。

【使用禁忌】
脾胃虚寒、大便溏泄者慎服。反乌头。少数病人可出现过敏现象。

决明子

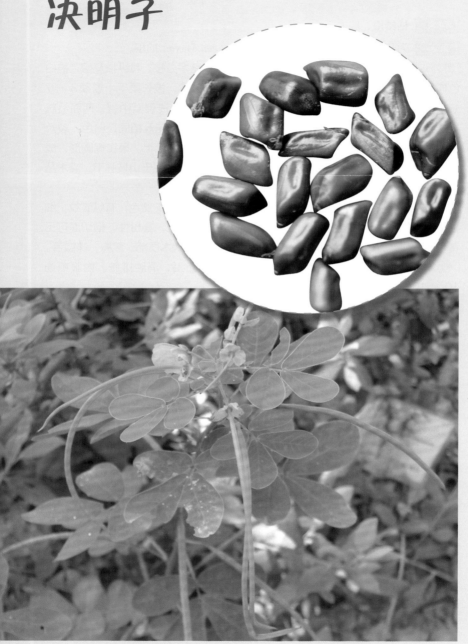

【别名】草决明、假绿豆、马蹄决明。

【来源】为豆科植物决明 *Cassia obtusifolia* L. 的成熟种子。

【野外识别特征】一年生半灌木状草本。叶互生，羽状复叶；小叶3对，叶片倒卵，基部稍偏斜，下面及边缘有柔毛，最下1对小叶间有1条形腺体，或下面2对小叶间各有一腺体。花成对腋生，最上部的聚生；萼片5，倒卵形；花冠黄色，花瓣5，倒卵形，基部有爪。荚果细长，近四棱形。种子多数，菱柱形或菱形略扁，淡褐色，光亮，两侧各有1条线形斜凹纹。花期6～8月，果期8～10月。生于丘陵、路边、荒山、山坡疏林下。我国各省均有栽培或野生。

【药材性状】略呈菱方形或短圆柱形，两端平行倾斜，长3～7mm，宽2～4mm。表面绿棕色或暗棕色，平滑有光泽。一端较平坦，另端斜尖，背腹面各有1条突起的棱线，棱线两侧各有1条斜向对称而色较浅的线形凹纹。质坚硬，不易破碎。种皮薄，子叶2，黄色，呈"S"形折曲并重叠。

【性味功效】甘、苦、咸，寒。清热明目，润肠通便。内服煎汤9～15g。

【常见病配伍】

1. 目赤肿痛　常与菊花、青葙子等配伍使用。

2. 头痛眩晕　常与菊花、钩藤、生牡蛎等配伍使用。

3. 肠燥便秘　常与瓜蒌、郁李仁等配伍使用。

【验方精选】

1. 急性结膜炎　决明子、菊花、蝉蜕、青葙子各15g。水煎服。

2. 高血压病　决明子15g，夏枯草9g。水煎，连服1个月。

3. 习惯性便秘　决明子、郁李仁各18g。沸水冲泡代茶饮。

4. 口腔炎　决明子60g。浓煎频频含漱。

【其他功用】全草或叶（野花生）可清热明目，解毒利湿。

注：同属植物小决明 *Cassia tora* L. 的种子也做中药决明子入药。

【使用禁忌】
脾胃虚寒及便溏者慎服。

芦根

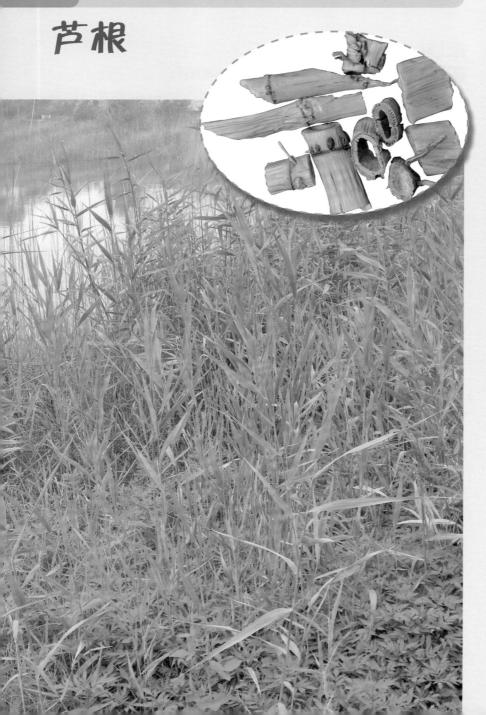

【别名】 芦通、苇根、芦头。

【来源】 为禾本科芦苇 *Phragmites communis* Trin. 的新鲜或干燥根茎。

【野外识别特征】多年生高大草本，高 1 ~ 3m。地下茎粗壮，横走，节间中空，节上有芽。茎直立，中空。叶2列，互生；叶鞘圆筒状，叶舌有毛；叶片扁平，长 15 ~ 45cm，宽 1 ~ 3.5cm，边缘粗糙。穗状花序排列成大型圆锥花序，顶生，长 20 ~ 40cm，微下垂，下部梗腋处具白色柔毛；小穗通常有 4 ~ 7 花；外稃长于内稃，光滑开展；两性花。颖果椭圆形至长圆形，与内稃分离。花、果期 7 ~ 10 月。生于河流、池沼岸边浅水中。全国大部分地区都有分布。

【药材性状】

　　鲜芦根　呈长圆柱形，有的略扁，长短不一，直径 1 ~ 2cm。表面黄白色，有光泽，外皮疏松可剥离，节呈环状，有残根及芽痕。体轻，质韧，不易折断。切断面黄白色，中空，壁厚 1 ~ 2mm，有小孔排列成环。气微，味甘。

　　干芦根　呈扁圆柱形。节处较硬，节间有纵皱纹。

【性味功效】甘，寒。清热泻火，生津止渴，除烦，止呕，利尿。内服煎汤 3 ~ 9g。

【常见病配伍】

　　1. 热病烦渴　常与天花粉、麦冬、石膏等配伍使用。

　　2. 胃热呕吐　常与竹茹、姜汁等配伍使用。

　　3. 肺痈　常与薏苡仁、桃仁等配伍使用。

【验方精选】

　　1. 肺痈咳吐脓血　苇茎60g，薏苡仁30g，冬瓜子24g，桃仁9g。水煎服。

　　2. 胃胀，吐酸水　芦根15g，香樟根9g。水煎服，1日2次。

　　3. 麻疹不透　芦根30g，柽柳9g。水煎服。

　　4. 猩红热　鲜芦根、鲜白茅根各30g，白糖适量。水煎，当茶饮。

【其他功用】嫩苗（芦笋）能清热生津，利水通淋；嫩茎（芦茎）可清肺解毒，止咳排脓；叶（芦叶）可清热辟秽，止血，解毒；花（芦花）可止泻，止血，解毒。

【使用禁忌】

　　脾胃虚寒者慎服。

谷精草

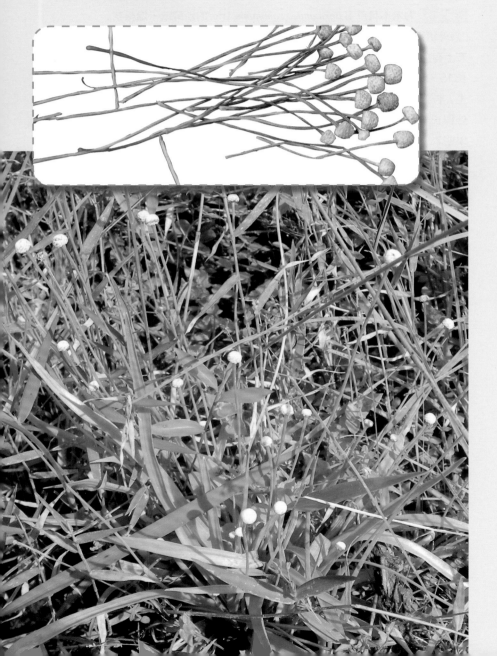

【别名】 流星草、移星草、鱼眼草。

【来源】 为谷精草科植物谷精草 *Eriocaulon buergerianum* Koern. 的带花茎的头状花序。

【野外识别特征】一年生草本，呈莲座状。须根多数，细软，稠密。无茎。叶基生，线状披针形，长6～20cm，中部宽4～6mm，基部最宽可达8mm，先端稍钝，有纵脉10余条，叶片上有纵横脉构成的透明小方格。花葶多数，长短不一，高者达30cm；头状花序近球形，直径4～6mm；总苞片倒卵形，长2～2.5mm；花单性，雌雄花生于同一花序上。蒴果三棱状球形。种子长椭圆形，有毛茸。花、果期7～12月。生于沼泽、溪边和田边阴湿处。分布于华东、西南及湖南、台湾等地。

【药材性状】头状花序呈半球形，直径4～5mm；底部有苞片层层紧密排列，苞片淡黄绿色，有光泽，上部边缘密生白色短毛；花序顶部灰白色。揉碎花序，可见多数黑色花药及细小黄绿色未成熟的果实。花茎纤细，长短不一，直径不及1mm，淡黄绿色，有数条扭曲的棱线。质柔软。无臭，味淡。

【性味功效】辛、甘、平。疏散风热，明目，退翳。内服煎汤4.5～9g。

【常见病配伍】

1. 风热上攻，目赤羞明、目生翳障　常与荆芥穗、菊花、木贼等配伍使用。

2. 肝火上炎的目赤肿痛　常与决明子、青葙子等配伍使用。

3. 头痛、齿痛　常与决明子、淡竹叶等配伍使用。

【验方精选】

1. 目赤肿痛　谷精草、荠菜、紫金牛各15g。水煎服。

2. 小儿中暑吐泻　谷精草全草30～60g，鱼首石9～15g。水煎服。

3. 感冒发热头痛，咽炎　谷精草9g。水煎服。

4. 脑痛、眉棱骨痛　谷精草6g，地龙9g，乳香3g。研末，每次1.5g，入烧烟筒中左右熏鼻。

【使用禁忌】

血虚目疾慎服。

青葙子

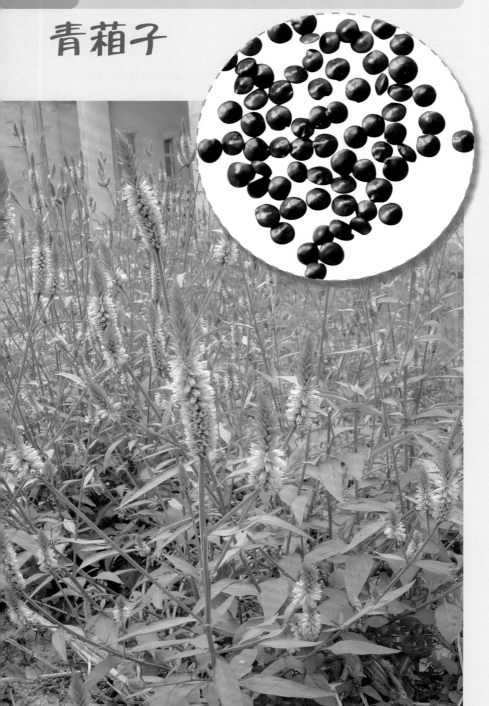

【别名】草决明、狗尾巴子、牛尾巴子。

【来源】为苋科植物青葙 *Celosia argentea* L. 的成熟种子。

【野外识别特征】一年生草本，高达30 ~ 90cm。茎直立，通常上部分枝，绿色或红紫色，具条纹。单叶互生；叶柄短或无柄；叶片纸质，披针形，长5 ~ 9cm，宽1 ~ 3cm，基部渐狭且稍下延，全缘。花着生甚密，初为淡红色，后变为银白色，穗状花序单生于茎顶或分枝顶，呈圆锥形或圆柱形；花被片5，白色或粉红色。胞果卵状椭圆形，盖裂。种子扁圆形，黑色，光亮。花期5 ~ 8月，果期6 ~ 10月。生于坡地、路边、平原较干燥的向阳处。全国大部分地区均有野生或栽培。

【药材性状】呈扁圆形，少数呈圆肾形，直径1 ~ 1.5mm。表面黑色或红黑色，光亮，于放大镜下观察，可见网状纹理，中央微隆起，侧边微凹处为种脐。种子易粘手，种皮薄而脆，胚乳类白色。气微，无味。

【性味功效】苦，寒。清热泻火，明目退翳。内服煎汤9 ~ 15g。

【常见病配伍】

目赤翳障　常与决明子、羚羊角、密蒙花等配伍使用。

【验方精选】

1. 视物不清　青葙子6g，夜明砂60g。蒸鸡肝或猪肝服。

2. 头昏痛伴有眼、眉棱骨痛　青葙子9g，平顶莲蓬5个。水煎服。

3. 夜盲目翳　青葙子15g，乌枣30g。开水冲炖，饭前服。

4. 白带、月经过多　青葙子18g，响铃草15g。配猪瘦肉炖服。

【其他功用】茎叶或根（青葙）可燥湿，清热，杀虫，凉血；花序（青葙花）可凉血，清肝，利湿，明目。

【使用禁忌】

瞳孔散大、青光眼患者禁服。

知母

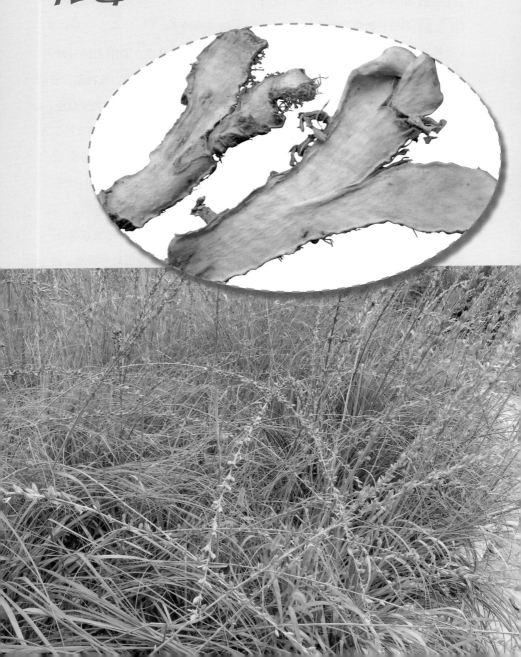

【别名】 连母、水须、地参。

【来源】 为百合科植物知母 *Anemarrhena asphodeloides* Bge. 的根茎。

【野外识别特征】多年生草本。全株无毛。根茎横生，粗壮，密被许多黄褐色纤维状残叶基，下面生有多数肉质须根。叶基生，丛出，线形，质稍硬，叶基部扩大包着根茎。花葶直立，下部具披针形退化叶，上部疏生鳞片状小苞片；花2～6朵成一簇，散生在花葶上部呈长总状花序；花黄白色，干后略带紫色。蒴果卵圆形，成熟时沿腹缝线上方开裂为3裂片，每裂片内通常具1颗种子。花期5～8月，果期7～9月。生于向阳干燥山坡、丘陵草丛中或草原地带，常成群生长。分布于华北、东北及西北部分地区。

【药材性状】呈长条状，微弯曲，略扁，偶有分枝，一端有浅黄色的茎叶残痕。表面黄棕色至棕色，上面有一凹沟，具紧密排列的环状节，节上密生黄棕色的残存叶基，由两侧向根茎上方生长；下面隆起而略皱缩，并有凹陷或突起的点状根痕。质硬，易折断，断面黄白色，气微，味微甜、略苦，嚼之带黏性。

【性味功效】苦，寒。清热泻火，生津润燥。内服煎汤6～12g。

【常见病配伍】

　　1. 阳明气分实热　常与石膏配伍使用。

　　2. 阴虚消渴　常与葛根、天花粉、五味子等配伍使用。

　　3. 阴虚火旺　常与黄柏、泽泻、牡丹皮等配伍使用。

【验方精选】

　　1. 感冒高烧不退、流行性乙型脑炎　知母18g，石膏50g，甘草6g，粳米9g。水煎服。

　　2. 阴虚内热，消渴多饮　知母18g，天花粉、五味子各9g，生山药30g，生黄芪15g，生鸡内金6g，葛根4.5g。水煎服。

　　3. 肾阴亏虚，骨蒸潮热，遗精盗汗　知母、黄柏各6g，熟地黄24g，山萸肉、山药各12g，泽泻、牡丹皮、茯苓各9g。研细末，炼蜜为丸。每服6g。

　　4. 久嗽气急　知母、杏仁各15g。水煎，饭后服。

【使用禁忌】

　　脾胃虚寒、大便溏泄者禁服。

栀子

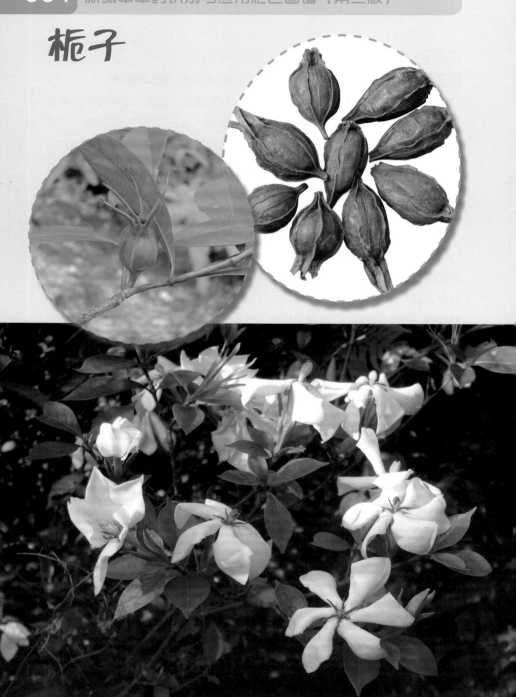

【别名】 山栀子、黄栀子、枝子。

【来源】 为茜草科植物栀子 *Gardenia jasminoides* Ellis 的成熟果实。

【野外识别特征】常绿灌木。小枝绿色。单叶对生，稀三叶轮生，叶柄短；托叶两片；叶片革质，椭圆形，全缘，下面脉腋内簇生短毛，侧脉羽状。花大，极芳香，顶生或腋生，具短梗；萼绿色，裂片5～7；花冠高脚碟状，白色，后变乳黄色，基部合生成筒，上部6～7裂，旋转排列。果实深黄色，长椭圆形，有5～9条翅状纵棱，先端有条状宿存萼。花期5～7月，果期8～11月。生于丘陵山地或山坡灌林中。分布于中南、江南及华东大部分地区。

【药材性状】呈长卵圆形或椭圆形，长15～35mm，直径10～15mm，表面红黄色，具6条翅状纵棱，棱间常有1条明显的纵脉纹，并有分枝。顶端残存萼片，基部稍尖，有残留果梗。果皮薄而脆，略有光泽，具2～3条隆起的假隔膜。种子多数，扁卵圆形，集结成团，深红色或红黄色，表面密具细小疣状突起。气微，味微酸而苦。

【性味功效】苦，寒。泻火除烦，清热利湿，凉血解毒。内服煎汤6～9g，外用生品适量。

【常见病配伍】

　　1. 热病烦闷　常与黄连、黄芩、大黄等配伍使用。

　　2. 湿热黄疸　常与茵陈蒿、大黄等配合使用。

　　3. 热毒疮疡　常与金银花、蒲公英、连翘等配伍使用。

【验方精选】

　　1. 热病高热烦躁，神昏谵语　栀子9g，黄连、黄柏、黄芩各6g。水煎服。

　　2. 湿热黄疸　栀子、大黄各9g，茵陈蒿（先煎）18g。水煎服。

　　3. 胃脘热痛　栀子7枚。炒焦，水煎，入生姜汁饮之。

　　4. 鼻出血　栀子、血余炭各适量。研末，吹入鼻中。

【其他功用】根可清热利湿，凉血止血；叶可活血消肿，清热解毒；花可清肺止咳，凉血止血。

【使用禁忌】

　　脾虚便溏、胃寒作痛者慎服。

夏枯草

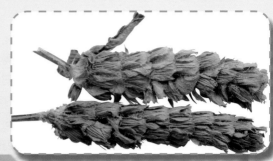

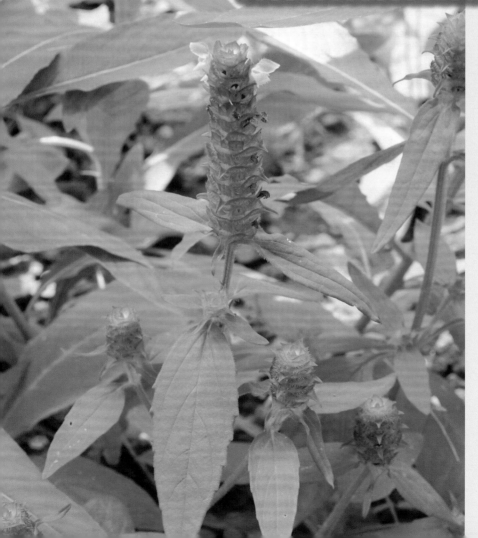

【别名】铁色草、夏枯头、棒槌草。

【来源】为唇形科夏枯草 *Prunella vulgaris* L. 的果穗。

【野外识别特征】多年生草本。有匍匐地上的根状茎，在节上生须根。茎钝四棱形，具浅槽，紫红色，被稀疏的糙毛或近无毛。叶对生；叶柄长7～25mm，自下部向上渐变短；叶片卵圆形，大小不等，边缘具不明显的波状齿或几近全缘。轮伞花序密集排列成假穗状花序；苞片肾形或横椭圆形，具骤尖头；花冠紫、蓝紫或红紫色。小坚果黄褐色，长圆状卵形，微具沟纹。花期4～6月，果期6～8月。生于荒地、路旁及山坡草丛中。全国大部分地区均有分布。

【药材性状】呈圆柱形，略扁，长1.5～8cm，直径8～15mm；淡棕色至棕红色。全穗由数轮至十数轮宿萼与苞片组成，每轮有对生苞片2片，呈扇形，先端尖尾状，脉纹明显，外表面有白毛。每一苞片内有花3朵，花冠多已脱落，宿萼二唇形，内有小坚果4枚。果实卵圆形，棕色，尖端有白色突起，坚果遇水后，表面能形成白色黏液层。体轻，质轻柔，不易破碎。气微，味淡。

【性味功效】苦、辛，寒。清肝泻火、明目，散结消肿。内服煎汤9～15g。

【常见病配伍】

1. 目赤肿痛、头痛眩晕　常与菊花、决明子等配伍使用。

2. 目珠疼痛　常与当归、生地黄、白芍等配伍使用。

3. 瘰疬　常与贝母、香附子等配伍使用。

【验方精选】

1. 高血压病　夏枯草、菊花各10g，决明子、钩藤各15g。水煎服。

2. 肺结核　夏枯草30g，煎液浓缩成膏，晒干，再加青蒿粉3g，鳖甲粉1.3g，拌匀。分3次服。

3. 眩晕　夏枯草、万年青根各15g。水煎，每日1剂。

4. 创伤出血　夏枯草90g，酢浆草60g，雪见草30g。研细末，以药粉撒伤口，包扎。

5. 预防麻疹　夏枯草15g。水煎服，每日1剂，连服3天。

【使用禁忌】

脾胃虚寒者慎服。

鸭跖草

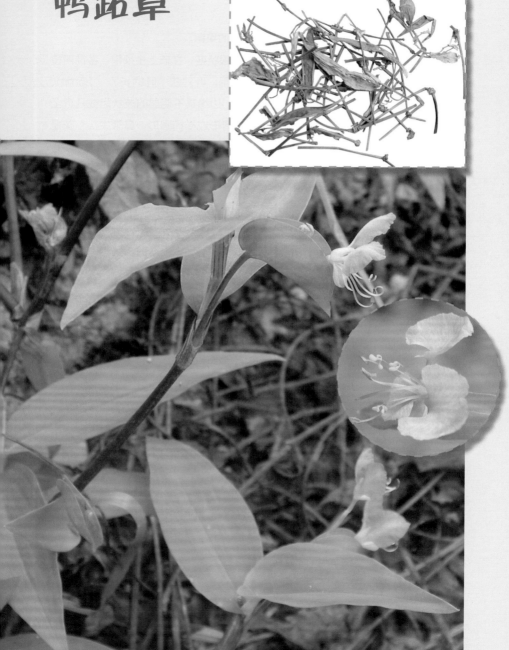

【别名】鸡舌草、竹叶菜、鸭仔草。

【来源】为鸭跖草科植物鸭跖草 *Commelina communis* L. 的地上部分。

【野外识别特征】一年生草本。多须根。茎多分枝，具纵棱，基部匍匐，上部直立，仅叶鞘及茎上部被短毛。单叶互生，无柄或近无柄；叶片披针形，基部下延成膜质鞘，抱茎，有白色缘毛。总苞片佛焰苞状，与叶对生，心形，稍镰刀状弯曲，边缘常有硬毛。聚伞花序生于枝上者，花3～4朵，具短梗，生于枝最下部者，有花1朵；花瓣3，深蓝色。蒴果椭圆形，表面凹凸不平，具白色小点。花期7～9月，果期9～10月。生于沟边、路边、田埂、荒地、山坡中。分布于我国南北大部分地区。

【药材性状】长可达60cm，黄绿色或黄白色，较光滑。茎有纵棱，多有分枝或须根，节稍膨大；质柔软，断面中心有髓。叶互生，多皱缩、破碎，完整叶片展平后呈披针形，长3～9cm，宽1～2.5cm；先端尖，全缘，基部下延成膜质叶鞘，抱茎，叶脉平行。花多脱落，总苞佛焰苞状，心形，两边不相连；花瓣皱缩，蓝色。气微，味淡。

【性味功效】甘、淡，寒。清热泻火，解毒，利水消肿。内服煎汤15～30g，鲜品30～60g，外用适量。

【常见病配伍】

1. 热病　常与金银花、薄荷、知母等配伍使用。

2. 疮疡肿痛　常与紫花地丁、野菊花等配伍使用。

3. 热淋　常与车前草、淡竹叶、木通等配伍使用。

【验方精选】

1. 流行性感冒　鸭跖草30g，紫苏、马蓝、竹叶、麦冬各9g，豆豉15g。水煎服。

2. 外感发热，咽喉肿痛　鸭跖草、柴胡、黄芩各12g，银花藤、千里光各25g，甘草6g。水煎服。

3. 流行性腮腺炎　鲜鸭跖草60g，板蓝根15g，紫金牛6g。水煎服。取鲜鸭跖草适量，捣烂外敷。

4. 水肿、热淋　鸭跖草、车前草各30g，天胡荽15g。水煎服，白糖为引。

【使用禁忌】

脾胃虚寒者慎服。

淡竹叶

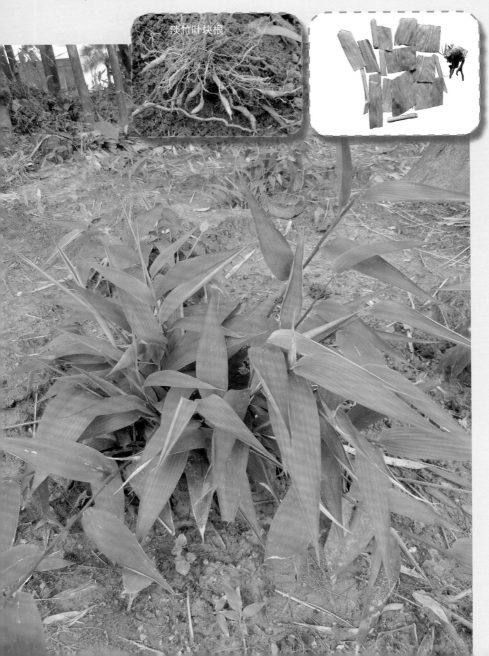

淡竹叶块根

【别名】 山鸡米、淡竹米、竹叶门冬青。

【来源】 为禾本科植物淡竹叶 *Lophatherum gracile* Brongn. 的茎叶。

【野外识别特征】多年生草本。根状茎粗短，坚硬。须根稀疏，其近顶端或中部常肥厚成纺锤状的块根。秆纤弱。叶互生，广披针形，基部渐狭缩成柄状或无柄，平行脉多条，并有明显横脉，呈小长方格状，两面光滑或有小刺毛；叶鞘边缘光滑或具纤毛；叶舌短小，质硬，有缘毛。圆锥花序顶生；小穗线状披针形；颖果长圆形，具五脉。颖果纺锤形，深褐色。花期6～9月，果期8～10月。野生于山坡林下或沟边阴湿处，分布于长江流域以南和西南等地。

【药材性状】茎圆柱形，直径1.5～2mm；表面淡黄绿色，有节，节上抱有叶鞘，断面中空。叶多皱缩卷曲，叶片披针形，长5～20cm，宽1～3.5cm；表面浅绿色或黄绿色，叶脉平行，具横行小脉，形成长方形的网格状，下表面尤为明显。叶鞘长约5cm，开裂，外具纵条纹，沿叶鞘边缘有白色长柔毛。体轻，质柔韧。气微，味淡。

【性味功效】甘、淡，寒。清热泻火，除烦，利尿。内服煎汤6～9g。

【常见病配伍】

1. 热病烦渴　常与石膏、芦根、知母等配伍使用。

2. 口舌生疮　常与木通、生地黄、甘草等配伍使用。

3. 尿赤淋浊　常与车前子、栀子、海金沙等配伍使用。

【验方精选】

1. 热病烦渴　淡竹叶30g，白茅根30g，金银花12g。水煎。分3～4次服。

2. 口腔炎，牙周炎，扁桃体炎　淡竹叶30～60g，犁头草、夏枯草各15g，薄荷9g。水煎服。

3. 血淋，小便涩痛　淡竹叶全草30g，生地15g，生藕节30g。水煎服。

4. 肺炎　淡竹叶30g，三桠苦9g，麦冬15g。水煎服。

【使用禁忌】

无实火、湿热者慎服，体虚有寒者禁服。

密蒙花

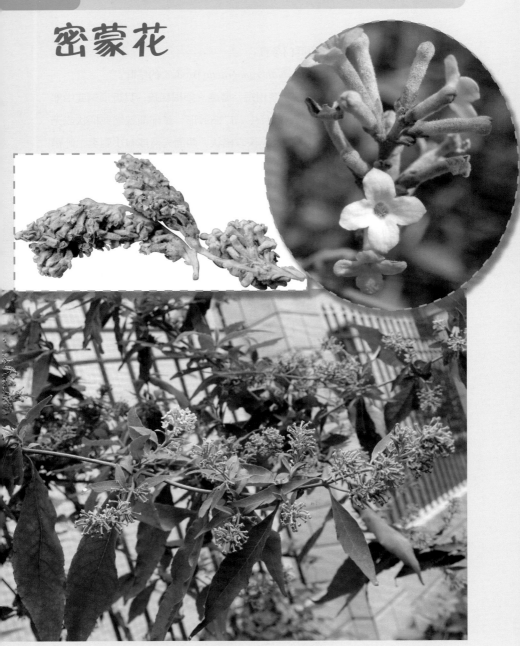

【别名】 水锦花、疙瘩皮树花、羊耳朵。

【来源】 为马钱科植物密蒙花 *Buddleja officinalis* Maxim. 的花蕾及其花序。

【野外识别特征】落叶灌木。小枝灰褐色，微具四棱，枝及叶柄、叶背、花序均密被白色星状毛及茸毛。单叶对生；叶片宽披针形，全缘或具小锯齿。大圆锥花序由聚伞花序组成，顶生及腋生，密被灰白色绒毛；花冠筒状，先端4裂，筒部紫堇色，口部橘黄色，内外均被柔毛。蒴果长卵形，2瓣裂，外果皮被星状毛，基部具宿存花被。花期2～3月，果期5～8月。生于山坡、河边、村边的灌木丛和林缘。分布于中南、西南及安徽、福建等地。

【药材性状】多为花蕾密聚的花序小分枝，呈不规则圆锥状，长1.5～3cm。表面灰黄色或棕黄色，密被茸毛。花蕾呈短棒状，上端略大；花萼钟状，先端4齿裂；花冠筒状，与萼等长或稍长，先端4裂，裂片卵形；雄蕊4，着生在花冠管中部。质柔软。气微香，味微苦、辛。

【性味功效】甘，微寒。清热泻火，养肝明目，退翳。内服煎汤3～9g。

【常见病配伍】

1. 肝火上炎的目赤肿痛　常与菊花、防风、甘草等配伍使用。

2. 肝火郁滞，目生翳障　常与白蒺藜、蝉蜕、川芎等配伍使用。

3. 肝肾虚亏，目昏干涩　常与菟丝子、肉苁蓉、枸杞子等配伍使用。

【验方精选】

1. 肝虚，视力减退　密蒙花、枸杞、菊花、生地、楮实子各12g，木瓜、秦皮各6g。炼蜜为丸，每服9g，日3服。

2. 夜盲　密蒙花、青葙子各15g，草决明12g。研末，放猪肝内煮熟后焙干，加车前子、乌贼骨、夜明砂各9g，研末，早晚各服9g。

3. 眼翳障　密蒙花、黄柏根各3g。研末，炼蜜为丸（直径约7mm）。每服10丸。

4. 目畏光流泪　密蒙花9g，生地黄、黄芩各6g。水煎服。

【使用禁忌】

肝经风热目疾不宜用，阳虚、肝寒胃弱者忌用。

（二）清热燥湿药

白鲜皮

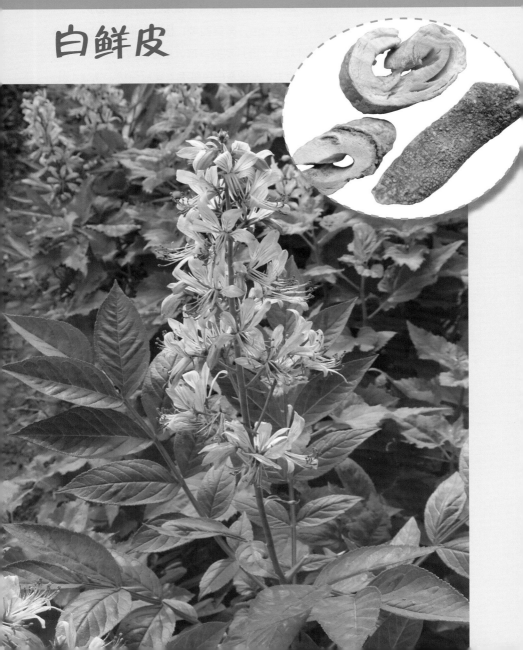

【别名】 藓皮、北鲜皮、臭根皮。

【来源】 为芸香科植物白鲜 *Dictamnus dasycarpus* Turcz. 的根皮。

【野外识别特征】多年生草本,基部木质,高达1m。全株有特异的香味。根肉质,多侧根,外皮黄白至黄褐色。奇数羽状复叶互生;叶轴有狭翼,无叶柄;小叶9~13,叶片卵形至椭圆形,长3.5~9cm,宽2~4cm,边缘具细锯齿。总状花序顶生,花轴及花柄混生白色柔毛及黑色腺毛;萼片5,卵状披针形,基部愈合;花瓣5,淡红而有紫红色线条,倒披针形或长圆形。蒴果,密被腺毛,成熟时5裂,每瓣片先端有一针尖。种子2~3颗,近球形,先端短尖,黑色,有光泽。花期4~5月,果期6月。生于土坡及灌丛中。分布于华北、东北、华东及河南、四川、贵州、陕西、甘肃等省。

【药材性状】呈卷筒状,长5~15cm,直径1~2cm,厚2~5mm。外表面灰白色或淡灰黄色,具细纵皱纹及细根痕,常有突起的颗粒状小点;内表面类白色,有细纵纹。质脆,折断时有粉尘飞扬,断面不平坦,略呈层片状,剥去外层,迎光可见闪烁的小亮点。有羊膻气,味微苦。

【性味功效】苦,寒。清热燥湿,祛风解毒。内服煎汤4.5~9g,外用适量,煎汤洗或研粉敷。

【常见病配伍】

1.湿热疮毒 常与苍术、苦参等配伍使用。

2.湿热黄疸 常与茵陈蒿、栀子等配伍使用。

3.湿热痹痛 常与苍术、黄柏等配伍使用。

【验方精选】

1.皮肤湿疹、皮肤瘙痒 白鲜皮、苦参各90g。炼成水丸,每服6g,日2次。并可单用白鲜皮适量,煎汤,外洗,每日1~2次。

2.急性肝炎 白鲜皮、栀子、大黄各9g,茵陈15g。水煎服。

3.外伤出血 白鲜皮研细末,外敷。

4.产后受风 白鲜皮、独活各9g。水煎服。

【使用禁忌】

虚寒证禁服。

黄柏

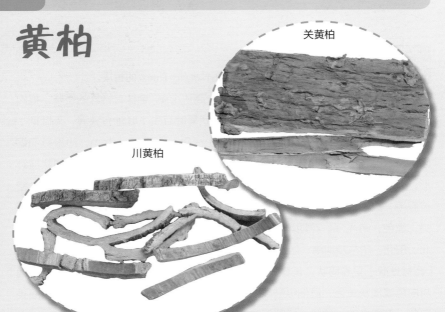

关黄柏

川黄柏

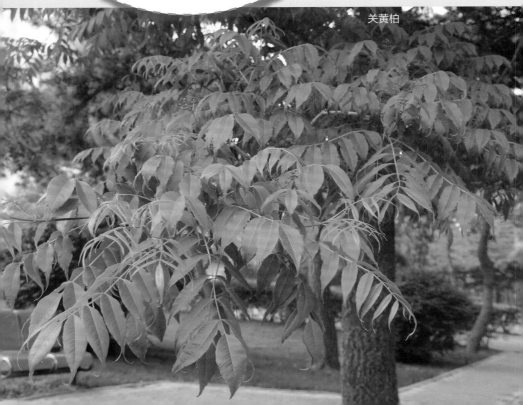

关黄柏

【别名】 檗木、檗皮、黄檗。

【来源】 为芸香科植物黄檗 *Phellodendron amurense* Rupr. 的树皮。

【野外识别特征】落叶乔木。树外皮灰褐色，木栓发达，呈不规则网状纵沟裂，内皮鲜黄色。小枝灰褐色或淡棕色，有小皮孔。奇数羽状复叶对生，小叶柄短；小叶5～15枚，披针形，边缘有细锯齿，齿缝有腺点，薄纸质。雌雄异株；圆锥状聚伞花序；花小，黄绿色。浆果状核果呈球形，直径8～10mm，密集成团，熟后紫黑色，内有种子2～5颗。花期5～6月，果期9～10月。生于山地杂木林中或山谷溪流附近。分布于华北及东北。

【药材性状】呈板片状或浅槽状，长宽不一。外表面黄绿色或淡棕黄色，较平坦，有不规则的纵皱纹，皮孔痕小而少见，偶有灰白色的粗皮残留；内表面黄色或黄棕色。体轻，质较硬，断面纤维性，有的呈裂片状分层，鲜黄色或黄绿色。气微，味极苦，嚼之有黏性。

【性味功效】苦，寒。清热燥湿，泻火除蒸，解毒疗疮。内服煎汤3～12g，外用适量。

【常见病配伍】

1. 湿热带下　常与车前子、白果等配伍使用。

2. 泻痢　常与白头翁、黄连、秦皮等配伍使用。

3. 疮疡肿毒　常与黄连、栀子等配伍使用。

【验方精选】

1. 湿热下注，带下腥臭　黄柏6g，山药、芡实各30g，车前子3g，白果12g。水煎服。

2. 湿热泻痢腹痛，细菌性痢疾　黄柏、秦皮各12g，白头翁15g，黄连6g。水煎服。

3. 胆道感染　黄柏、龙胆草各9g，茵陈蒿30g。水煎服。

4. 鼻中生疮、肿痛　黄柏、槟榔各等份。研细末，入猪脂拌匀。敷患处。

注：同属植物黄皮树 *Phellodendron chinense* Schneid. 即中药"川黄柏"，具同样功效。

【使用禁忌】

脾胃虚寒，无火者禁服。

苦参

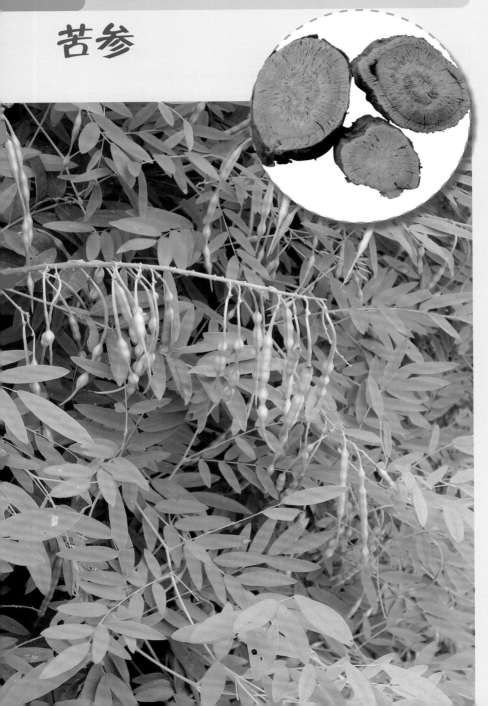

【别名】 苦骨、地骨、地参。

【来源】 为豆科植物苦参 *Sophora flavescens* Ait. 的根。

【野外识别特征】落叶半灌木。根圆柱状，黄白色。奇数羽状复叶，互生；小叶15～29，叶片披针形，有短柄，全缘，背面密生平贴柔毛；托叶线形。总状花序顶生，苞片线形；花冠蝶形，淡黄白色。荚果线形，先端具长喙，成熟时不开裂，长5～8cm。种子间微缢缩，呈不明显的串珠状，疏生短柔毛。花期5～7月，果期7～9月。生于砂地或向阳山坡草丛中或溪沟边。分布于全国各地。

【药材性状】呈长圆柱形，下部常分枝。表面棕黄色或灰棕色，具纵皱纹及横长皮孔，外皮薄，多破裂反卷，易剥落，剥落处显黄色，光滑。质硬，不易折断，断面纤维性。切片厚3～6mm；切面黄白色，具放射状纹理及裂隙，有的具异型维管束呈同心性环列或不规则散在。气微，味极苦。

【性味功效】苦，寒。清热燥湿，杀虫，利尿。内服煎汤6～12g。

【常见病配伍】

1. 湿热泻痢　常与木香、甘草等配伍使用。

2. 皮肤瘙痒　常与荆芥、防风等配伍使用。

3. 疥癣　常与蛇床子、荆芥穗、白矾等配伍使用。

【验方精选】

1. 齿缝出血　苦参30g，枯矾3g。共研成细末，每日搽3次。

2. 疥疮　苦参、蛇床子、白矾、荆芥穗各6g。水煎，放温洗患处。

3. 阴蚀疮　苦参、防风、露蜂房、炙甘草各等分。水煎浓汁洗患处。

4. 小儿口疮　苦参、黄丹、五倍子、青黛各等份。研成粉末，敷患处。

【其他功用】种子（苦参实）可清热解毒，通便，杀虫。

【使用禁忌】

脾胃虚寒者禁服。

秦皮

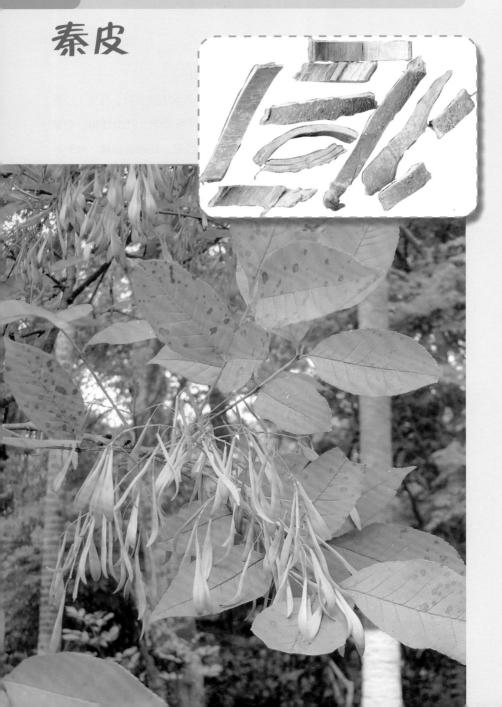

【别名】 秦白皮、蜡树皮。

【来源】 为木犀科植物苦枥白蜡树 *Fraxinus rhynchophylla* Hance 的枝皮或干皮。

【野外识别特征】 落叶大乔木。树皮灰褐色，平滑，老时浅裂。芽阔卵形，先端尖，黑褐色，内侧密被棕色曲柔毛。当年生枝淡黄色，去年生枝暗褐色，皮孔散生。叶轴上面具浅沟，小叶着生处具关节，节上有时簇生棕色曲柔毛；单数羽状复叶对生；小叶5~7枚，革质，阔卵形。圆锥花序顶生或腋生于当年生枝梢上；无花冠；两性花。翅果线形，具宿存萼。花期4~5月，果期9~10月。生于山坡、河岸、路旁。分布于华北及东北大部分地区。

【药材性状】

　　枝皮　呈卷筒状或槽状。外表面灰白色至黑棕色或相间呈斑状，平坦或稍粗糙，并有灰白色圆点状皮孔及细斜皱纹，有的具分枝痕。内表面黄白色或棕色，平滑。质硬而脆，断面纤维性，黄白色。气微，味苦。

　　干皮　为长条状块片。外表面灰棕色，具龟裂状沟纹及红棕色圆形或横长的皮孔。质坚硬，断面纤维性较强。

【性味功效】 苦、涩，寒。清热燥湿，收涩止痢，止带，明目。内服煎汤6~12g，外用适量。

【常见病配伍】

　　1. 热毒泻痢　常与黄柏、黄连、白头翁等配伍使用。

　　2. 湿热带下　常与椿皮、黄连等配伍使用。

　　3. 目赤肿痛　常与决明子、菊花、夏枯草等配伍使用。

【验方精选】

　　1. 热毒泻痢，细菌性痢疾　秦皮、黄柏各12g，白头翁15g，黄连6g。水煎服。

　　2. 急慢性细菌性痢疾　秦皮12g，生地榆、椿皮各9g。水煎服。

　　3. 大便干燥　秦皮9g，大黄6g。水煎服。孕妇忌服。

　　4. 牛皮癣　秦皮10~30g，煎水洗患处，每日或隔2~3日洗一次。

注：同属植物白蜡树 *Fraxinus chinensis* Roxb.、尖叶白蜡树 *Fraxinus szabona* Lingelsh. 或宿柱白蜡树 *Fraxinus stylosa* Lingelsh. 的枝皮或干皮也做中药秦皮用。

【使用禁忌】

　　脾胃虚寒者禁服。

黄芩

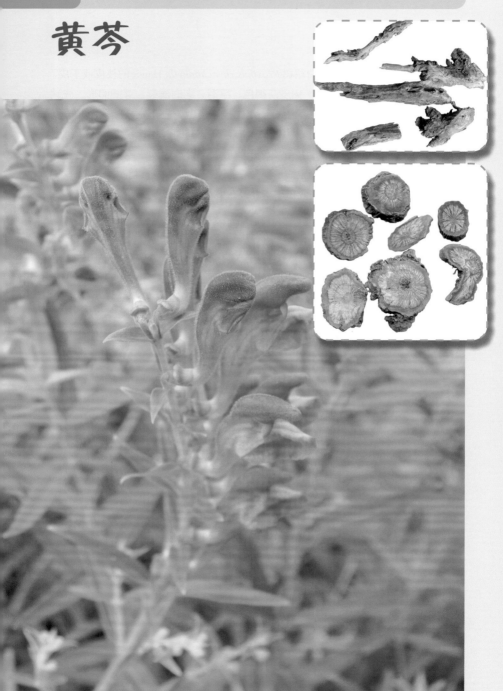

【别名】 腐肠、空肠、条芩。

【来源】 为唇形科植物黄芩 *Scutellaria baicalensis* Georgi 的根。

【野外识别特征】多年生草本，高30～80cm。茎四棱形，有细条纹，绿色或常带紫色；自基部分枝多而细。叶交互对生；无柄或几无柄；叶片披针形，全缘。总状花序顶生或腋生；苞片叶状，卵圆状披针形至披针形；花萼二唇形，紫绿色，膜质；花冠二唇形，紫蓝色或紫红色。小坚果4，卵球形，长1.5mm，径1mm，黑褐色，有瘤。花期6～9月，果期8～10月。生于海拔60～2000m的向阳干燥山坡、荒地上，常见于路边。分布于东北及河北、山西、内蒙古、山东、河南、陕西、甘肃等地。

【药材性状】呈圆锥形，扭曲，长8～25cm，直径1～3cm。表面棕黄色或深黄色，有稀疏的疣状细根痕，上部较粗糙，有扭曲的纵皱或不规则的网纹，下部有顺纹和细皱。质硬而脆，易折断，断面黄色，中心红棕色；老根中心枯朽状或中空，呈暗棕色或棕黑色。气微，味苦。

【性味功效】苦，寒。清热燥湿，泻火解毒，止血，安胎。内服煎汤3～9g。

【常见病配伍】

　　1. 湿温暑湿　常与滑石、白豆蔻等配伍使用。

　　2. 肺热咳嗽　常与瓜蒌、枳实、胆南星等配伍使用。

　　3. 胎动不安　常与白术等配伍使用。

【验方精选】

　　1. 湿热黄疸　黄芩、秦艽、黑山栀、薄荷各6g，茵陈3g。水煎服。

　　2. 肺炎、肺结核　黄芩、瓜蒌仁、陈皮、杏仁、枳实、茯苓各9g，胆南星6g，制半夏12g。姜汁为丸。每服6g。

　　3. 咽喉炎、急性扁桃体炎、胆道感染　黄芩、山栀子仁、薄荷叶各6g，川大黄、朴硝、甘草各9g，连翘24g。研末，每服6g；或水煎服。

　　4. 胎热不安　黄芩、白术各等份。微炒，研末，炼蜜为丸，每服9g。

【使用禁忌】

　　脾胃虚寒，少食便溏者禁服。

黄连

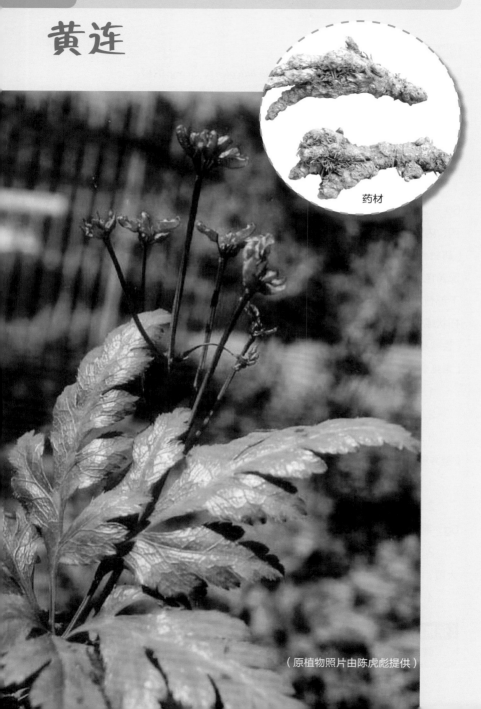

药材

（原植物照片由陈虎彪提供）

【别名】 王连、支连。

【来源】 为毛茛科植物黄连 *Coptis chinensis* Franch. 的根茎。习称"味连"。

【野外识别特征】 多年生草本。根茎呈黄色，分枝，密生须根。叶基生；有叶柄；叶片坚纸质，卵状三角形，3全裂；中央裂片有细柄，卵状菱形，羽状深裂，边缘有锐锯齿，侧生裂片不等2深裂，表面沿叶脉被短柔毛。花葶1～2，二歧或多歧聚伞花序，有花3～8朵；总苞片通常3，披针形；花瓣线形。蓇葖果。花期2～4月，果期3～6月。生于山地密林中或山谷阴凉处。分布于湖北、湖南、四川、贵州、陕西等地。

【药材性状】 多集聚成簇，常弯曲，形如鸡爪。表面灰黄色或黄褐色，粗糙，有不规则结节状隆起、须根及须根残基，有的节间表面平滑如茎秆，习称"过桥"。上部多残留褐色鳞叶，顶端常留有残余的茎或叶柄。质硬，断面不整齐，皮部橙红色或暗棕色，木部鲜黄色或橙黄色，呈放射状排列，髓部有的中空。气微，味极苦。

【性味功效】 苦，寒。清热燥湿，泻火解毒。内服煎汤2～5g，外用适量。

【常见病配伍】

　　1. 湿热中阻、脘痞呕恶　常与半夏、干姜等配伍使用。

　　2. 高热　常与黄芩、黄柏、栀子等配伍使用。

　　3. 心烦失眠　常与白芍、阿胶等配伍使用。

【验方精选】

　　1. 急慢性胃炎、胃及十二指肠溃疡、神经性呕吐　黄连3g，半夏12g，黄芩、干姜、人参各9g，大枣4枚，炙甘草9g。水煎服。

　　2. 高热烦躁、热毒疮疡　黄连、栀子各9g，黄芩、黄柏各6g。水煎服。

　　3. 神经衰弱、失眠心烦　黄连12g，黄芩、芍药各6g，阿胶9g，鸡子黄2枚。先煮前三味，入阿胶烊化，稍冷，入鸡子黄，搅匀，温服。

　　4. 血热致出血、目赤肿痛、口舌生疮　黄连、黄芩各5g，大黄10g。水煎服。

注：三角叶黄连 *Coptis deltoidea* C. Y. Cheng et Hsiao.、云南黄连 *Coptis teeta* Wall. 的根茎分别作中药"雅连""云连"用。

【使用禁忌】

　　胃虚呕恶，脾虚泄泻，五更泄泻，均应慎服。

（三）清热解毒药

土茯苓

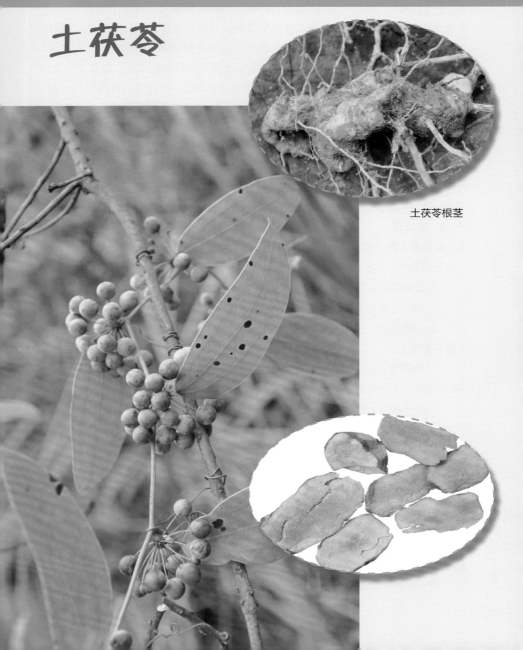

土茯苓根茎

【别名】 禹余粮、冷饭团。

【来源】 为百合科植物光叶菝葜 *Smilax glabra* Roxb. 的根茎。

【野外识别特征】攀援灌木。茎光滑。根状茎粗厚、块状，常由匍匐茎相连接。叶互生；叶柄具狭鞘，常有纤细的卷须2条；叶片薄革质，狭椭圆状披针形。伞形花序单生于叶腋，通常具10余朵花；雄花花序托膨大，连同多数宿存的小苞片多少呈莲座状，花绿白色，六棱状球形，雄花外花被片近扁圆形，兜状，背面中央具纵槽，内花被片近圆形，边缘有不规则的齿；雌花序形与雄花相似，但内花被片边缘无齿，具3枚退化雄蕊。浆果熟时黑色。花期5～11月，果期11月至次年4月。生于林下、灌木丛、河岸或山谷中。分布于长江流域以南及海南、云南、甘肃、台湾等地。

【药材性状】略呈圆柱形，稍扁或不规则条块，有结节状隆起，具短分枝。表面黄棕色或灰褐色，凹凸不平，有坚硬的须根残基，分枝顶端有圆形芽痕，有的外皮现不规则裂纹，并有残留的鳞叶。质坚硬。切片呈长圆形或不规则，边缘不整齐；切面类白色至淡红棕色，粉性，可见点状纤维管束及多数小亮点；质略韧，折断时有粉尘飞扬，以水湿润后有黏滑感。气微，味微甘、涩。

【性味功效】甘、淡、平。解毒，除湿，通利关节。内服煎汤15～60g。

【常见病配伍】

1. 梅毒　常与木瓜、郁李仁等配伍使用。
2. 湿热带下　常与黄柏、苦参等配伍使用。
3. 湿疹　常与地肤子、蛇床子、白鲜皮等配伍使用。

【验方精选】

1. 杨梅疮毒　土茯苓15g，五加皮、皂角子、苦参各9g，金银花3g。酒煎服。
2. 寻常疣　土茯苓50g，生地黄30g，苦参15g，紫草5g，黄芩12g，甘草10g。每日1剂，水煎，分4次服。
3. 钩端螺旋体病　土茯苓60g，甘草9g。水煎服。
4. 风湿骨痛，疮疡肿毒　土茯苓500g。去皮，和猪肉炖烂，分数次连渣服。
5. 梅毒　土茯苓60g，千里光30g。水煎浓缩成膏，外搽。

【使用禁忌】

肝肾阴虚者慎服。忌犯铁器，服时忌茶。

大血藤

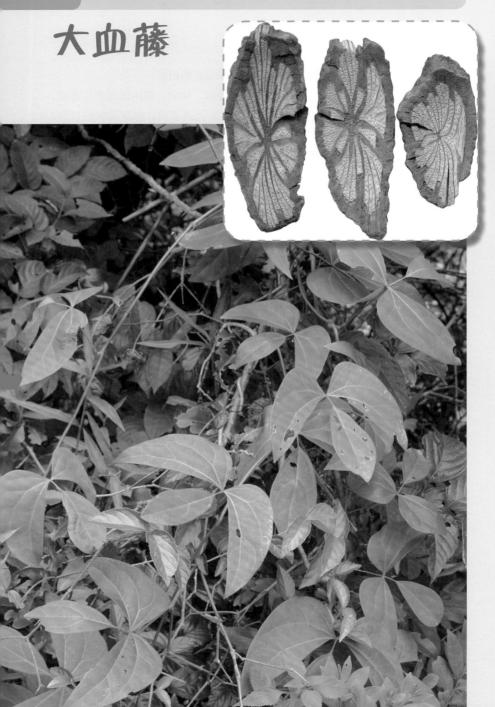

【别名】过山龙、血藤、血木通。

【来源】为木通科植物大血藤 Sargentodoxa cuneata (Oliv.) Rehd. et Wils. 的藤茎。

【野外识别特征】落叶木质藤本，长达10m。茎圆柱形，褐色扭曲，砍断时有红色汁液渗出。三出复叶互生；有长柄；中间小叶倒卵形，长7～12cm，宽3～7cm，侧生小叶较大，倒卵形，基部两侧不对称。花单性，雌雄异株，总状花序出自上年生叶腋基部，下垂；萼片6；花瓣6，黄色。浆果肉质，具果柄，多数着生于一球形花托上。种子卵形，黑色，有光泽。花期3～5月，果期8～10月。生于深山疏林、大山沟畔肥沃土壤的灌木丛中。分布于中南及华东、西南大部分地区。

【药材性状】呈圆柱形，略弯曲，长30～60cm，直径1～3cm。表面灰棕色，粗糙，外皮常呈鳞片状剥落，剥落处显暗红棕色，有时可见膨大的节及略凹陷的枝痕或叶痕，质硬，断面皮部红棕色，有数处向内嵌入木部，木部黄白色，有多数细孔状导管，射线呈放射状排列。气微，味微涩。

【性味功效】苦，平。清热解毒，活血，止痛，祛风。内服煎汤9～15g。

【常见病配伍】

　　1.痛经　常与益母草、龙芽草等使用。

　　2.风湿痹痛　常与五加皮藤等配伍使用。

【验方精选】

　　1.痛经　大血藤、益母草、龙芽草各9～15g。水煎服。

　　2.风湿性关节炎　大血藤30g，五加皮、威灵仙藤叶各15g。水煎服。

　　3.跌打损伤　大血藤、骨碎补各适量。共捣碎，敷伤处。

　　4.血崩　大血藤、仙鹤草、茅根各15g。水煎服。

　　5.小儿疳积，蛔虫或蛲虫证　大血藤15g，或配红石耳15g，研末，拌红白糖食。

【使用禁忌】

　　孕妇慎服。

大青叶

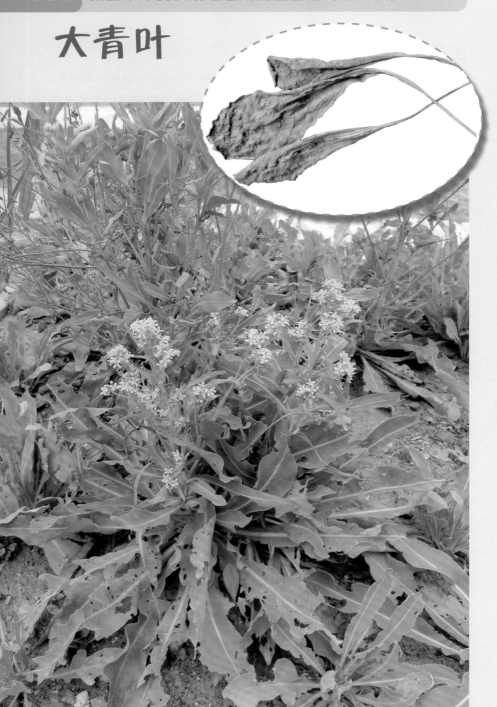

【别名】 蓝叶、蓝菜。

【来源】 为十字花科植物菘蓝 *Isatis indigotica* Fort. 的叶。

【野外识别特征】两年生草本，植株高50～100cm。常被粉霜。根肥厚，近圆锥形，表面土黄色，具短横纹及少数须根。基生叶莲座状，叶片长圆形，长5～15cm，宽1.5～4cm，边缘全缘，或稍具浅波齿，有圆形叶耳或不明显；茎顶部叶宽条形，全缘，无柄。总状花序顶生或腋生，在枝顶组成圆锥状；花瓣4，黄色，宽楔形，基部具不明显短爪。短角果近长圆形，扁平，无毛，边缘具膜质翅，尤以两端的翅较宽，果瓣具中脉。种子1颗，长圆形，淡褐色。花期4～5月，果期5～6月。各地均有栽培。

【药材性状】多皱缩卷曲，有的破碎。完整叶片展平后呈长椭圆形至长圆状倒披针形，长5～20cm，宽2～6cm，上表面暗灰绿色，有的可见色较深稍突起的小点；先端钝，全缘或微波状，基部狭窄下延至叶柄呈翼状；叶柄长4～10cm，淡棕黄色。质脆。气微，味微酸、苦、涩。

【性味功效】苦，寒。清热解毒，凉血消斑。内服煎汤9～15g。

【常见病配伍】

1. 疮痈丹毒　常与蒲公英、紫花地丁、野菊花等配伍使用。

2. 口疮　常与黄连、大黄、栀子等配伍使用。

3. 外感风热　常与金银花、连翘、牛蒡子等配伍使用。

【验方精选】

1. 流行性感冒　大青叶、板蓝根各30g，薄荷6g。煎水，当茶饮。

2. 咽炎，急性扁桃体炎，腮腺炎　大青叶、鱼腥草、玄参各30g。水煎服。

3. 无黄疸型肝炎　大青叶60g，丹参30g，大枣10枚。水煎服。

4. 预防流行性感冒　大青叶、贯众各50g。水煎，分2次服。

5. 唇边生疮　大青叶30g，绞取汁，洗患处。

【其他功用】根及根茎（板蓝根）可清热解毒，凉血利咽。

注：蓼科植物蓼蓝 *Polygonum tinctorium* Ait.、爵床科植物板蓝 *Strobilanthes cusia* (Nees) Ktze. 的叶也作大青叶用。

【使用禁忌】

虚泻者禁用。

山豆根

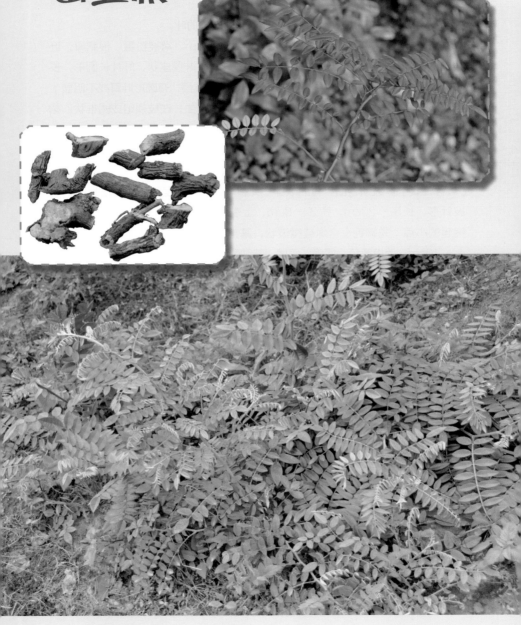

【别名】 苦豆根、广豆根。

【来源】 为豆科植物越南槐 *Sophora tonkinensis* Gagnep. 的根及根茎。

【野外识别特征】 小灌木，高1～2m。根圆柱状，根皮黄褐色。茎分枝少，密被短柔毛。奇数羽状复叶，互生；小叶片11～19，椭圆形或长圆状卵形，长1～2.5cm，宽0.5～1.5cm，顶端小叶较大，先端急尖或短尖，基部圆形，上面疏被短柔毛，背面密被灰棕色短柔毛。总状花序顶生，长12～15cm，密被短毛；花萼阔钟状，先端5裂；花冠黄白色，旗瓣卵圆形，先端凹，基部具短爪，翼瓣长于旗瓣，基部具三角形耳。荚果密被长柔毛，种子间成念珠状。种子3～5颗，黑色，有光泽。花期5～6月，果期7～8月。生于海拔900～1100m的山地和岩石缝中。分布于江西、广东、广西、贵州、云南等地。

【药材性状】 根茎呈不规则的结节状，顶端常残存茎基，其下着生数条根。根呈长圆柱形，常有分枝，长短不等，直径7～15mm。表面棕色至棕褐色，有不规则的纵皱纹及横长皮孔样突起。质坚硬，难折断，断面皮部浅棕色，木部淡黄色。有豆腥气，味极苦。

【性味功效】 苦，寒，有毒。清热解毒，利咽消肿。内服煎汤3～6g。

【常见病配伍】

   1. 咽喉肿痛　常与连翘、桔梗、牛蒡子等配伍使用。

   2. 牙龈肿痛　常与生石膏等配伍使用。

【验方精选】

   1. 喉痹　山豆根、升麻、射干各等份。研末，每服9g。水煎服。

   2. 喉癌　山豆根、玄参、大青叶各15g，金荞麦30g。水煎服。每日1剂。

   3. 牙龈肿痛　山豆根、白头翁各12g，生石膏15g。水煎服。

   4. 霍乱　山豆根粉末9g，以橘皮汤送服。

【使用禁忌】

   脾胃虚寒泄泻者禁服。

千里光

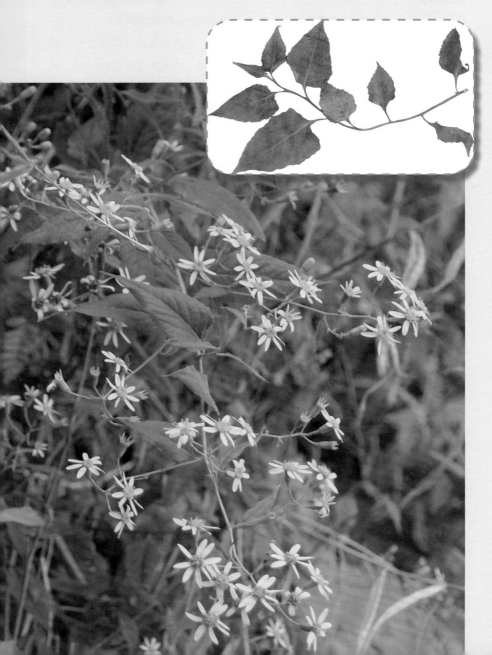

【别名】千里及、九里光、九里明。

【来源】为菊科植物千里光 *Senecio scandens* Buch.–Ham. 的全草。

【野外识别特征】多年生攀援草本，高2～5m。根状茎木质，径达1.5cm。茎曲折，多分枝，初常被密柔毛，后脱毛，变木质，皮淡褐色。叶互生，具短柄；叶片卵状披针形至长三角形，长6～12cm，宽2～4.5cm，边缘有浅或深齿，两面无毛或下面被短柔毛。头状花序，多数，在茎及枝端排列成复总状伞房花序，有细条形苞叶；总苞筒状；基部有数个条形小苞片；舌状花黄色，8～9个；筒状花多数。瘦果，圆柱形，有纵沟；冠毛白色。花期10月到翌年3月，果期2～5月。生于路旁及旷野间。分布于华东、华中、华南及陕西、甘肃、西藏等地。

【药材性状】全草长60～100cm，或切成2～3cm长的小段。茎圆柱状，表面深棕色或黄棕色，具细纵棱；质脆，易折断，断面髓部白色。叶多卷缩破碎，完整者展平后呈椭圆状三角形或卵状披针形，边缘具不规则锯齿，暗绿色或灰棕色。瘦果有纵沟，冠毛白色。气微，味苦。

【性味功效】苦，寒。清热解毒，清肝明目。内服煎汤15～30g；鲜品加倍。外用适量。

【常见病配伍】

1. 水火烫伤　常与白及配伍使用。

2. 疮痈疔肿　常与金银花、野菊花、紫花地丁等配伍使用。

3. 目赤肿痛　常与桑叶、菊花等配伍使用。

【验方精选】

1. 水火烫伤　千里光8份，白及2份。水煎成浓汁，外搽。

2. 风热感冒　鲜千里光全草30g，爵床、野菊花鲜全草各30g。水煎。分三次服，每日一剂。

3. 毒蛇咬伤　千里光鲜全草60g，雄黄3g。共捣烂，敷患处。另取鲜全草适量，水煎洗患处；鲜根60g，水煎代茶饮。

4. 月经过多，崩漏　千里光60g，小苦麻30g，蒲公英30g。共捣汁，兑红糖服。

5. 急性泌尿系统感染　千里光、穿心莲各30g。水煎服。

【使用禁忌】

寒性体质不宜用，中寒泄泻者勿服。

马齿苋

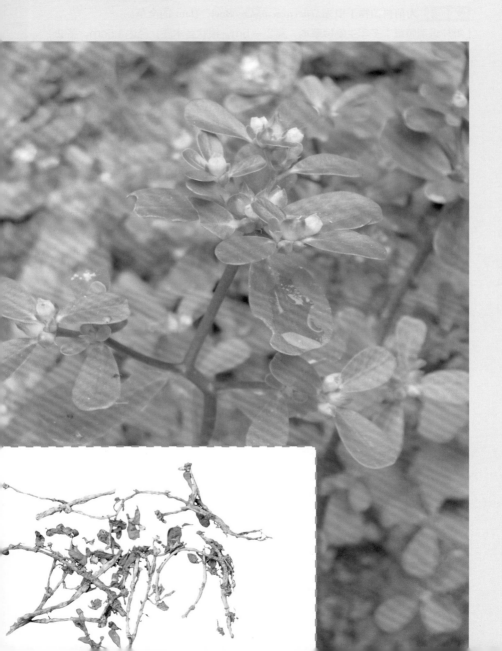

【别名】 马齿菜、长寿菜、耐旱菜。

【来源】 为马齿苋科植物马齿苋*Portulaca oleracea* L.的地上部分。

【野外识别特征】一年生草本，肥厚多汁。茎圆柱形，下部平卧，上部斜生或直立，多分枝，向阳面常带淡褐红色。叶互生或近对生；倒卵形，基部狭窄成短柄，上面绿色，下面暗红色。花常3～5朵簇生于枝端；总苞片4～5枚，三角状卵形；萼片2，对生，卵形；花瓣5，淡黄色，倒卵形，基部与萼片同生于子房上。蒴果短圆锥形，棕色，盖裂。种子黑色，直径约1mm，表面具细点。花期5～8月，果期7～10月。生于田野路边及庭园、废墟等向阳处。分布于全国各地。

【药材性状】多皱缩卷曲，常结成团。茎圆柱形，表面黄褐色，有明显纵沟纹。叶对生或互生，易破碎，完整叶片倒卵形，长1～2.5cm，宽0.5～1.5cm；绿褐色，先端钝平或微缺，全缘。花小，3～5朵生于枝端，花瓣5，黄色。蒴果圆锥形，长约5mm，内含多数细小种子。气微，味微酸。

【性味功效】酸，寒。清热解毒，凉血止血，止痢。内服煎汤9～15g，鲜品30～60g，外用适量，捣敷患处。

【常见病配伍】

　　1. 热毒血痢　常与黄连、黄柏、白头翁等配伍使用。

　　2. 崩漏　常与郁金、苎麻根、血余炭等配伍使用。

　　3. 便血　常与地榆、槐花等配伍使用。

【验方精选】

　　1. 肺结核　鲜马齿苋45g，鬼针草、葫芦茶各15g。水煎服。

　　2. 百日咳　马齿苋30g，百部10g。水煎，加白糖服。

　　3. 小便尿血，便血　鲜马齿苋绞汁，藕汁等量。每次半杯（约60g），以米汤送服。

　　4. 黄疸　鲜马齿苋绞汁。每次约30g，开水冲服，每日2次。

　　5. 风热湿疮痒痛　马齿苋12g，研末，再加入青黛3g，研匀。涂患处，干了再涂。

【其他功用】种子（马齿苋子）可清肝明目。

【使用禁忌】

　　脾虚便溏者及孕妇慎服。

木蝴蝶

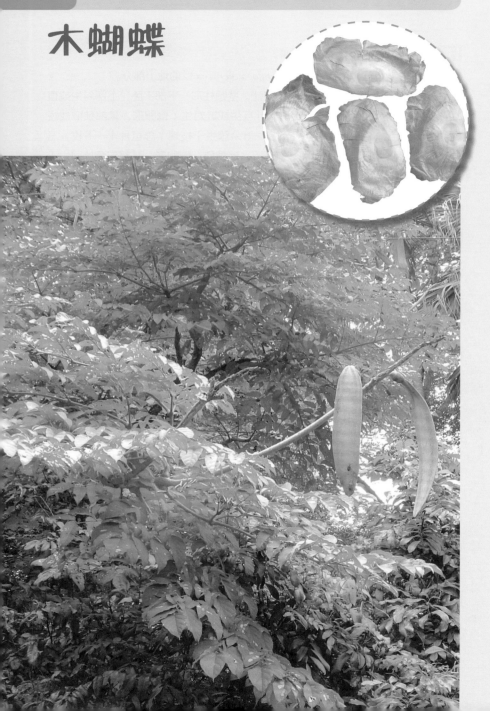

【别名】玉蝴蝶、千张纸、破布子。

【来源】紫葳科植物木蝴蝶 *Oroxylum indicum* (L.) Vent. 的成熟种子。

【野外识别特征】落叶乔木。树皮厚，有皮孔，小枝皮孔极多而突起，叶痕明显而大。叶对生，大型奇数2～4回羽状复叶，小叶片三角状卵形。总状聚伞花序顶生，花大；花萼肉质钟状，萼齿平截；花冠橙红色，钟形；蒴果木质，果瓣具有中肋，边缘肋状凸起。种子多数，有膜质阔翅。花期8～10月，果期10～12月。生于山坡、溪边、山谷或灌木丛中。分布于福建、广东、广西、贵州、云南、四川等地。

【药材性状】种子呈蝶形薄片，除基部外三面延长成宽大菲薄的翅，长5～8cm，宽3.5～4.5cm。表面浅黄白色，翅半透明，有绢丝样光泽，上有放射状纹理，边缘多破裂。体轻，剥去种皮，有一层薄膜状胚乳裹包子叶之外。子叶2枚，蝶形，黄绿色或黄色，长径约1.5cm。气微，味微苦。

【性味功效】苦、甘，凉。清肺利咽，疏肝和胃。内服煎汤1.5～3g；外用适量。

【常见病配伍】

1. 咽喉肿痛　常与蝉蜕、桔梗、射干等配伍。

2. 肝胃气痛　可单味研末，酒调送服。

【验方精选】

1. 急性气管炎，百日咳　木蝴蝶3g，安南子、桑白皮、款冬花各10g，桔梗5g，甘草3g，制成糖浆（止咳糖浆）。

2. 干咳、声音嘶哑、咽痛喉痛　木蝴蝶2.4g，胖大海9g，甘草6g，蝉蜕3g（木蝴蝶汤），水煎服。

3. 慢性咽喉炎　木蝴蝶3g，银花、菊花、沙参、麦冬各9g，煎水代茶饮。

【其他功用】木蝴蝶树皮可清热利湿退黄，利咽消肿。

四季青

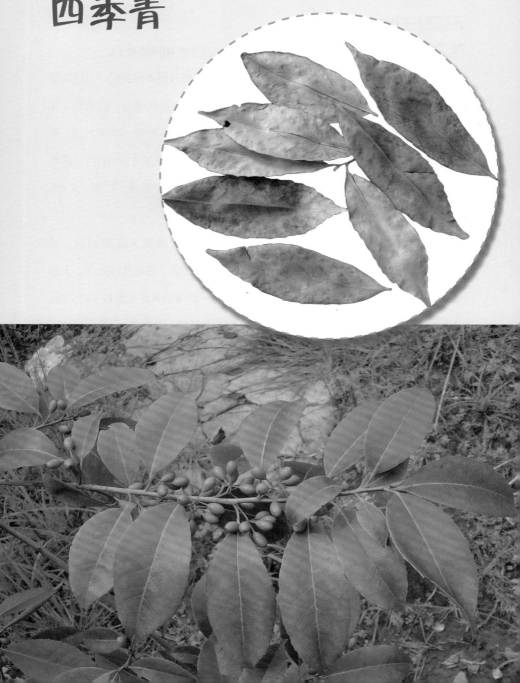

【别名】 冬青叶、一口血。

【来源】 冬青科植物冬青 *Ilex chinensis* Sims. 的叶。

【野外识别特征】常绿乔木。树皮灰色或淡灰色，无毛。叶互生，叶片革质，通常狭长椭圆形，边缘疏生浅锯齿，上面深绿色而有光泽，冬季变紫红色，中脉在下面隆起。花单性，雌雄异株，聚伞花序着生于叶腋外或叶腋内；花瓣4，淡紫色。核果椭圆形，长6～10mm，熟时红色，内含核4颗。花期5月，果期10月。常生长于疏林中。分布于长江以南各地。

【药材性状】叶长椭圆形或披针形，少卵形，先端短渐尖，基部楔形，边缘有疏生的浅圆锯齿，上表面具黄绿色至绿褐色，有光泽，下表面灰绿色至黄绿色，两面均无毛，中脉在叶下面隆起，侧脉每边8～9条。革质。气微，味苦、涩。

【性味功效】苦、涩，凉。清热解毒，消肿祛瘀。内服煎汤15～30g；外用适量。

【常见病配伍】

1. 肺热咳嗽，咽喉肿痛，热淋涩痛　单用有效，或与清肺泻火解毒药或清热通淋药同用。

2. 水火烫伤或下肢溃疡　研细粉加麻油调敷。

3. 湿疹　用干粉撒敷。

4. 外伤出血　鲜叶捣敷，或用干粉撒敷。

【验方精选】

1. 感冒，扁桃体炎，急慢性支气管炎　配三脉叶、马蓝各30g，制成煎液90mL，每天3次分服。

2. 烫伤　冬青叶水煎浓缩成1∶1药液，创面清创后，用棉球蘸药液反复涂搽。

3. 妇人阴肿　配小麦、甘草各等份，煎水洗之。

4. 皮肤皲裂，瘢痕　冬青叶适量烧灰加凡士林、面粉各适量，调成软膏外涂，每天3～5次。

【其他功用】冬青的树皮及根皮（冬青皮）、果实（冬青子）均可入药。冬青皮可凉血解毒，止血止带；冬青子可补肝肾，祛风湿，止血敛疮。

白头翁

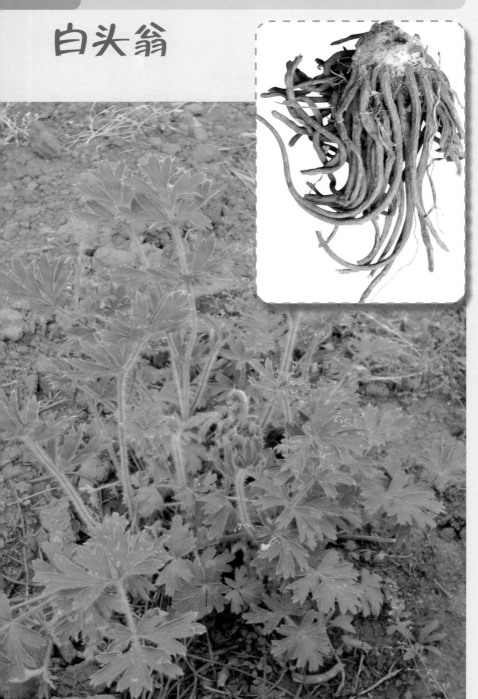

【别名】白头公、野丈人。

【来源】毛茛科植物白头翁 *Pulsatilla chinensisf* (Bge.) Regel 的根。

【野外识别特征】多年生草本。主根粗壮，圆锥形。基生叶4～5片，开花时长出地面，叶3全裂；叶柄长7～15cm，被密长柔毛；叶片轮廓宽卵形。花葶1～2，花后生长，高15～35cm，苞片3，基部合生，裂片条形；花直立；萼片6，蓝紫色，排成2轮；雄蕊多数。瘦果被长柔毛，顶部有羽毛状宿存花柱。花期4～5月，果期6～7月。生于平原或低山山坡草地、林缘或干旱多石的坡地。分布于东北、华北及陕西、甘肃、山东、江苏、安徽、河南、湖北、四川等地。

【药材性状】根呈圆柱形或圆锥形，稍扭曲，长6～20cm，直径0.5～2cm。表面黄棕色或棕褐色，有不规则的纵皱纹或纵沟，皮部易脱落，露出黄色木部，有的有网状裂纹或裂隙，近根头部常有朽状凹洞。根头部稍膨大，有的可见鞘状叶柄残基。质硬脆，断面黄白色或淡黄棕色，木部淡黄色。气微，味微苦涩。

【性味功效】苦，寒。清热解毒，凉血止痢。内服煎汤6～15g；外用适量。

【常见病配伍】

　　1.热毒血痢　常与黄连、黄柏、秦皮配伍使用。

　　2.产后下痢疾　常与阿胶、黄柏、甘草同用。

　　3.赤痢日久不愈，腹中冷痛　常与干姜、赤石脂等同用。

　　4.阴痒　与秦皮配伍煎汤外洗。

【验方精选】

　　1.热毒痢疾　白头翁15g，黄柏12g，黄连6g，秦皮12g（白头翁汤）。水煎服。

　　2.产后血虚热痢　白头翁15g，甘草3g，阿胶9g，黄柏12g，黄连6g，秦皮12g。水煎服。

【其他功用】白头翁花、茎叶均入药。白头翁花可清热解毒，杀虫。白头翁茎叶可泻火解毒，止痛，利尿消肿。

【使用禁忌】

　　虚寒泻痢患者慎服。

白花蛇舌草

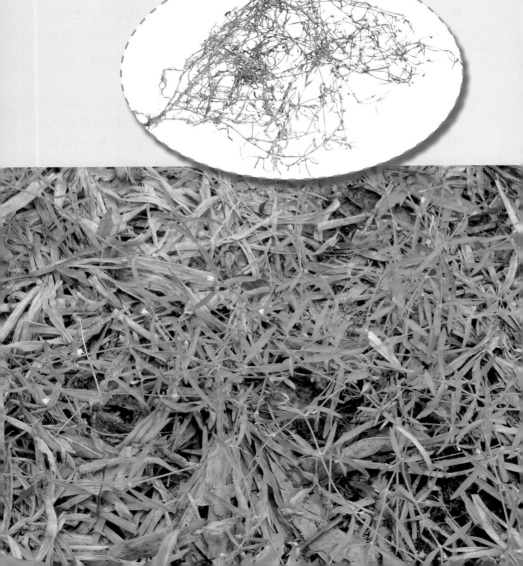

【别名】蛇舌草、二叶葎、蛇总管。

【来源】茜草科植物白花蛇舌草 *Olden landia diffusa* (Willd.) Roxb 的全草。

【野外识别特征】1年生草本，高15～50cm。根细长，分枝，白色。茎略带方形或扁圆柱形，光滑无毛，从基部发出多分枝。叶对生；无柄；叶片线形至线状披针形；托叶膜质，基部合生成鞘状。花单生或成对生于叶腋；萼筒球形，4裂，裂片长圆状披针形；花冠白色，管形，雄蕊4，着生于冠管喉部。蒴果扁球形。种子棕黄色，细小，具3个棱角。花期6～9月，果期8～10月。生于潮湿的田边、沟边、路旁和草地。分布于我国东南至西南部各地。

【药材性状】常扭缠成团状，灰绿色至灰棕色。主根细长，粗约2mm，须根纤细，淡灰棕色。茎细，卷曲，质脆，易折断，中心髓部白色。叶多皱缩，破碎，易脱落；托叶长1～2mm。花、果单生或成对生于叶腋，花常具短而略粗的花梗。蒴果扁球形，室背开裂，宿萼顶端4裂，边缘具短刺毛。气微，味淡。

【性味功效】微苦、甘，寒。清热解毒，利湿通淋。内服煎汤15～30g；外用适量。

【常见病配伍】

　　1. 热毒疮痈，毒蛇咬伤　可单用捣烂外敷，亦可与蒲公英、野菊花等配合内服。

　　2. 咽喉肿痛　多与牛蒡子、玄参、射干等清热利咽药同用。

　　3. 肠痈腹痛　常与红藤、败酱草、牡丹皮等配伍。

　　4. 热淋小便涩痛　常与石韦、车前草等配伍。

【验方精选】

　　1. 肺痈、肺炎　配芦根、鱼腥草各30g，水煎服。

　　2. 咽喉肿痛或毒蛇咬伤　鲜全草30～60g，水煎服。

　　3. 疗疮痈肿、疮疖肿毒　白花蛇舌草、一点红、野菊花各30g，银花15g，水煎服。

【使用禁忌】

　　孕妇慎用。

白蔹

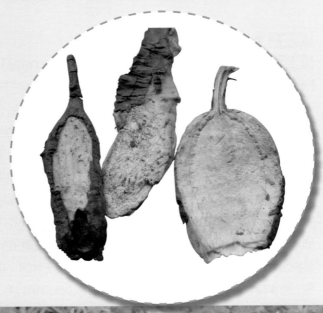

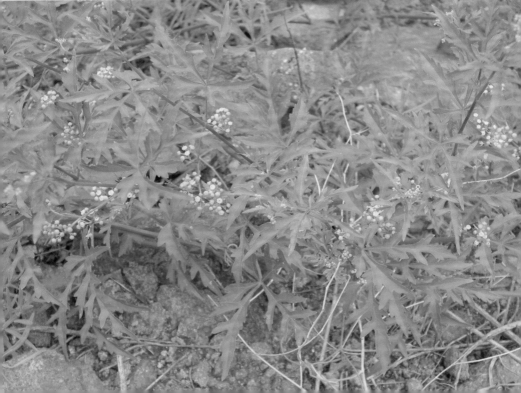

【别名】 白根、野红薯、山地瓜。

【来源】 葡萄科植物白蔹 *Ampelopsis japonica* (Thunb.) Makino 的块根。

【野外识别特征】落叶攀援木质藤本。块根粗壮，肉质，卵形、长圆形或长纺锤形，深棕褐色。茎多分枝，卷须与叶对生。掌状复叶互生，小叶3～5片，羽状分裂或缺刻，裂片卵形至椭圆状卵形或卵状披针形。聚伞花序小，与叶对生，花序梗细长，常缠绕；花小，黄绿色；花瓣、雄蕊各5。浆果球形，熟时白色或蓝色，有针孔状凹点。花期5～6月，果期9～10月。生于山地、荒坡及灌木林中。分布于华北、东北、华东、中南及陕西、宁夏、四川等地。

【药材性状】本品纵瓣呈长圆形或近纺锤形，长4～10cm，直径1～2cm。切面周边常向内卷曲，中部有一凸起的棱线；外皮红棕色或红褐色，有纵皱纹、细横纹及横长皮孔，易层层脱落，脱落处呈淡红棕色。斜片呈卵圆形，长2.5～5cm，宽2～3cm。切面类白色或浅红棕色，可见放射状纹理，周边较厚。体轻，质硬脆，易折断，折断时有粉尘飞出。气微，味甘。

【性味功效】苦、辛，微寒。清热解毒，消痈散结，敛疮生肌。内服煎汤3～10g；外用适量。

【常见病配伍】

1. 疮痈肿痛　可单用，或配伍金银花、蒲公英等同用。

2. 疮疡溃后不敛　常与白及、络石藤等配伍。

3. 水火烫伤　可单味研末外敷，或与地榆共研末外用。

【验方精选】

1. 痈肿　配与制乌头、黄芩各等份，研末，和鸡蛋清调涂。

2. 疮口不敛　配白及、络石藤各15g（白蔹散），研细末，干撒疮上。

3. 水火烫伤　白蔹适量，研细，敷之。

【其他功用】白蔹的果实（白蔹子）可清热，消痈。

【使用禁忌】

脾胃虚寒及无实火者忌服；孕妇慎服；反乌头。

半边莲

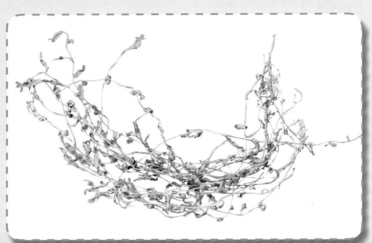

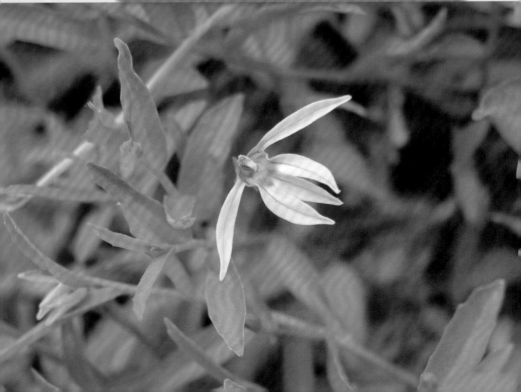

【别名】 集解索、细米草、半边菊。

【来源】 桔梗科植物半边莲 *Lobelia chinensis* Lour. 的全草。

【野外识别特征】多年生小草本，高约10cm。茎纤细，多匍匐于地面，在节上长根，分枝直立，折断有白乳汁渗出。叶互生，叶片狭披针形至线形，长0.8～2.5cm，全缘或疏锯齿，无毛。花单生叶腋，花冠淡紫色或白色，基部合成管状。蒴果倒圆锥形。种子多数，细小。花期5～8月，果期8～10月。生于水田边、沟旁、路边等湿处。产于华东和中南各地。

【药材性状】常缠结成团。根细小，侧生纤细须根。根茎细长圆柱形，直径1～2mm；表面淡黄色或黄棕色。茎细长，有分枝，灰绿色，节明显。叶互生，无柄；叶片多皱缩，绿褐色，展平后叶片呈披针形或长卵形，叶缘具疏锯齿。花梗细长，花小单生于叶腋，花冠基部联合。气微，味微甘而辛。

【性味功效】辛，平。清热解毒，利水消肿。内服煎汤15～30g；外用适量。

【常见病配伍】

　　1. 疮痈、毒蛇咬伤　可单用鲜品捣烂外敷，或与清热解毒药金银花、野菊花等配伍。

　　2. 大腹水肿　可单用，或与泽泻、茯苓、槟榔等利水退肿药同用。

【验方精选】

　　1. 小儿多发疖肿　半边莲30g，紫花地丁15g，野菊花9g，金银花6g。水煎服，取第3次煎汁洗患处。

　　2. 疗疮，一切阳性肿毒　鲜半边莲适量，加食盐数粒同捣烂，敷患处，有黄水渗出，渐愈。

　　3. 水肿，小便不利　配白茅根各30g，水煎，分2次用白糖调服。

【使用禁忌】

　　虚证水肿禁服。

地锦草

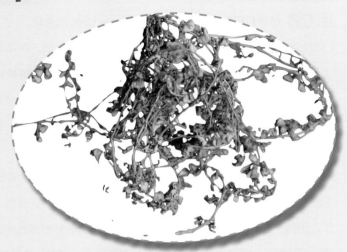

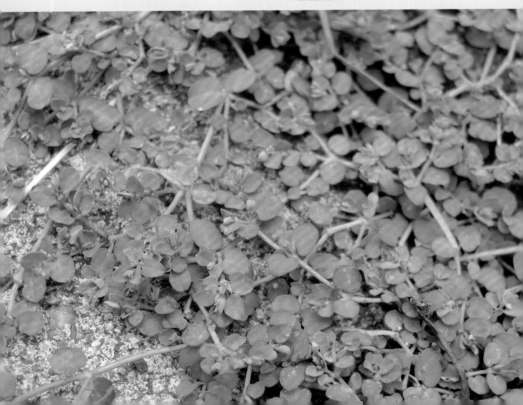

【别名】 铺地草、铺地锦、地瓣草。

【来源】 为大戟科植物地锦草 *Euphorbia humifusa* Willd. 的全草。

【野外识别特征】 一年生匍匐草本。茎纤细，带紫红色，无毛。全草含白色乳汁。叶对生；托叶线形，通常3裂；叶片长圆形，长4～10mm，宽4～6mm，两面无毛或疏生柔毛，绿色或淡红色。杯状花序单生于叶腋；总苞倒圆锥形，浅红色。蒴果三棱状球形，光滑无毛；种子细小，卵形，黑褐色，外被白色蜡粉。花期6～10月，果实7月渐次成熟。生于原野荒地、路旁及田间。除广东、广西外，分布几遍全国各地。

【药材性状】 常皱缩卷曲，根细小。茎细，带紫红色；质脆，易折断，断面黄白色，中空。单叶对生，具淡红色短柄或无柄；叶片多皱缩或已脱落，展平后成长椭圆形，绿色或带紫红色，通常无毛或疏生细柔毛。杯状聚伞花序单生于叶腋，细小。蒴果三棱状球形，光滑无毛。种子卵形，褐色。气微，味微涩。

【性味功效】 辛，平。清热解毒，凉血止血。内服煎汤10～15g；外用适量。

【常见病配伍】

　　1.热毒泻痢　可单味水煎服用，亦可与黄连、马齿苋等配伍。

　　2.毒蛇疮疡或毒蛇咬伤　可单用，或与蒲公英、紫花地丁等配伍。

　　3.多种出血证　治便血、血痢、痔血，常与槐花、地榆等配伍。

　　4.湿热黄疸　常与茵陈蒿、栀子等配伍。

【验方精选】

　　1.细菌性痢疾　配铁苋菜、凤尾草各30g，水煎服。

　　2.急性尿道感染　配海金沙、爵床各60g，车前草45g，水煎服。

　　3.牙龈出血　鲜地锦草，洗净，煎汤漱口。

注：同属植物斑地锦 *Euphorbia maculata* L. 也作中药地锦草入药。

【使用禁忌】

　　血虚无瘀及脾胃虚弱者慎服。

连翘

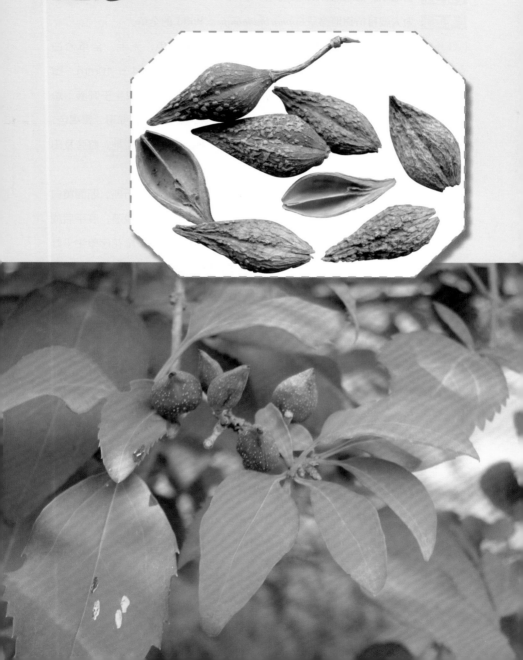

【别名】旱连子、连壳、大翘子。

【来源】木犀科植物连翘*Forsythia suspensa* (Thunb.) Vahl 的果实。

【野外识别特征】落叶灌木。小枝稍呈四棱形，疏生皮孔，节间中空，节部具有实髓。单叶，或3裂至3出复叶；叶片卵形至椭圆形。花单生或2至数朵着生于叶腋，先于叶开放；花冠黄色，裂片4，倒卵圆形。蒴果卵球形，先端喙状渐尖，表面疏生瘤点。花期3~5月，果期7~8月。多丛生于山坡灌丛、疏林及草丛中。分布于河北、山西、山东、江苏、安徽、河南、湖北、四川、陕西、甘肃等地。现有栽培。

【药材性状】果实长卵形至卵形，稍扁，长1~2.5cm，直径0.5~1.3cm。表面有不规则纵皱纹及多数凸起小斑点，两面各有1条明显纵沟。顶端锐尖，基部有小果梗或已脱落。"青翘"多不开裂，表面绿褐色，凸起的灰白色小斑点较少；质硬；种子多数，黄绿色，细长，一侧有翅。"老翘"自顶端开裂或裂成两瓣，表面黄棕色或红棕色，内表面多为浅黄棕色，具一纵隔；质脆；种子棕色，多已脱落。气微香，味苦。

【性味功效】苦，微寒。清热解毒，消肿散结。内服煎汤9~15g，外用适量。

【常见病配伍】

1. 疮痈初起，红肿未溃　常与蒲公英、皂角刺等清热透脓药配伍。

2. 疮疡溃烂，红肿脓出不畅　与天花粉、金银花等清热排脓药同用。

3. 瘰疬结核　多与夏枯草、玄参、浙贝母等配伍。

4. 外感风热、温病初起　常与金银花、薄荷、牛蒡子等配伍。

5. 热入营血，神昏舌绛　常与黄连、生地黄、麦冬等配伍。

【验方精选】

1. 舌破生疮　连翘15g，黄柏9g，甘草6g，水煎含漱。

2. 瘰疬结核不消，配鬼箭羽、瞿麦、甘草各等份，研细末，每服6g。

3. 上中二焦邪热炽盛　连翘24g，大黄、朴硝、甘草各9g，山栀子仁、薄荷、黄芩各6g，水煎服。

【其他功用】连翘茎叶可清热解毒；其根可清热，解毒，退黄。

【使用禁忌】

脾胃虚弱者，慎用。

青果

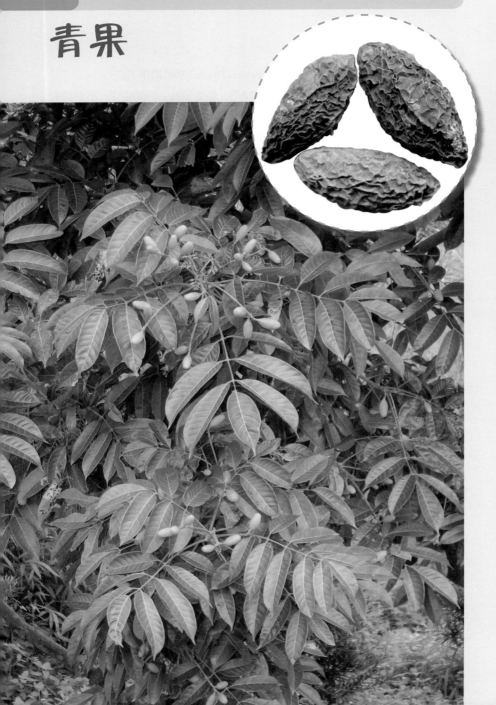

【别名】 橄榄、白榄、谏果。

【来源】 橄榄科植物橄榄 *Canarium album* (Lour.) Raeusch. 的果实。

【野外识别特征】常绿乔木。有胶黏性芳香的树脂。树皮淡灰色，平滑；幼枝、叶柄及叶轴均被极短的柔毛，有皮孔。奇数羽状复叶互生；小叶11～15片，长圆状披针形，两面网脉均明显，下面网脉上有小窝点。圆锥花序顶生或腋生，与叶等长或略短；花瓣3～5，白色，芳香。核果卵形，长约3cm，初时黄绿色，后变黄白色，两端锐尖。花期5～7月，果期8～10月。生于低海拔的杂木林中，有栽培。分布于华南、福建、四川、贵州、云南等地。

【药材性状】果实纺锤形，两端钝尖，长2.5～4cm，直径1～1.5cm。表面棕黄色或黑褐色，有不规则深皱纹。果肉厚，灰棕色或棕褐色。果核梭形，暗红棕色，具纵棱；质坚硬，内分3室，各有种子1颗。气无，果肉味涩，久嚼微甜。

【性味功效】甘、酸，平。清热解毒利咽，生津。煎服6～12g；外用适量。

【常见病配伍】

　　1. 咽喉肿痛　单味有效，或与鲜莱菔子配伍水煎服；若兼有肺热，咳嗽有痰，可与胖大海、桔梗、芦根等配伍；若咽干口燥，烦渴音哑，咳嗽痰黏，常配金银花、芦根、玄参等同用。

　　2. 中酒毒和鱼蟹毒　可用鲜品榨汁或水煎服。

【验方精选】

　　1. 咽喉肿痛，声嘶音哑，口舌干燥，吞咽不利　青果（去壳）、桔梗、生寒水石、薄荷各1240g，青黛、硼砂各240g，甘草620g，冰片36g，研末，每服3g。

　　2. 河豚、鱼、蟹诸毒，诸鱼骨鲠　橄榄捣汁，或煎浓汤饮。

　　3. 酒伤昏闷　橄榄肉10个，煎汤饮。

【其他功用】橄榄核、橄榄种仁、橄榄根、橄榄果实的蒸馏液（橄榄露）亦供药用。核可解毒，敛疮，止血，利气；种仁可润燥，醒酒，解毒；根可祛风湿，舒筋络，利咽喉；橄榄露可清热解毒，利咽生津。

【使用禁忌】

　　脾胃虚寒及大便秘结者慎服。

苦瓜

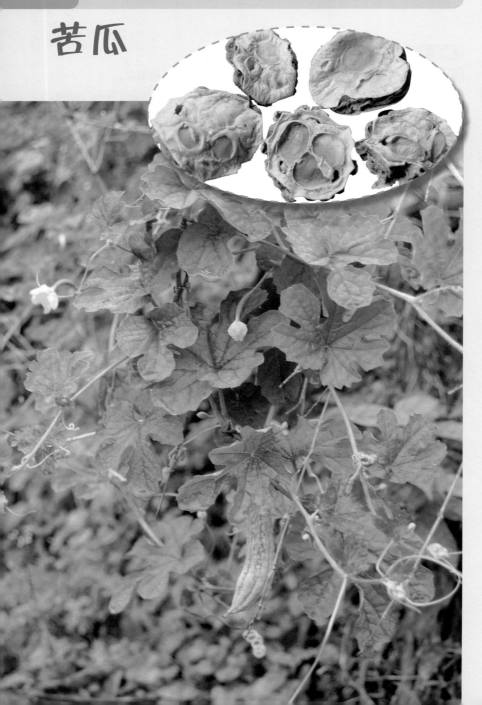

【别名】凉瓜、癞瓜、锦荔枝。

【来源】葫芦科植物苦瓜 *Momordica charantia* L. 的果实。

【野外识别特征】一年生攀援草本。多分枝，茎枝被细柔毛。卷须不分枝，纤细，被柔毛。叶片轮廓为卵状椭圆状肾形或近圆形，膜质，长宽均为4～12cm，两面被柔毛，5～7深裂，裂片卵状长圆形，叶脉掌状。雌雄同株；雄花、雌花单生，基部都有苞片，花冠黄色。果实为长椭圆形、卵形或两端狭窄，全体具钝圆不整齐的瘤状突起，成熟时橘黄色，自先端3瓣开裂。种子椭圆形扁平，两端均有角状齿，两面均有凹凸不平的条纹，包于红色肉质的假种皮内。花期6～7月，果期9～10月。广泛栽培于世界热带到温带地区。我国南北各地均普遍栽培。

【药材性状】呈椭圆形或矩圆形，厚2～8mm，宽0.4～2cm，全体皱缩，弯曲，果皮浅灰棕色，粗糙，有纵皱或瘤状突起，中间有时夹有种子或种子脱落后留下的空洞，质脆，易断。气微，味苦。

【性味功效】苦，寒。祛暑涤热，明目，解毒。内服煎汤6～15g；外用适量。

【常见病配伍】

1. 肝热目赤或疼痛　单味煎汤或捣汁，苦瓜干常与菊花同用。

2. 感冒发热，身痛口苦　常与连须葱白、生姜配伍。

【验方精选】

1. 治烦热消渴引饮　苦瓜绞汁调蜜冷服。

2. 治痈肿　鲜苦瓜捣烂敷患处。

3. 治痢疾　鲜苦瓜捣绞汁1小杯，泡蜂蜜服。

4. 肝热目赤肿痛　苦瓜干15g，菊花10g。水煎服。

5. 感冒发热，骨痛口苦　苦瓜干15g，葱白10g，生姜6g。水煎服。

【其他功用】苦瓜根、藤、叶、花、种子亦供药用。苦瓜的根、藤和叶均有清热解毒功效；花用治气滞胃疼和痢疾；种子可温肾壮阳。

【使用禁忌】

脾胃虚汗者慎服。

败酱

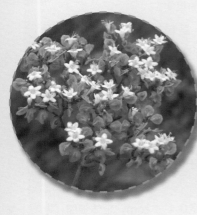
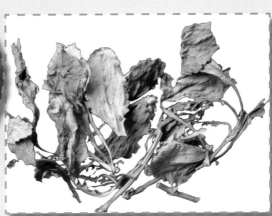

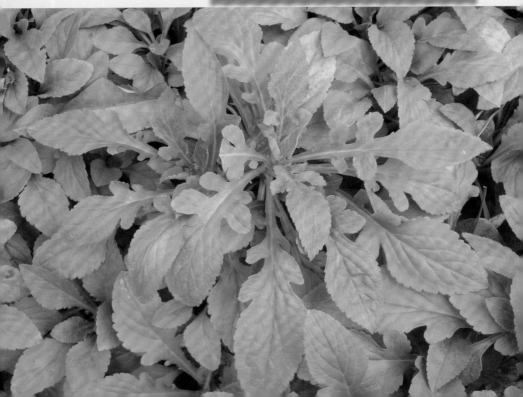

【别名】豆豉草、豆渣草、观音菜。

【来源】败酱科植物白花败酱 *Patrinia villosa* (Thunb.) Juss. 的全草。

【野外识别特征】多年生草本。地下根茎细长，有特殊臭气。茎枝被粗白毛，后毛渐脱落。茎生叶卵形、菱状卵形或窄椭圆形。聚伞圆锥花序，集成疏生大伞房状；总苞叶卵状披针形；花冠白色，直径约5mm。瘦果倒卵形，宿存苞片贴生，苞片近圆形，膜质，网脉明显。生于海拔500～800m的荒山草地、林缘灌木丛中。分布于华北、东北、华东、华南和西南等地。

【药材性状】根茎短，长约至10cm，具细长的匍匐茎，断面无棕色"木心"；茎光滑，直径可达1.1cm；完整叶卵形或长椭圆形，不裂或基部具1对小裂片；花白色；苞片膜质，多具2条主脉。

【性味功效】苦、辛，微寒。清热解毒，消痈排脓，祛瘀止痛。内服煎汤10～15g；外用适量。

【常见病配伍】

1. 肠痈初起　常配伍红藤、牡丹皮等。

2. 肠痈脓成　常与薏苡仁、附子同用。

3. 肺痈吐脓　常与鱼腥草、桔梗、冬瓜子等同用。

4. 产后瘀阻腹痛　与五灵脂、蒲黄等活血止痛药同用。

【验方精选】

1. 肠痈脓已成　薏苡仁30g，附子6g，败酱15g，水煎服。

2. 产后腹痛如锥刺　败酱150g，水煎服。

注：同属黄花败酱 *Patrinia scabiosaefolia* Fisch. 也作中药败酱入药。

【使用禁忌】

脾胃虚弱及孕妇慎服。

委陵菜

委陵菜背面

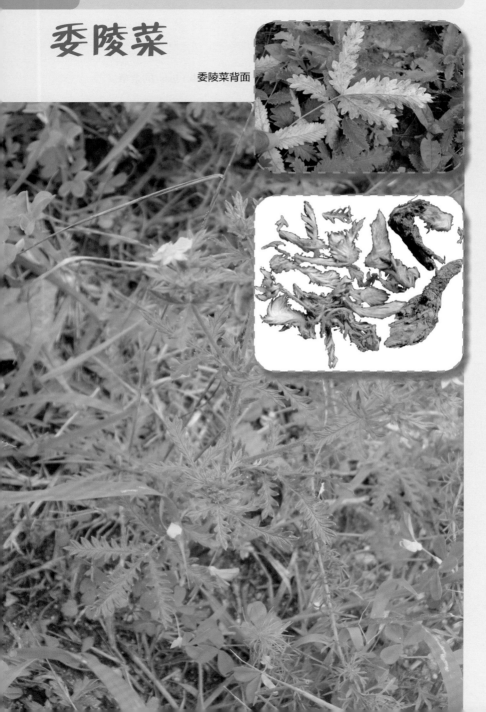

【别名】 翻白草、根头菜、天青地白。

【来源】 蔷薇科植物委陵菜 *Potentilla chinensis* Ser. 的全草。

【野外识别特征】多年生草本。根粗壮，圆柱形。基生叶为羽状复叶；托叶近膜质，褐色，外被白色绢状长柔毛；小叶 5～15 对，对生或互生；小叶片上部被短柔毛或近无毛，下面被白色柔毛，沿脉被白色绢状长柔毛。茎生叶与基生叶相似，托叶草质，边缘呈齿牙状分裂。花两性，伞房状聚伞花序，花茎直立或上升，被白色绢状长柔毛。花瓣 5，宽倒卵形，黄色。瘦果卵球形，深褐色。花、果期 4～10 月。生于海拔 400～3200m 的山坡、草地、沟谷、林缘、灌木丛及疏林下。分布于华北、东北、中南、西南等地。

【药材性状】根圆柱形或类圆锥形，长 5～17cm，直径 0.5～1cm；表面暗棕色或暗紫红色，有皱纹，粗皮易成片状剥落；根头部膨大；质硬，易折断，断面皮部薄，暗棕色，常与木部分离，射线呈放射状排列。叶基生，单数羽状复叶，有柄；小叶狭长椭圆形，边缘羽状深裂，下表面及叶柄均密被灰白色柔毛。气微，味涩，微苦。

【性味功效】苦，寒。凉血，止痢，清热解毒。内服煎汤 15～30g；外用适量。

【常见病配伍】

1. 便血　常与小蓟炭配伍。

2. 疮疖痈肿　常与蒲公英配伍。

3. 阿米巴痢疾：常与炒槐花配伍。

【验方精选】

1. 便血　委陵菜根 15g，小蓟炭 12g，小蓟炭 9g，水煎服。

2. 白带　委陵菜、鸡蛋花各 9g，银杏 6g，水煎或炖猪蹄食。

3. 阿米巴痢疾　委陵菜 30g，炒槐花 12g，水煎服。

金荞麦

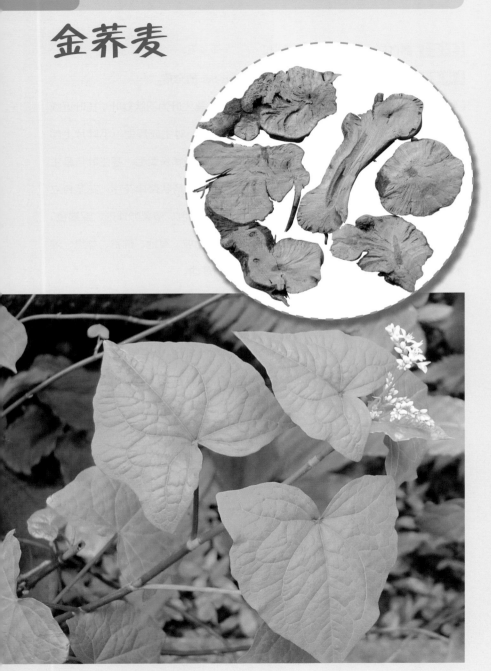

【别名】 苦荞麦、野荞麦、金锁银开。

【来源】 蓼科植物金荞麦 *Fagopyrum dibotrys* (D.Don) Hara 的根茎。

【野外识别特征】多年生宿根草本。主根粗大，呈结节状，横走，红棕色。茎直立，多分枝，具棱槽，淡绿微带红色，全株微被白色柔毛。单叶互生，具柄，柄上有白色短柔毛；叶片为戟状三角形，长宽约相等，但顶部叶长大于宽，无柄抱茎，全缘成微波状，下面脉上有白色细柔毛；托叶鞘抱茎。秋季开白色小花，为顶生或腋生、稍有分枝的聚伞花序。瘦果呈卵状三棱形，红棕色。花期7～8月，果期10月。生于路边、沟旁较阴湿处。分布于华东、中南、西南及陕西、甘肃等地。

【药材性状】根茎呈不规则团状或圆柱状，常具瘤状分枝，长3～15cm，直径1～4cm。表面棕褐色，有横向环节及纵皱纹，密布点状皮孔，并有凹陷的圆形根痕及残存须根。质坚硬，不易折断，切断面淡黄白色至棕红色，有放射状纹理，中央髓部色较深。气微，味微涩。

【性味功效】微辛、涩，凉。清热解毒，排脓祛瘀。内服煎汤15～30g；外用适量。

【常见病配伍】

1. 肺痈咳吐脓血　可单味隔水炖服，或与鱼腥草、芦根、金银花等配伍。

2. 痈肿疮疖　可与蒲公英、紫花地丁等同用。

3. 肺热咳嗽，咳痰黄稠　常与黄芩、瓜蒌等同用。

4. 咽喉肿痛　常与牛蒡子、山豆根、射干等配伍。

5. 风湿热痹，关节不利　单味水煎，或配络石藤、桑枝、防己等同用。

【验方精选】

1. 肺痈，咯吐脓血痰　金荞麦30g，鱼腥草30g，甘草6g，水煎服。

2. 细菌性痢疾，阿米巴痢疾　金荞麦15g，焦山楂9g，生甘草6g，煎服，每日1剂，分2次服。

3. 喉风喉毒　金荞麦适量，醋磨，漱喉，痰涎去而喉闭自开。

4. 痰核瘰疬　鲜金荞麦根捣汁冲酒服，茎叶用水煮烂，和米粉同食。

金银花

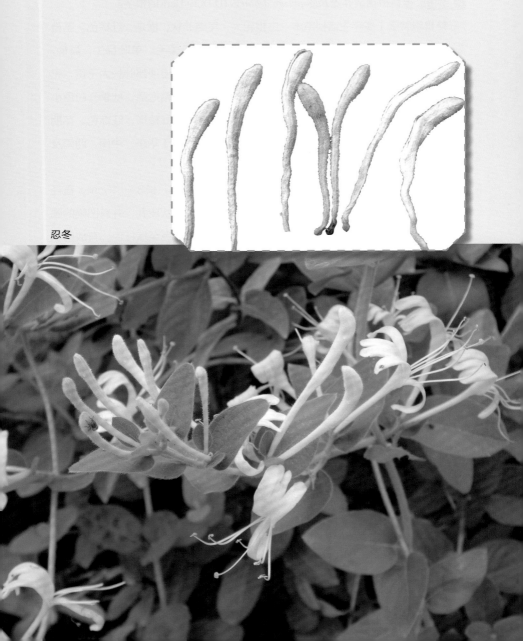

忍冬

【别名】忍冬花、银花、双花。

【来源】忍冬科植物忍冬 *Lonicera japonica* Thunb. 的花蕾或带初开的花。

【野外识别特征】多年生半常绿缠绕木质藤本。茎中空，多分枝，幼枝密被短柔毛和纤毛。叶对生；叶柄密被短柔毛；叶纸质，卵形、长圆状卵形或卵状披针形，两面和边缘均被短柔毛。花成对腋生，芳香，花梗密被短柔毛和腺毛；苞片大，卵形至椭圆形，小苞片长约1mm；花冠初开为白色，后变黄色，唇形，花冠筒细长，外面被短毛和腺毛，上唇裂片先端钝形，下唇带状而反曲。浆果球形，成熟时蓝黑色，有光泽。花期4~7月，果期6~11月。生于山坡疏林、灌木丛中、村旁路边处，亦有栽培。分布于华东、中南及山西、陕西、辽宁、甘肃等地。

【药材性状】花蕾呈棒状，上粗下细，略弯曲，长2~3cm。表面黄白色或绿白色（贮久色变深），有短柔毛。偶见叶状苞片。花萼绿色。气清香，味淡，微苦。

【性味功效】甘，寒。清热解毒，疏散风热。内服煎汤10~30g；外用适量。

【常见病配伍】

1. 疮痈初起，红肿热痛　常配天花粉、白芷、防风等同用。

2. 疔疮疮形如粟，坚硬根深　常与紫花地丁、野菊花等配伍。

3. 脱疽热毒内蕴，溃烂脓水淋漓　常配玄参、当归等同用。

4. 外感风热或温病初起　常配连翘、薄荷等同用。

【验方精选】

1. 外感风热或温病初起　连翘9g，银花9g，苦桔梗6g，薄荷6g，竹叶4g，生甘草5g，荆芥穗5g，淡豆豉5g，牛蒡子9g，水煎服。

2. 热毒炽盛之脱疽　金银花、玄参各30g，当归15g，甘草6g，水煎服。

3. 火毒结聚之痈疖疔疮　金银花30g，野菊花、蒲公英、紫花地丁、紫背天葵各12g，水煎服。

【其他功用】忍冬藤可清热解毒，通络；忍冬的果实可清热，化湿热；忍冬花蕾的蒸馏液（金银花露）可清热，祛暑，解毒。

【使用禁忌】
脾胃虚寒及疮疡属阴证者慎服。

鱼腥草

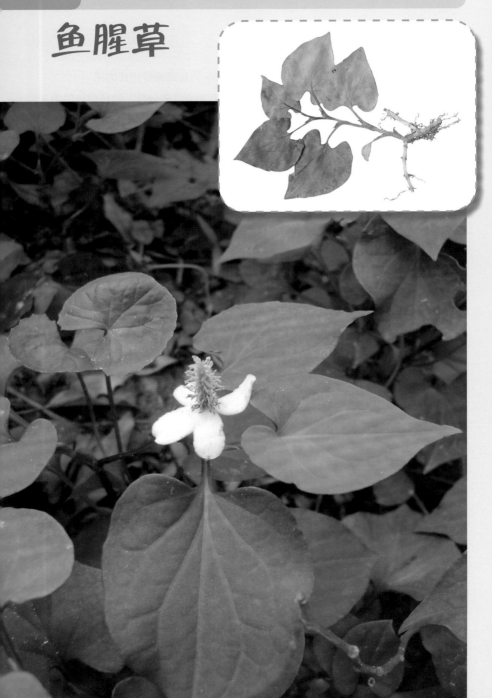

【别名】 蕺菜、鱼鳞草、臭腥草。

【来源】 三白草科植物蕺菜 *Houttuynia cordata* Thunb. 的地上部分。

【野外识别特征】多年生草本。腥臭,茎下部伏地,节上轮生小根。叶互生,薄纸质,有腺点;条形托叶膜质,下部与叶柄合生为叶鞘,略抱茎;叶片卵形或阔卵形,先端短渐尖,基部心形,全缘,上面绿色,下面常呈紫红色,两面脉上被柔毛。穗状花序生于茎顶,与叶对生;总苞片4枚,白色;花小而密。蒴果卵圆形,长2～3cm,先端开裂。种子多数,卵形。花期5～6月,果期10～11月。生长于沟边、溪边及潮湿的疏林下。分布于陕西、甘肃及长江流域以南各地。

【药材性状】茎呈扁圆形,扭曲;表面棕黄色,具纵棱,节明显,下部节处有须根残存;质脆,易折断。叶互生,多皱缩,展平后呈心形,长3～5cm,宽3～4.5cm,上面暗绿至暗棕色,下面灰绿色或灰棕色;叶柄细长,基部与托叶合成鞘状。穗状花序顶生。搓碎有鱼腥气,味微涩。

【性味功效】辛,微寒。清热解毒,消痈排脓,利尿通淋。内服煎汤15～25g;外用适量。

【常见病配伍】

1. 肺痈咳吐脓血　常与桔梗、芦根、薏苡仁等清热排脓药同用。

2. 肺热咳嗽,痰黄黏稠　多与桑白皮、贝母、瓜蒌等清热化痰药同用。

3. 热毒疮痈,红肿热痛　常与蒲公英、野菊花、连翘等清热解毒药配伍,亦可用鲜品捣烂外敷。

4. 热淋小便涩痛　常与车前子、海金沙等利尿通淋药配伍。

【验方精选】

1. 肺痈吐脓、吐血　配天花粉、侧柏叶各等份,水煎服。

2. 病毒性肺炎　配厚朴、连翘各9g,研末,另取桑枝30g煎水送服。

3. 痈疽肿毒　鱼腥草晒干,研末,蜂蜜调敷。

【使用禁忌】

虚寒证慎服。

绵马贯众

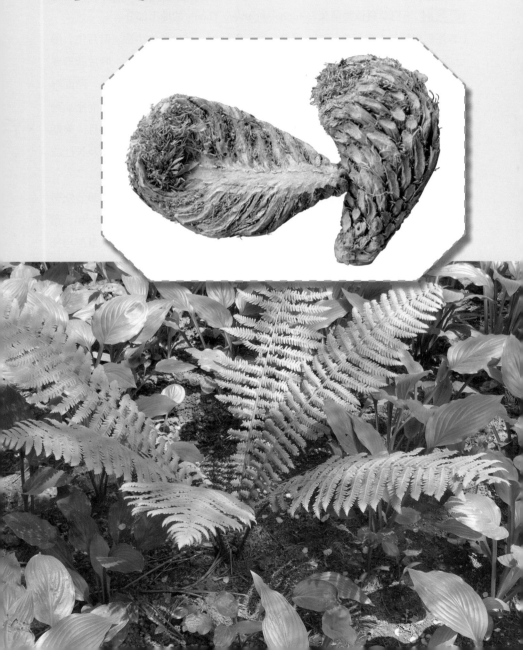

【别名】 贯众、贯节、贯仲。

【来源】 鳞毛蕨科植物粗茎鳞毛蕨 *Dryopteris crassirhizoma* Nakai的干燥根茎和叶柄残基。

【野外识别特征】多年生草本。根茎粗大，斜生，密生棕褐色长披针形大鳞片。叶簇生于根茎顶端；叶柄自基部直达叶轴密生棕色鳞片，叶倒披针形，二回羽状分裂，裂片密接，长圆形。孢子囊群分布于叶中部以上的羽片上，生于叶背小脉中部以下，囊群盖肾形或圆肾形，棕色。生于海拔300 ～ 1200m的林下沼泽地或林下阴湿处。分布于东北及内蒙古、河北等地。

【药材性状】本品长倒卵形，长7 ～ 20cm，直径4 ～ 8cm。表面黄棕色至黑褐色，密被排列整齐的叶柄残基及鳞片，并有弯曲的须根。叶柄残基呈扁圆形；表面有纵棱线，质硬。剥去叶柄残基，可见根茎，质坚硬。叶柄残基或根茎的横断面呈棕色或深绿色，有黄白色维管束5 ～ 13个，环列。气特异，味初淡而微涩，后渐苦、辛。

【性味功效】苦，微寒，小毒。清热解毒，凉血止血，杀虫。内服煎汤5 ～ 15g；外用适量。

【常见病配伍】

1. 风热感冒、斑疹、痄腮　可单用，或与板蓝根、金银花、连翘等同用。

2. 血热吐衄便血　常与侧柏叶、白茅根、血余炭等同用。

3. 崩漏下血　常与五灵脂、乌贼骨等配伍。

4. 治多种肠道寄生虫病　治蛔虫腹痛，与使君子、苦楝皮等同用；治钩虫，配榧子、槟榔等同用。

【验方精选】

1. 预防感冒和流感　贯众9g（或贯众、桑叶各4.5g），甘草适量，制成颗粒冲剂，开水冲服。

2. 暴吐血，嗽血　贯众30g，黄连（年老者15g，年少者0.9g），捣碎，每服6g，浓煎，糯米汤调服。

3. 妇人崩漏　贯众炭12g，三七9g，研细末，每次6g，日服2次。

4. 钩虫病　生贯众粉，10 ～ 16岁每次8g，青壮年15g，50岁以上10g，饭前空腹服，每日2次。

【使用禁忌】

脾胃虚寒，阴虚内热及孕妇慎服。

南板蓝根

南板蓝根（马蓝）饮片

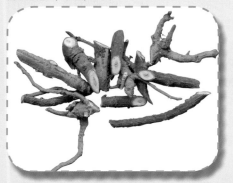

北板蓝根（松蓝）饮片

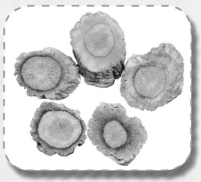

马蓝

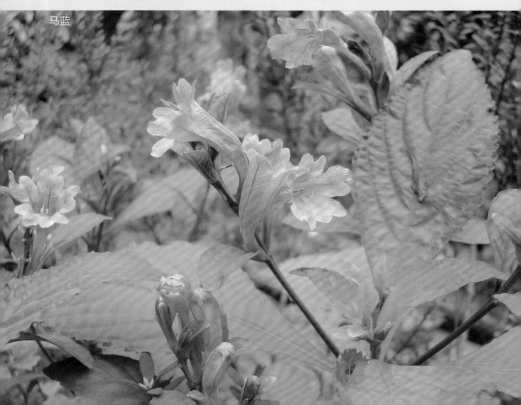

【来源】爵床科马蓝 *Baphicacanthus cusia* (Nees) Brem. 的根和根茎。

【野外识别特征】多年生草本。干时茎叶呈蓝色或墨绿色。根茎粗壮，断面呈蓝色。地上茎基部稍木质化，略带方形，节膨大，幼时被褐色微毛。叶对生；叶片倒卵状椭圆形或卵状椭圆形，边缘有浅锯齿或波状齿或全缘，上面无毛，有稠密狭细的钟乳线条，下面幼时脉上稍生褐色微软毛。花无梗，成疏生穗状花序，顶生或腋生；花萼裂片5；花冠漏斗状，淡紫色。蒴果匙形。种子4颗，有微毛。花期6～10月，果期7～11月。生于山地、林缘潮湿的地方，野生或栽培。分布于江苏、浙江、福建、湖北、广东、广西、四川、贵州、云南等地。

【药材性状】根茎呈类圆形，多弯曲，有分枝，长10～30cm，直径0.1～1cm。表面灰棕色，具细纵纹；节膨大，节上长有细根或茎残基；外皮易剥落，呈蓝灰色。质硬而脆，易折断，断面不平坦，皮部蓝灰色，木部灰蓝色至淡黄褐色，中央有髓。根粗细不一，弯曲有分枝，细根细长而柔韧。气微，味淡。

【性味功效】苦，寒。清热解毒，凉血，利咽。内服煎汤3～9g。

【常见病配伍】

1. 流行性腮腺炎　可单用，或与金银花、蒲公英同用。

2. 热毒疮　常与银花藤、蒲公英配伍。

3. 夏季低烧，经久不退　与柴胡配伍。

【验方精选】

1. 流行性腮腺炎　南板蓝根30g，或配金银花、蒲公英各15g，水煎服。

2. 热毒疮　南板蓝根、银花藤、蒲公英各30g，土茯苓15g，炖肉送服。

3. 夏季低烧，经久不退　南板蓝根30g，柴胡9g，体虚者加北沙参或孩儿参9g，水煎服。

4. 小儿喘憋性肺炎　南板蓝根、金银花、一枝黄花（4～7岁各4.5g，3岁以下各3g）。水煎服。

【其他功用】马蓝的茎叶（南板蓝叶）可清热解毒，凉血止血；叶或茎叶经加工制得的干燥粉末或团块（青黛）可清热，凉血，解毒。

注：十字花科植物菘蓝 *Isatis tinctoria* L. 的根也作板蓝根入药，也称北板蓝根。

【使用禁忌】

脾胃虚寒、无实火热毒者慎服。

鸦胆子

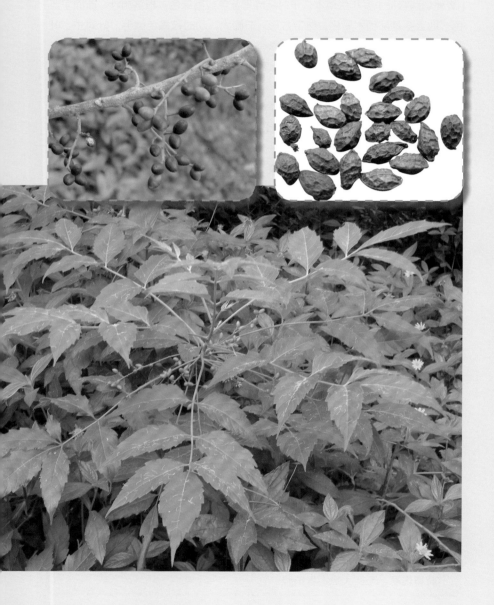

【别名】鸭胆子、老鸦胆。

【来源】苦木科植物鸦胆子 *Brucea javanica* (L.) Merr. 的成熟果实。

【野外识别特征】常绿灌木或小乔木，高1.5～3m。全株均被黄色柔毛，小枝具有黄白色皮孔。奇数羽状复叶互生；小叶5～11片，通常7，对生，卵状披针形，先端渐尖，基部宽楔形而偏斜，边缘具粗锯齿。聚伞状圆锥花序腋生，雌雄异株；雄花序长15～25cm，雌花序长为雄花序的1/2左右；花小，暗紫色，花瓣4，长椭圆状披针形。常见于山野或灌丛中。分布于我国南部。

【药材性状】核果卵形，长0.6～1cm，直径4～7mm，表面黑色，有隆起的网状皱纹，网眼呈不规则的多角形，两侧有较明显的棱线，顶端渐尖，基部有凹点状果柄痕。果壳质硬而脆，种子卵形，表面乳白色或黄白色，有网纹；种皮薄，子叶乳白色，富油性。气微特异，味极苦。

【性味功效】苦，寒，小毒。清热解毒，止痢，截疟，腐蚀赘疣。内服煎汤0.5～2g；外用适量。

【常见病配伍】

1. 热毒血痢，或休息痢 可单味服用。

2. 疟疾，尤其日间疟和三日疟 单用本品以龙眼肉包裹服用。

3. 鸡眼赘疣 单品捣烂涂敷患处，或用鸦胆子油局部外涂。

【验方精选】

1. 疟疾 鸦胆子仁10粒，桂圆肉包裹吞服。每日3次，第3日后减半量，连服5天。

2. 疣 鸦胆子去皮，取白色种仁研末，以酒调涂。

3. 鸡眼 鸦胆子捣烂以胶布敷患处，每隔6小时换药1次。

【使用禁忌】

对胃肠道有刺激作用，可引起恶心，呕吐，腹痛，对肝肾亦有损害，故不宜多服久服。脾胃虚弱呕吐者禁服。

重楼

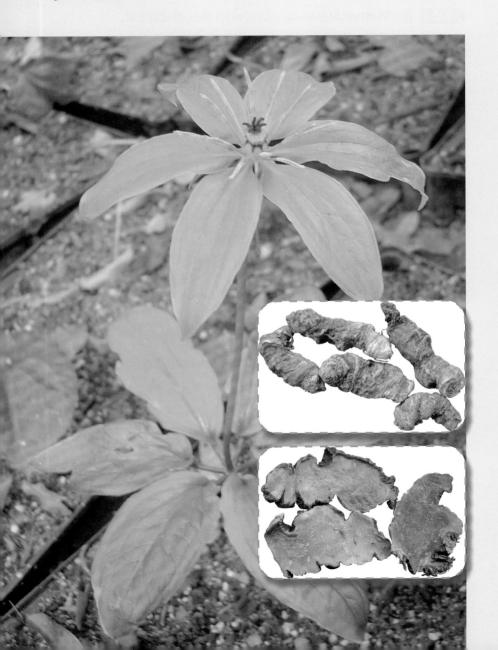

【别名】 华重楼、蚤休、七叶一枝花。

【来源】 百合科植物七叶一枝花 *Paris polyphylla* Smith var. *chinensis* (Franch.) Hara 的根茎。

【野外识别特征】多年生草本。根茎肥厚，黄褐色，结节明显。茎直立，常带紫红色或青紫色，基部有 1 ~ 3 片膜质叶鞘包茎。叶轮生茎顶，通常 7 片；叶片披针形，膜质或薄纸质。花柄出自轮生叶中央，通常比叶长，顶生一花；花两性，外轮花被片 4 ~ 6，叶状，绿色，内轮花被片细线形。蒴果球形，种子多数，具鲜红色多浆汁的外种皮。花期 5 ~ 7 月，果期 8 ~ 10 月。生于山坡林下荫处或沟谷边的草地阴湿处。分布于华东、中南、西南及陕西、台湾。

【药材性状】本品呈结节状扁圆柱形，略弯曲，直径 1.0 ~ 4.5cm，长 5 ~ 12cm，表面黄棕色或灰棕色，外皮脱落处呈白色；密具层状突起的粗环纹，一面结节明显，结节上具椭圆形凹陷茎痕，另一面有疏生的须根或疣状须根痕。顶端具鳞叶和茎的残基。质坚实，断面平坦，白色至浅棕色，粉性或角质。气微，味苦、麻。

【性味功效】苦，微寒，小毒。清热解毒，消肿止痛，凉肝定惊。内服煎汤 3 ~ 9g；外用适量。

【常见病配伍】

1. 热毒疮痈　可单味研末醋调外敷，或与黄连、金银花、赤芍等配伍。
2. 毒蛇咬伤　常与半边莲同用，或水煎内服，或鲜品捣敷。
3. 跌打损伤　可单用研末冲服，或与三七、自然铜等同用。

【验方精选】

1. 痈疽疔疮，腮腺炎　重楼 9g，蒲公英 30g，水煎服，另新鲜全草捣敷。

2. 蛇咬肿毒　本品 1.8g，续随子 7 颗（去皮）。研末，酒服 1g，以唾和少许敷咬处。

3. 新旧跌打内伤，止痛散瘀　重楼适量，以童便浸 40 ~ 50 天，洗净晒干研末，每服 1g。

注：同属植物云南重楼 *Paris polyphylla* Smith var. *yunnanensis* (Franch.) Hand.-Mazz. 也作中药重楼用。

【使用禁忌】

虚寒证，阴证外疡及孕妇禁服。

穿心莲

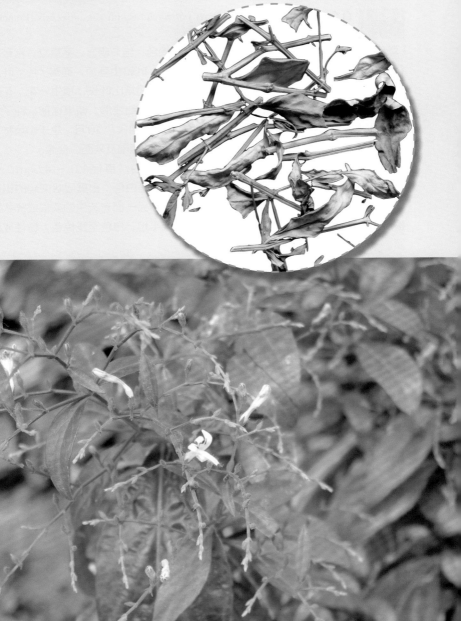

【别名】 一见喜、榄核莲、斩龙剑。

【来源】 爵床科植物穿心莲 *Andrographis paniculata* (Burm.f.) Nees 的全草。

【野外识别特征】 一年生草本。茎直立，多分枝，具四棱，节稍膨大。叶对生；叶片披针形或长椭圆形。总状花序顶生或腋生，集成大型的圆锥花序；苞片和小苞片微小，披针形；萼有腺毛；花冠淡紫色，二唇形，上唇外弯，2裂，下唇直立，3浅裂。蒴果长椭圆形，中间具一沟，微被腺毛。种子12颗，四方形。花期9～10月，果期10～11月。生于湿热的平原、丘陵地区。主产广东、福建。现长江南北各地均引种栽培。

【药材性状】 全草长50～70cm。茎方柱形，多分枝，节略膨大；质脆，易折断。单叶对生，叶柄短或近无柄；叶片皱缩，易碎。完整者展平后呈披针形或卵状披针形，长3～12cm，宽2～5cm，先端渐尖，基部楔形而下延，全缘或波状；叶面绿色，叶背灰绿色，两面光滑。气微，味极苦。

【性味功效】 苦，寒。清热解毒，凉血，消肿，燥湿。内服煎汤9～15g；外用适量。

【常见病配伍】

1. 温病初起或外感风热，发热头痛　常与金银花、连翘、薄荷等同用。

2. 肺热咳嗽　常与黄芩、瓜蒌等配伍。

3. 咽喉肿痛　可单味应用，亦可配伍射干、牛蒡子等同用。

4. 湿热泻痢　常与马齿苋、黄连等配伍。

5. 湿疹瘙痒　可研末，甘油调敷。

6. 毒蛇咬伤　可单用本品捣敷。

【验方精选】

1. 流感　穿心莲叶研末，每服3g；预防流感，穿心莲叶研细粉，吹入咽喉中，每日1次。

2. 肺炎　配十大功劳叶各15g，陈皮6g，水煎服。

3. 急、慢性喉炎，口腔溃疡　薄荷脑2g，冰片2g，研匀液化，加入穿心莲96g细粉混匀，喷喉或涂患处，每日1～2次。

【使用禁忌】

阳虚证及脾胃虚弱者慎服。

积雪草

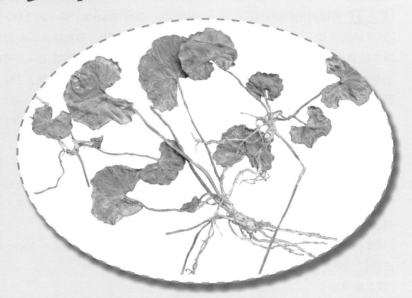

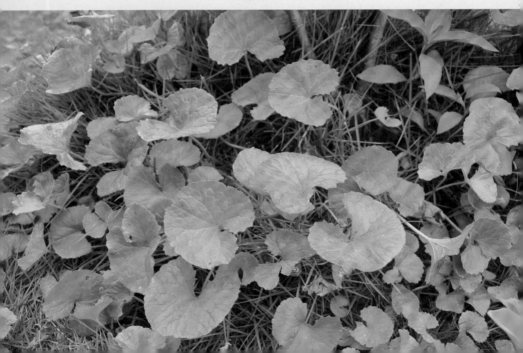

【别名】 崩大碗、马蹄草、雷公根。

【来源】 伞形科植物积雪草 *Centella asiatica* (L.) Urb. 的全草。

【野外识别特征】多年生草本，茎匍匐，细长，节上生根，无毛或稍有毛。单叶互生；叶片肾形或近圆形，基部阔心形，边缘有钝锯齿，两面无毛或在背面脉上疏生柔毛；掌状脉5～7。单伞形花序单生，或2～4个聚生叶腋；伞形花序有花3～6，聚集成头状；花瓣卵形，紫红色或乳白色。果实圆球形，每侧有纵棱数条，棱间有明显的小横脉，网状。花、果期4～10月。生于海拔200～1990m的阴湿草地、田边、沟边，分布于西南及江苏、浙江、安徽、福建、江西、湖北、湖南、广东、广西、陕西、台湾等地。

【药材性状】本品常卷缩成团状。根圆柱形，长2～4cm，直径1～1.5cm；表面浅黄色或灰黄色。茎细长弯曲，黄棕色，有细纵皱纹，节上常着生须状根。叶片多皱缩、破碎，完整者展平后呈近圆形或肾形，直径1～4cm；灰绿色，边缘有粗钝齿；叶柄长3～6cm，扭曲。伞形花序腋生，短小。双悬果扁圆形，有明显隆起的纵棱及细网纹，果梗甚短。气微，味淡。

【性味功效】苦、辛，寒。清热利湿，解毒消肿。内服煎汤15～30g，外用适量。

【常见病配伍】

　　1. 湿热黄疸　单用本品与冰糖等量煎服，或与茵陈、栀子、陈蒿等同用。

　　2. 痈疮肿毒　用鲜品捣烂敷患处，或煎服。

　　3. 中暑腹泻　单用研末冲服，或与藿香、佩兰等解暑药同用。

【验方精选】

　　1. 黄疸型传染性肝炎　鲜品15～30g；或加茵陈15g，栀子6g，白糖15g，水煎服。

　　2. 一切疗疮，阳性肿毒初起　积雪草、半边莲、犁头草各等份，捣烂外敷患处。

　　3. 小儿湿热水肿，尿闭　鲜品捣绞汁15～30g，顿温服。

【使用禁忌】

　　虚寒者不宜。

射干

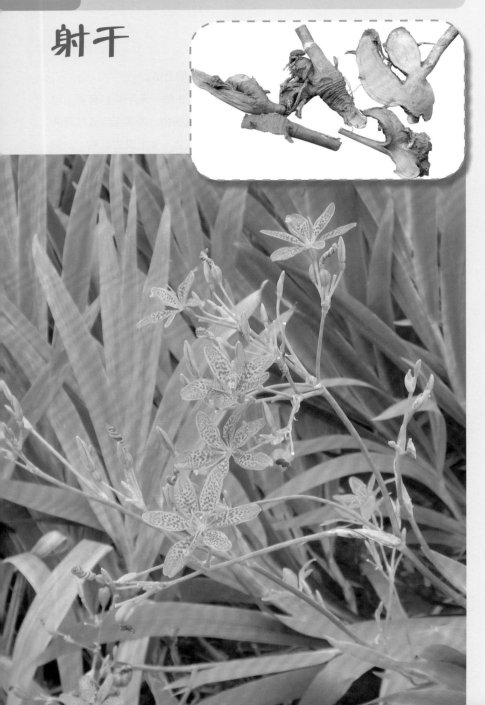

【别名】剪刀草、冷水花、夜干。

【来源】鸢尾科植物射干 *Belamcanda chinensis* (L.) DC. 的根茎。

【野外识别特征】多年生草本。根茎粗壮，鲜黄色，呈不规则的结节状，着生多数细长的须根。茎下部生叶。叶互生，扁平，宽剑形，对折，互相嵌叠，排成2列，绿色带白粉；叶脉数条，平行。聚伞花序伞房状顶生，2叉状分枝，枝端着生数花，橘黄色，有暗红色斑点。种子多数，近圆形，黑紫色。花期5～8月，果期7～9月。生于山坡、草原、田野旷地、杂木林缘，常见栽培。分布于全国各地。

【药材性状】根茎呈不规则结节状，有分枝，长3～10cm，直径1～2cm。表面黄褐色、棕褐色或黑褐色，皱缩，有较密的环纹。上面有数个圆盘状凹陷的茎痕，偶有茎基残存；下面及两侧有残留细根及根痕。质硬，断面黄色，颗粒性。气微，味苦、微辛。

【性味功效】苦，寒。清热解毒，消痰，利咽。内服煎汤5～10g；外用适量。

【常见病配伍】

1. 咽喉肿痛　可单味应用，亦可配伍升麻、玄参、马勃等解毒利咽药；或与黄芩、桔梗、甘草等同用。

2. 肺热咳嗽，痰稠色黄　常与桑白皮、马兜铃、桔梗等配伍。

3. 寒痰咳喘　须与细辛、麻黄同用。

【验方精选】

1. 白喉　射干、山豆根各3g，金银花15g，甘草6g，水煎服。

2. 肺热咳嗽，痰稠色黄　射干、桑皮、马兜铃、桔梗、薄荷、玄参、花粉、贝母、枳壳、甘菊、金银花各等份，水煎服。

3. 痰饮郁结，肺气上逆　射干6g，麻黄、生姜、半夏各9g，紫菀、款冬花各6g，细辛、五味子、大枣各3g，水煎服。

【使用禁忌】

病无实热，脾虚便溏及孕妇禁服。

拳参

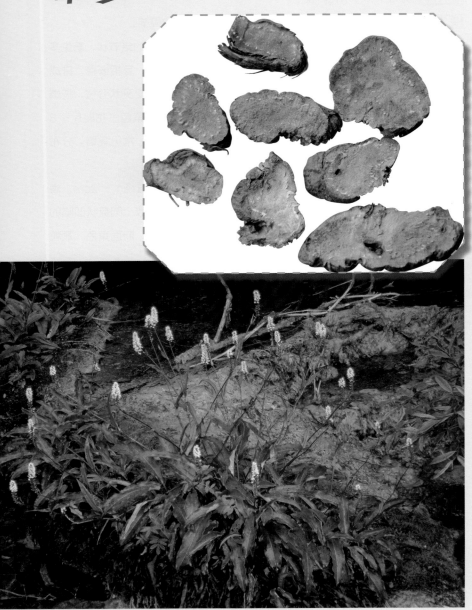

【别名】 紫参。

【来源】 蓼科植物拳参 *Polygonum bistorta* L. 的根茎。

【野外识别特征】多年生草本。根茎肥厚，弯曲，外皮紫棕色。基生叶有长柄；叶片革质，长圆披针形或披针形，边缘外卷，两面稍被毛；茎生叶互生，向上柄渐短至抱茎，膜质托叶鞘筒状。总状花序呈穗状顶生，圆柱形；小花密集，淡红色或白色，卵形苞片膜质，花梗纤细。瘦果三棱状椭圆形，红棕色，光亮。花期6～9月，果期9～11月。生于山野草丛中或林下阴湿处。分布于华东地区及河北、山西、内蒙古、辽宁、河南、湖北、新疆等地。

【药材性状】本品呈扁长条形或扁圆柱形，弯曲成虾状，两端略尖，或一端渐细，有的对卷弯曲，长6～13cm，直径1～2.5cm。表面紫褐色或紫黑色，粗糙，一面隆起，一面稍平坦或略具凹槽，全体密具粗环纹，有残留须根或根痕。质硬，断面浅棕红色或棕红色，维管束呈黄白色点状，排列成环。气微，味苦、涩。

【性味功效】苦、涩，微寒。清热解毒，凉血止血，镇肝息风。内服煎汤5～10g；外用适量。

【常见病配伍】

　　1. 痈疽疔疮　常与紫花地丁配伍。

　　2. 吐血不止　常与人参、阿胶珠等配伍。

【验方精选】

　　1. 痈疽疔疮　拳参12g，紫花地丁15g，水煎服。

　　2. 吐血不止　配人参、阿胶珠等份，研末，乌梅汤送服3g。

　　3. 急性扁桃体炎　拳参9g，蒲公英15g，水煎服。

【使用禁忌】

　　无实热者不宜用，阴疽患者禁服。

野菊花

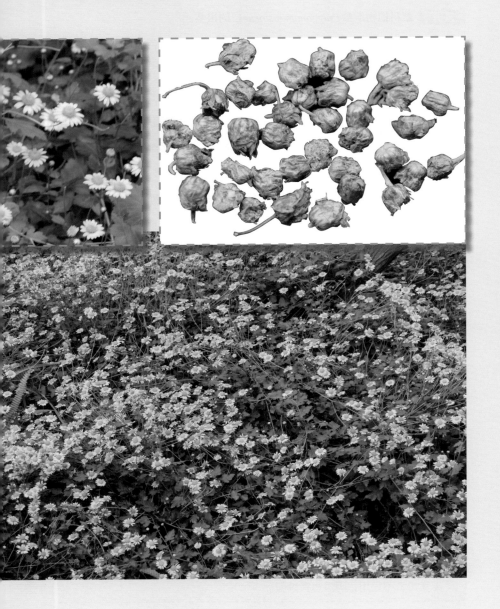

【别名】 苦薏、路边黄、山菊花。

【来源】 为菊科植物野菊 *Chrysanthemum indicum* L. 的头状花序。

【野外识别特征】多年生草本。叶互生，卵形或长圆状卵形，羽状深裂，顶裂片大。头状花序直径 2.5 ~ 4cm，不规则的伞房花序，半球形，总苞片 4 层。舌状花雌性，花冠黄色，舌瓣长 0.5 ~ 1cm；管状花两性。瘦果倒卵形，稍扁压，无毛，有数条纵细肋，无冠毛。花期 11 月。野生于山坡草地、灌木丛、路边。全国大部分地区有分布。

【药材性状】干燥的头状花序呈扁球形，直径 0.5 ~ 1cm，外层为 15 ~ 20 个舌状花，雌性，淡黄色，皱缩卷曲；中央为管状花，两性，长 3 ~ 4mm，黄色，顶端 5 裂，子房不具冠毛；总苞由 20 ~ 25 枚苞片组成，排列成 4 层；气芳香，味苦。

【性味功效】苦、辛，微寒。清热解毒。内服煎汤 9 ~ 15g；外用适量。

【常见病配伍】

1. 热毒炽盛的疮痈疔肿　常与蒲公英、紫花地丁、金银花等同用。

2. 热毒咽喉肿痛　常与牛蒡子、蒲公英、蝉蜕等配伍。

3. 风热上攻、目赤肿痛　多与金银花、密蒙花、决明子等同用。

【验方精选】

1. 痈疽脓疡，耳鼻咽喉口腔诸阳证脓肿　野菊花、蒲公英各 48g，紫花地丁、连翘、石斛各 30g，水煎服。

2. 风热目赤肿痛　野菊花 15g，夏枯草、千里光各 15g，桑叶 9g，甘草 3g，水煎服。

【其他功用】野菊花叶可用于痈疽疔肿、丹毒、毒蛇咬伤等外敷。

【使用禁忌】

脾胃虚寒者慎服。

绿豆

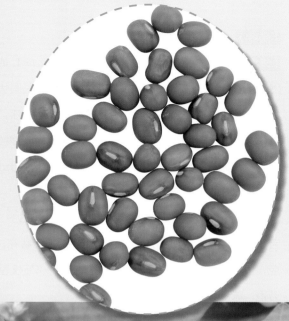

（原植物照片由夏静提供）

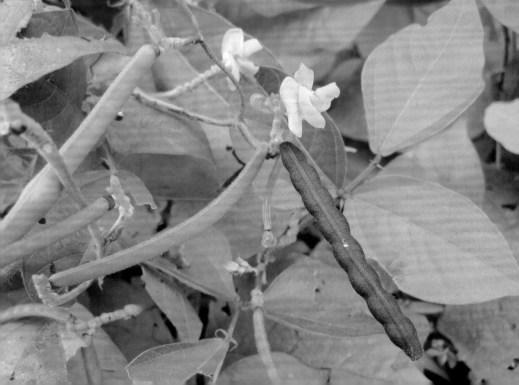

【别名】青小豆。

【来源】豆科植物绿豆*Phaseolus radiata* L.的成熟种子。

【野外识别特征】1年生草本。被短褐色硬毛。三出复叶互生；小叶3片，叶片阔卵形至菱状卵形，侧生小叶偏斜，两面疏被长硬毛；托叶阔卵形，小托叶线形。总状花序腋生；苞片卵形或卵状长椭圆形，有长硬毛；花绿黄色。荚果圆柱形，成熟时黑色，被疏褐色长硬毛。种子绿色或暗绿色，长圆形。花期6～7月，果期8月。全国各地多有栽培。

【药材性状】种子短矩圆形，长4～6cm。表面绿黄色、暗绿色、绿棕色，光滑而有光泽。种脐位于种子的一侧，白色，条形，约为种子长的1/2，种皮薄而坚韧，剥离后露出淡黄绿色或黄白色2片肥厚的子叶。气微，嚼之具豆腥气。

【性味功效】甘，寒。清热解毒，消暑，利水。内服煎汤15～30g；外用适量。

【常见病配伍】

　　1.热毒疮痈　可单味煎汤顿服，亦可与大黄共研末外用。

　　2.预防小儿痘疮及麻疹　常与赤小豆、黑豆同用。

　　3.药食中毒　对因服附子、巴豆、砒霜等药中毒或食物、农药中毒，配生甘草煎汤，候冷频服，亦可研末，加凉开水滤汁频服。

　　4.清解暑热，利尿泻热　常单味煮汤饮用。

【验方精选】

　　1.解暑热烦渴　绿豆30g，薏仁15g，水煎服。

　　2.解砒霜、附子、巴豆、乌头毒　绿豆120g，甘草60g，水煎服。

【其他功效】绿豆的叶、花、种皮等亦供药用。绿豆叶清热解毒；绿豆花可解酒毒；绿豆皮可消暑止渴，利尿解毒，退目翳。绿豆种子经浸罨后发出的嫩芽（绿豆芽）能清热消暑，解毒利尿；绿豆种子经水磨加工而成的淀粉（绿豆粉）能清热消暑，凉血解毒。

【使用禁忌】

　　药用不可去皮。脾胃虚寒滑泄者慎服。

紫花地丁

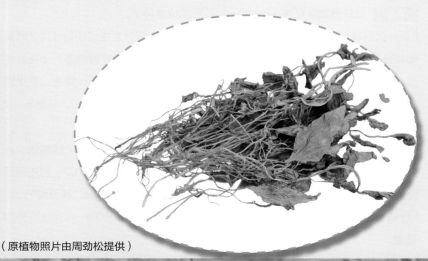

（原植物照片由周劲松提供）

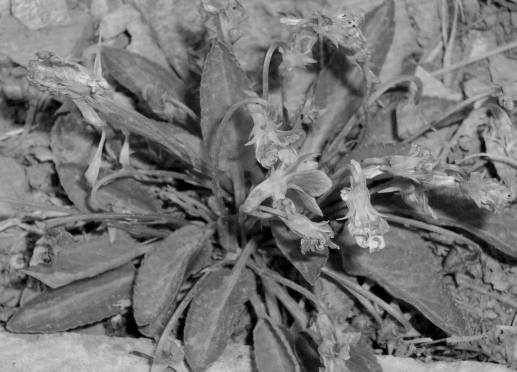

【别名】 犁头草、地丁草、铧头草。

【来源】 董菜科植物紫花地丁 *Viola yedoensis* Makino 的全草。

【野外识别特征】多年生草本，高4～14cm。根茎垂直，淡褐色。叶丛生，三角形或近戟形，长2～6cm，宽1～3cm。托叶与叶柄合生。花茎略长于叶，有线形小苞片2枚；花瓣5，青紫色；花柱呈喇叭状。蒴果3裂，种子多数。花期12月至翌年2月，果期4～5月。生于山野、路旁向阳或半阴处。分布于全国大部分地区。

【药材性状】皱缩成团的干燥全草。主根长圆锥形，有细皱纹。叶基生，灰绿色，展平后叶片呈披针形或卵状披针形，先端钝，基部稍心形，边缘具钝锯齿，两面有毛；叶柄细，长2～6cm，上部具明显狭翅。花茎纤细，花瓣5，紫堇色或淡棕色；花瓣距细管状。蒴果椭圆形或3裂，种子多数，淡棕色。气微，味微苦而稍黏。

【性味功效】辛、苦，寒。清热解毒、凉血消肿。内服煎汤15～25g；外用适量。

【常见病配伍】

1. 热毒疮痈　可与金银花、野菊花等配伍。

2. 疔疮初起肿痛　常与连翘、栀子等同用。

3. 乳痈　常配蒲公英等，内服或外敷。

4. 肠痈　配伍红藤、白花蛇舌草等。

5. 毒蛇咬伤　单用鲜品捣汁内服，或与鲜半边莲、鲜野菊花等，捣敷。

【验方精选】

1. 痈疮疖肿　配野菊花、蒲公英、紫背天葵各12g，银花30g，水煎服，药渣捣敷患处。

2. 麻疹热毒　配连翘各6g，银花、菊花各3g，水煎服。

3. 目赤肿痛　配菊花、薄荷各9g，赤芍6g，水煎服。

【使用禁忌】

阴疽漫肿无头及脾胃虚寒者慎服。

蒲公英

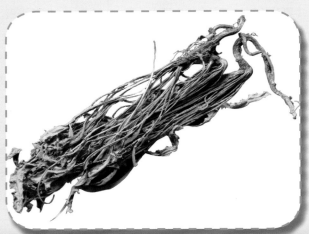

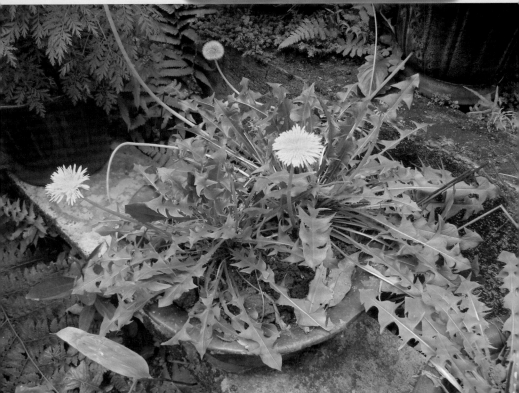

【别名】 黄花地丁。

【来源】 菊科植物蒲公英 *Taraxacum mongolicum* Hand. -Mazz. 的全草。

【野外识别特征】多年生草本。根垂直。叶莲座状平展，矩圆状倒披针形或倒披针形，羽状深裂，侧裂片4～5对，具齿，顶裂片较大，戟状矩圆形，基部狭成短叶柄，被疏蛛丝状毛或几无毛。花葶数个，与叶多少等长，上端被密蛛丝状毛。总苞淡绿色，内层总苞片长于外层；舌状花黄色。瘦果褐色，先端有喙；冠毛白色。花期4～5月。生于田野、路旁。分布于我国东北、华北、华东、华中、西北、西南等地。

【药材性状】皱缩卷曲的团块。根圆锥形，多弯曲，长3～7cm，棕褐色，根头部有茸毛。叶多破碎，完整叶片为倒披针形，绿褐色或暗灰色，边缘浅裂或羽状分裂，基部渐狭，下延成柄状，下表面主脉明显。花葶1至数条，头状花序顶生，花冠黄褐色或淡黄白色。有的可见多数具有白色冠毛的长椭圆形瘦果，气微，味微苦。

【性味功效】甘、苦，寒。清热解毒，消肿散结，利尿通淋。内服煎汤10～30g；外用适量。

【常见病配伍】

　　1. 乳痈　可用鲜品捣敷，或配伍全瓜蒌、连翘等内服。

　　2. 肠痈腹痛　配大黄、牡丹皮等同用。

　　3. 肺痈吐脓　与鱼腥草、芦根、冬瓜仁等同用。

　　4. 热淋涩痛　常与金钱草、车前子等同用。

　　5. 湿热黄疸　常与茵陈蒿、栀子、大黄等同用。

【验方精选】

　　1. 急、慢性阑尾炎　配地耳草、半边莲各15g，泽兰、青木香各9g，煎服。

　　2. 急性黄疸性肝炎　配茵陈蒿、土茯苓、白茅根、田基黄各25g，煎服。

注：同属植物碱地蒲公英 *Taraxacum borealisinense* Kitam. 或同属数种植物的全草均可作中药蒲公英入药。

【使用禁忌】

非实热之证及阴疽者慎服。

锦灯笼

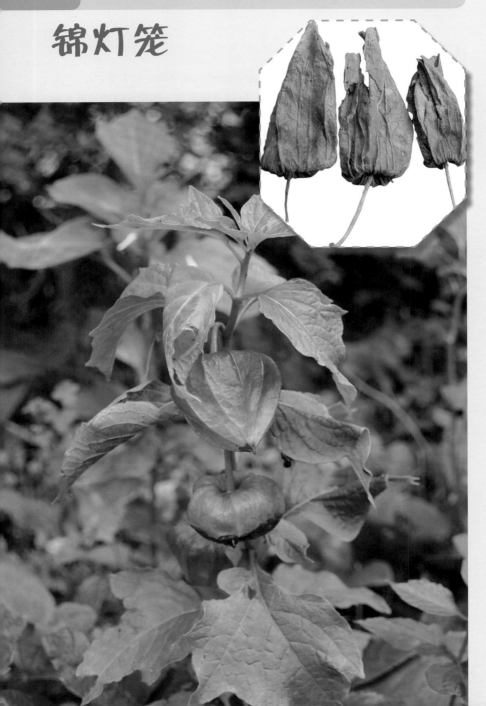

【别名】 挂金灯、灯笼果、红灯笼。

【来源】 茄科植物酸浆 *Physalis alkekengi* L.var. *franchetii* (Mast.) Makino 的宿萼或带果实的宿萼。

【野外识别特征】多年生草本。茎直立，多单生，表面具棱角。叶互生；叶片卵形至广卵形，先端急尖或渐尖，基部楔形或广楔形，边缘具稀疏不规则缺刻，或呈波状。花单生于叶腋，具梗；花冠白色，钟形。浆果圆球形，成熟时呈橙红色；宿存花萼在结果时增大，厚膜质鼓胀如灯笼，具5棱，橙红色或深红色，疏松地包围在浆果外面。花期7～10月，果期8～11月。生于路边及田野草丛中，也有栽培作观赏植物。分布于我国南北各地。

【药材性状】本品略呈灯笼状，多压扁，长3～4.5cm，宽2.5～4cm。表面橙红色或橙黄色，有5条明显的纵棱，棱间有网状的细脉纹。顶端渐尖，微5裂，基部略平截，中心凹陷有果梗。体轻，质柔韧，中空，或内有棕红色或橙红色果实。果实球形，多压扁，果皮皱缩，内含种子多数。气微，宿萼味苦，果实味甘、微酸。

【性味功效】苦，寒。清热解毒，利咽化痰，利尿通淋。内服煎汤5～9g；外用适量。

【常见病配伍】

1. 肺热咳嗽，咽干舌燥 可与杏仁、玄参配伍。

2. 咽喉肿痛 可与甘草配伍。

3. 水肿，小便不利 可与车前草、西瓜皮配伍。

4. 尿路结石 可与生车前草、龙胆草、红茯苓等配伍。

【验方精选】

1. 肺热咳嗽，咽干舌燥 锦灯笼9g，杏仁6g，玄参9g，水煎服。

2. 咽喉肿痛 锦灯笼15g，甘草6g，水煎服。

3. 水肿，小便不利 锦灯笼12g，车前草15g，西瓜皮24g，水煎服。

4. 尿路结石 锦灯笼、生车前草各15g，龙胆草3g，赤茯苓9g，香樟根3g，水煎服。

【其他功效】酸浆根能清热，利湿；酸浆全草则能清热利咽，通利二便。

【使用禁忌】

脾胃虚寒及孕妇禁服。

漏芦

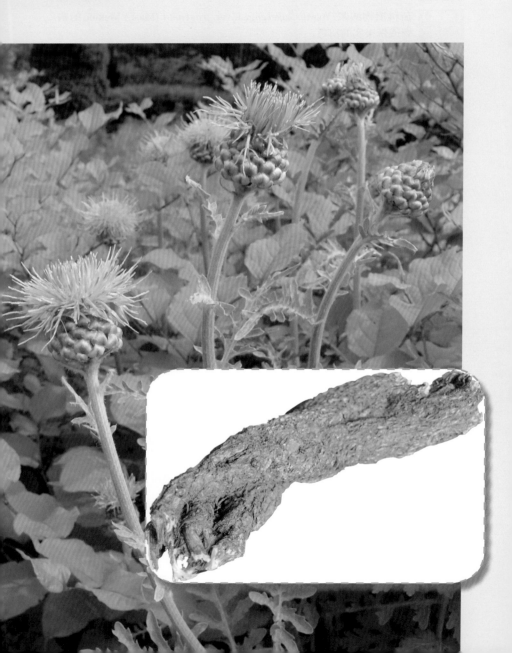

【别名】大花蓟、火绒草。

【来源】菊科植物祁州漏芦 Rhaponticum uniflorum (L.) DC. 的根。

【野外识别特征】多年生草本。根状茎粗厚，主根圆柱形。茎有条纹，具白毛。基生叶有长柄，被厚绵毛；基生叶及下部茎叶全为椭圆形，羽状全裂呈琴形，两面均被蛛丝状毛或粗糙毛茸；中部及上部叶较小。头状花序单生茎顶；总苞宽钟状，多层，具干膜质附片，外层短，中层宽，内层披针形；花冠淡紫色，长约2.5cm。瘦果倒圆锥形，棕褐色，具四棱。花期5～7月，果期6～8月。生于海拔390～2700m的山坡丘陵地、松林下或桦木林下。分布于东北及河北、山西、内蒙古、山东、河南、四川、陕西、甘肃、青海等地。

【药材性状】本品呈圆锥形或扁片块状，多扭曲，直径1～2.5cm。表面暗棕色、灰褐色或黑褐色，粗糙，具纵沟及菱形的网状裂隙。外层易剥落，根头部膨大，有残茎及鳞片状叶基，顶端有灰白色绒毛。体轻，质脆，易折断，断面不整齐，灰黄色，有裂隙，中心有的呈星状裂隙，灰黑色或棕黑色。气特异，味微苦。

【性味功效】苦，寒。清热解毒，消痈散结，通经下乳，舒筋通脉。内服煎汤9～15g；外用适量。

【常见病配伍】

1. 疮痈初起，红肿疼痛　常与连翘、大黄、甘草等同用。

2. 乳痈　可与瓜蒌、蒲公英等配伍。

3. 热壅乳房作胀，乳汁不下　常与穿山甲、王不留行等配伍。

【验方精选】

1. 痈肿疮毒　漏芦15g，连翘9g，黄柏12g，大黄、甘草各3g，水煎服。

2. 乳痈红肿　配蒲公英、金银花各15g，土贝母9g，甘草3g，水煎服。

3. 产后缺乳：配王不留行各15g，路路通12g，通草6g，水煎服。

【使用禁忌】

疮疡阴证及孕妇禁服。

（四）清热凉血药

玄参

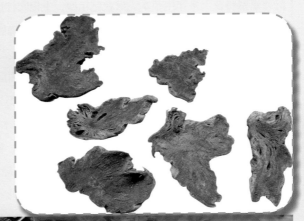

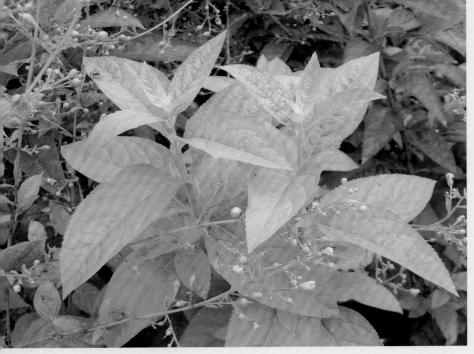

【别名】 北玄参、元参、山当归。

【来源】 玄参科植物玄参 Scrophularia ningpoensis Hemsl. 的根。

【野外识别特征】 高大草本。支根数条，肥大。茎四棱形，有浅草，无翅或有极狭的翅。叶在茎下部多对生而具柄，上部叶有时互生；叶片多卵形，边缘具细锯齿。聚伞花序顶生和腋生，呈圆锥形；花紫褐色。蒴果卵圆形，深绿色或暗绿色，萼宿存。花期7～8月，果期8～9月。生于山坡林下。分布于河北、河南、山西、陕西、江苏、安徽、浙江、江西、福建、湖北、湖南、广东、四川、贵州等地。亦有栽培。

【药材性状】 根呈类圆柱形，中间略粗或上粗下细，有的微弯，长6～20cm，直径1～3cm。表面灰黄色或棕褐色，有不规则的纵沟、横长皮孔突起及稀疏的横裂纹和须根痕。质坚实，难折断，断面黑色，微有光泽。气特异似焦糖，味甘、微苦。以水浸泡，水呈墨黑色。

【性味功效】 甘、苦、咸，微寒。清热凉血，泻火解毒，滋阴。内服煎汤9～15g；外用适量。

【常见病配伍】

　　1. 温热病热入营血，身热夜甚，心烦口渴　常与生地黄、连翘等配伍。

　　2. 温热病气血两燔，身发斑疹　常配石膏、知母等清气分热药。

　　3. 热毒壅盛，咽喉肿痛、大头瘟疫　常与连翘、板蓝根等同用。

　　4. 脱疽　常配金银花、当归、甘草。

　　5. 阴虚发热，骨蒸劳热　常与地骨皮等同用。

　　6. 内热消渴　常配伍麦冬、五味子等。

　　7. 津伤便秘　多与生地黄、麦冬配伍。

【验方精选】

　　1. 气血两燔　石膏30g，知母12g，玄参、生甘草各10g，水牛角60g，白粳米9g，水煎服。

　　2. 热毒炽盛之脱疽　金银花、玄参各30g，当归15g，甘草6g，水煎服。

　　3. 津伤便秘　玄参30g，麦冬、细生地各24g，水煎服。

【使用禁忌】

　　脾虚便溏或有湿者禁服；反藜芦。

地黄

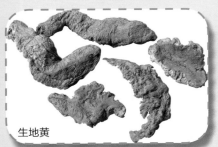

生地黄

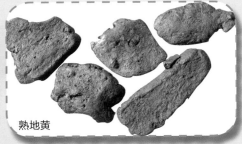

熟地黄

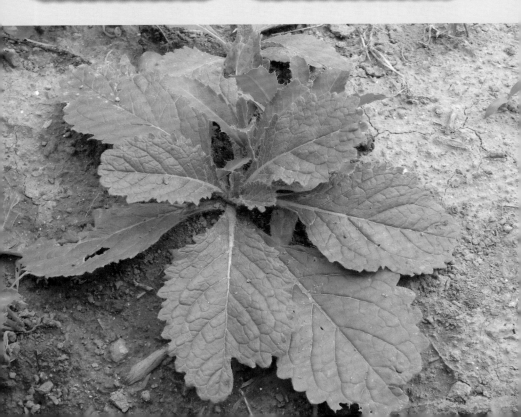

【别名】 生地、生地黄。

【来源】 玄参科植物地黄 *Rehmannia glutinosa* Libosch. 的块根。

【野外识别特征】多年生直立草本。全体被白色长柔毛及腺毛，根肥厚，肉质。茎紫红色。基生叶成丛，叶片倒卵状披针形，边缘有锯齿。总状花序顶生，花萼钟状，萼齿5枚，花冠宽筒状，外面暗紫色，里面杂以黄色，有明显的紫纹，略呈2唇形。蒴果卵形。种子多数。花期4～5月，果期5～6月。主要栽培、野生于海拔50～1100m的山坡及路旁荒地等处。分布于河北、山西、内蒙古、辽宁、江苏、浙江、安徽、山东、河南、湖北、湖南等地。

【药材性状】多呈不规则的团块或长圆形，中间膨大，两端稍细，有的细小，长条状，稍扁而扭曲，长6～12cm，直径2～6cm。表面棕黑色或棕灰色，极皱缩，具不规则的横曲纹。体重，质较软而韧，不易折断，断面棕黑色或乌黑色，有光泽，具黏性。气微，味微甜。

【性味功效】甘，苦，寒。清热凉血，养阴生津。内服煎汤10～30g；外用适量。

【常见病配伍】

　　1. 温热病热入营血，壮热烦渴　常与玄参、金银花等配伍。

　　2. 血热吐血衄血，便血崩漏　常与鲜荷叶、生艾叶等同用。

　　3. 热毒斑疹色紫暗　多与赤芍、紫草、玄参等配伍。

　　4. 热病伤津，舌红口干　常与沙参、麦冬等同用。

　　5. 内伤消渴　多与山药、黄芪等配伍。

【验方精选】

　　1. 邪热出入营分证　犀角（代）30g，生地黄15g，竹叶心3g，麦冬、银花各9g，丹参、连翘各6g，黄连5g，水煎服。

　　2. 血热妄行之吐血、衄血　生地黄、生侧柏叶各15g，生荷叶、生艾叶各9g，水煎服。

　　3. 心经热盛证　生地黄、木通、生甘草各10g，研末，每取10g，与竹叶3g，水煎服。

【其他功效】地黄叶能治恶疮，手、足癣；地黄花能治消渴，肾虚腰痛；地黄的块根经加工蒸晒而成的熟地黄能补血滋阴，益精填髓。

【使用禁忌】

　　脾胃虚弱，食少、有湿者慎服。

赤芍

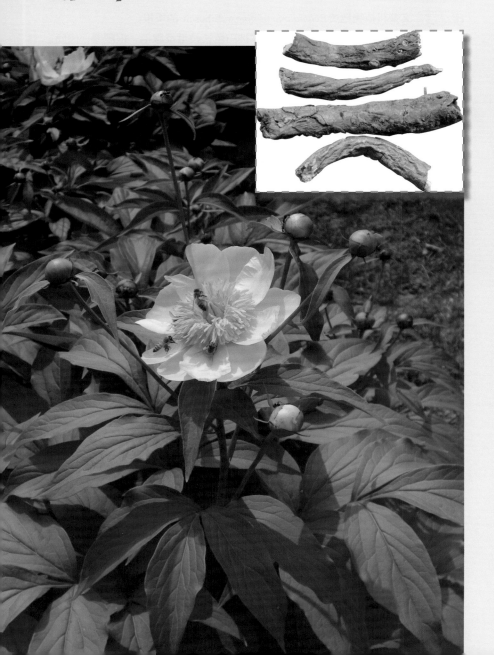

【别名】木芍药、红芍药。

【来源】毛茛科植物芍药 *Paeonia lactiflora* Pall. 的根。

【野外识别特征】多年生草本。根肥大，圆柱形或纺锤形。茎直立，基部有数枚鞘状膜质鳞片。叶互生；具长柄；2回3出复叶，小叶片椭圆形至披针形，边缘具白色软骨质细齿，两面无毛，下面沿叶脉疏生短柔毛，近革质。花两性，数朵生茎顶和叶腋；花瓣9～13片，倒卵形，白色，栽培品花瓣各色并具重瓣。蓇葖果3～5枚，卵形，先端具喙。花期5～7月。果期6～8月。生于山坡草地和林下。分布于华北、东北、陕西及甘肃。各城市和村镇多有栽培。

【药材性状】根呈圆柱形，稍弯曲，长5～40cm，直径0.5～3cm。表面棕褐色，粗糙，有纵沟及皱纹，并有须根痕及横向凸起的皮孔，有的外皮易脱落。质硬而脆，易折断，断面粉白色或粉红色，皮部窄，木部放射状纹理明显，有的有裂隙。气微香，味微苦、酸涩。

【性味功效】苦，微寒。清热凉血，散瘀止痛。内服煎汤6～12g。

【常见病配伍】

1. 温热病热入营血，身发斑疹　常与生地、牡丹皮等配伍。

2. 因血热所致吐衄　多与生地黄等凉血药配伍。

3. 经闭痛经　多与川芎、当归、桃仁、红花、益母草、丹参等活血调经药配伍。

4. 癥瘕积聚　常配伍桂枝、茯苓等。

5. 瘀滞伤痛　常与乳香、没药等活血止痛药同用。

6. 热毒疮痈　多与金银花、黄连等清热解毒药配伍。

【验方精选】

1. 衄血不止　赤芍药粉末，水冲服6g。

2. 少腹寒凝血瘀　当归、蒲黄9g，赤芍、五灵脂6g，延胡索、没药、川芎、官桂、干姜各3g，小茴香1.5g，水煎服。

3. 热灼心营证或热伤血络证或蓄血瘀热证　犀角（代）、生地黄各30g，赤芍12g，牡丹皮9g，水煎服。

注：同属植物川赤芍 *Paeonia veitchii* Lynch 的根也作中药赤芍用。

【使用禁忌】

血虚无瘀之证及痈疽已溃者慎服；不宜与藜芦同用。

牡丹皮

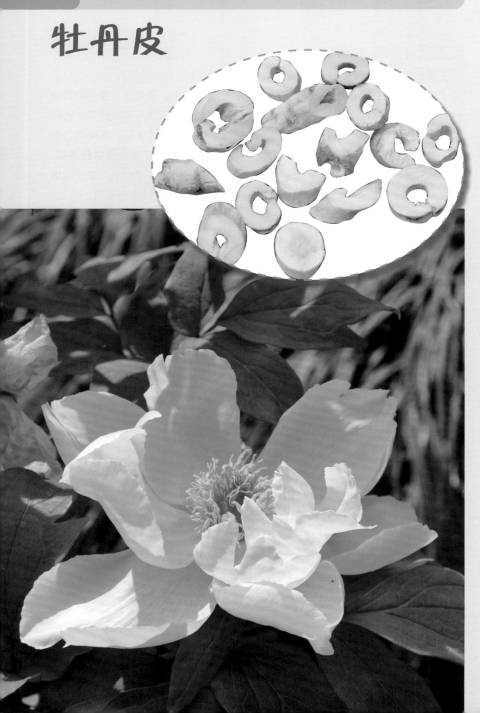

【别名】 牡丹根皮、丹皮、丹根。

【来源】 **毛茛科植物牡丹** *Paeonia suffruticosa* Andr. **的根皮。**

【野外识别特征】落叶小灌木。根粗大。茎直立，枝粗壮，树皮黑灰色。叶互生，纸质，通常二回三出复叶，或二回羽状复叶。花单生枝顶，萼片5，宽卵形，绿色；花瓣5或重瓣，玫瑰色、红紫色、粉红色至白色。蓇葖果长圆形，密被黄褐色硬毛。花期4～5月，果期6～7月。全国各地多有栽培观赏。

【药材性状】空心圆形薄片，外表面灰褐色或紫褐色，粗皮脱落处显粉红色；内表面棕色或淡粉红色，有细纵纹，常见发亮的结晶。质硬而脆，显粉性，外层灰褐色，内层粉白或淡粉红色，略有圆形环纹，气芳香，味微苦而涩。

【性味功效】苦、辛，微寒。清热凉血，活血祛瘀。内服煎汤6～12g。

【常见病配伍】

1. 温热病热入营血，身发斑疹，或血热妄行，吐血衄血　常配生地黄、赤芍等同用。

2. 温病伤阴，邪伏早凉，热退无汗　常配青蒿、鳖甲等。

3. 瘀滞经闭、痛经　常与丹参、当归等活血调经药同用。

4. 癥瘕积聚　常与桂枝、茯苓等配伍。

5. 疮痈　多与金银花、蒲公英等清热解毒药同用。

6. 肠痈腹痛　常与大黄、桃仁等配伍。

【验方精选】

1. 温病后期，邪伏阴分证　青蒿6g，鳖甲15g，细生地12g，知母6g，丹皮9g，水煎服。

2. 湿热郁滞之肠痈初起　大黄18g，牡丹皮9g，桃仁12g，冬瓜子30g，芒硝9g，水煎服。

【其他功用】牡丹花可治妇女月经不调，经行腹痛。

【使用禁忌】
血虚、虚寒诸证，孕妇及妇女月经过多者禁服。

（五）清虚热药

白薇

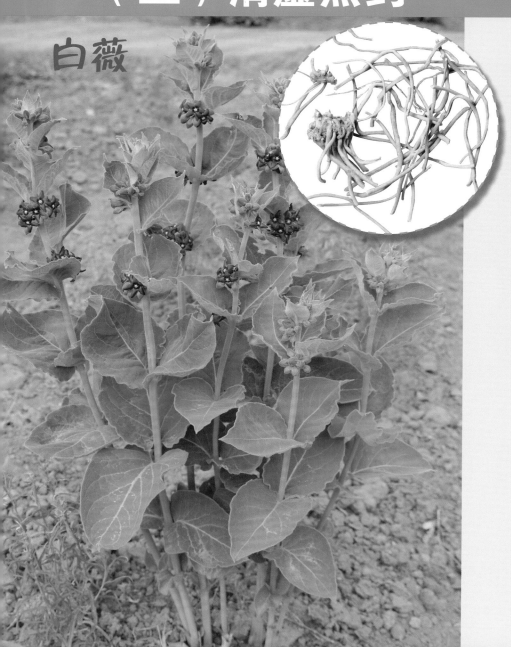

【别名】 白龙须、薇草。

【来源】 萝藦科植物白薇 *Cynanchum atratum* Bge. 的根及根茎。

【野外识别特征】多年生草本。植物体具白色乳汁。根茎短，簇生多数细长的条状根。茎直立，密被灰白色短柔毛。叶对生，叶片卵形或卵状长圆形。花多数，在茎梢叶腋密集成伞形聚伞花序；花深紫色；花冠幅状，5深裂；副花冠5裂，裂片盾状。蓇葖果单生。种子多数，卵形，有狭翼，种毛白色。花期5～7月，果期8～10月。生于山坡或树林边缘。分布于东北、中南、西南及河北、山西、江苏、安徽等地。

【药材性状】根茎粗短，有结节，多弯曲。上面有圆形的茎痕，下面及两侧簇生多数细长的根，根长10～25cm，直径0.1～0.2cm。表面棕黄色，质脆，易折断，断面皮部黄白色，木部黄色，气微，味微苦。

【性味功效】苦、咸，寒。清热凉血，利尿通淋，解毒疗疮。内服煎汤3～15g；外用适量。

【常见病配伍】

1. 产后血虚，低热不退　常与当归、人参等补益气血药同用。

2. 阴虚发热，骨蒸潮热　多与知母等滋阴清热药配伍。

3. 温病热入营血　常配生地黄、水牛角等同用。

4. 热淋、血淋　常与车前草、木通等同用。

5. 热毒疮痈　可单味捣敷，亦可配蒲公英、连翘等内服。

6. 咽喉肿痛　多与射干、山豆根等配伍。

【验方精选】

1. 产后血虚，低热不退　白薇30g，人参10g，当归15g，甘草3g，水煎服。

2. 热淋，血淋　白薇、芍药等份，研末，每服6g，酒调服。

3. 瘰疬　鲜白薇、鲜天冬各等份，捣绒，敷患处。

注：同属植物蔓生白薇 *Cynanchum versicolor* Bge. 的根及根茎也作中药白薇入药。

【使用禁忌】

血分无热、中寒便滑者慎服。

青蒿

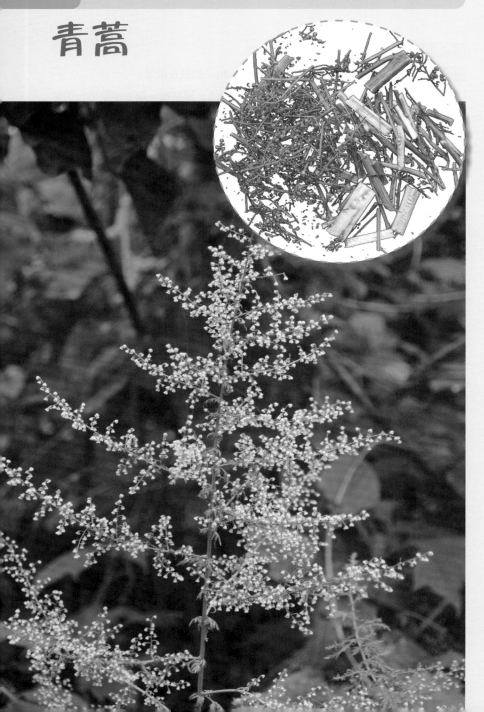

【别名】 黄花蒿、蒿。

【来源】 菊科植物黄花蒿 *Artemisia annua* L. 的地上部分。

【野外识别特征】 一年生草本。全株具较强挥发油气味。茎直立，具纵条纹，光滑无毛。基生叶平铺地面，开花时凋谢；茎生叶互生，幼时绿色，老时黄褐色；叶片通常三回羽状全裂，裂片细短，有极小粉末状短柔毛，上面深绿色，下面淡绿色，具细小的毛或粉末状、腺状斑点；叶轴两侧具窄翅。头状花序细小，球形，多数组成圆锥状，花瓣黄色。瘦果椭圆形。生于旷野、山坡、路边、河岸等处。分布于我国南北各地。

【性状鉴别】 不规则小段。茎呈圆柱形，直径0.2～0.6cm；表面黄绿色至棕黄色；质略硬，易折断，断面中部有髓。叶互生，暗绿色或棕绿色，卷缩易碎，完整者展平后为三回羽状深裂，裂片及小裂片矩圆形或长椭圆形，两面被短毛。气香特异，味微苦。

【性味功效】 苦、微辛，寒。清热，解暑，除蒸，截疟。内服煎汤6～12g。

【常见病配伍】

1. 热病伤阴发热　常与鳖甲配伍。

2. 阴虚内热，虚劳骨蒸　可单味应用，亦可配知母，鳖甲等。

3. 暑热外感　常配藿香、荷叶等清解暑热药。

4. 疟疾　可用大量青蒿绞汁服用，或与草果等截疟药配伍。

【验方精选】

1. 治虚劳盗汗、烦热、口干　青蒿500g，取汁熬膏，加入人参末、麦冬末各30g，熬膏制丸，每丸如梧桐子大（约0.2g），每服20丸。

2. 阴虚内热，虚劳骨蒸　银柴胡5g，胡黄连、秦艽、鳖甲、地骨皮、青蒿、知母各3g，甘草2g，水煎服。

【其他功用】 青蒿根、果实亦供药用。青蒿根用治劳热骨蒸，关节酸疼，便血；青蒿子可清热明目，杀虫。

【使用禁忌】

体虚者忌之。

银柴胡

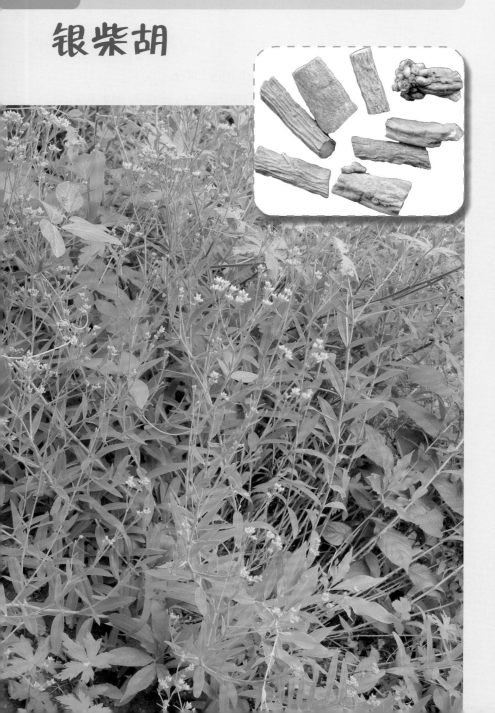

【别名】 银胡、银夏柴胡。

【来源】 石竹科植物银柴胡 *Stellaria dichotoma* L.var. *lanceolata* Bge. 的根。

【野外识别特征】多年生草本。主根圆柱形，直径1～3cm，外皮淡黄色，顶端有许多疣状的残茎痕迹。茎直立，密被短毛或腺毛。单叶对生，披针形，上面绿色，疏被短毛或几无毛，下面被短毛。花单生于叶腋，花小，白色；萼片5，绿色，边缘白色膜质。蒴果近球形，成熟时先端6齿裂。种子通常1粒，种皮有多数小突起。花期6～7月。果期8～9月。生长于干燥的草原、山坡石缝中。分布于东北及河北、内蒙古、陕西、甘肃、宁夏等地。

【药材性状】本品呈类圆柱形，偶有分枝。表面浅棕黄色至浅棕色，有扭曲的纵皱纹及支根痕，多具孔穴状或盘状凹陷，习称"砂眼"，从砂眼处折断可见棕色裂隙中有细砂散出，根头部略膨大，有密集的呈疣状突起的芽苞、茎或根茎的残基，习称"珍珠盘"。质硬而脆，易折断，断面不平坦，较疏松，有裂隙，皮部甚薄，木部有黄、白色相间的放射状纹理。气微，味甘。

【性味功效】甘，微寒。清虚热，除疳热。内服煎汤5～10g。

【常见病配伍】

1. 阴虚内热，骨蒸盗汗　常配地骨皮等配伍。

2. 小儿疳积发热，腹大消瘦，毛发焦枯　常与党参、鸡内金等健脾消食药同用。

【验方精选】

阴虚内热，骨蒸盗汗　银柴胡5g，胡黄连、秦艽、醋鳖甲、地骨皮、青蒿、知母各3g，甘草2g，水煎服。

【使用禁忌】

外感风寒，血虚无热者慎服。

三、泻下药

大黄

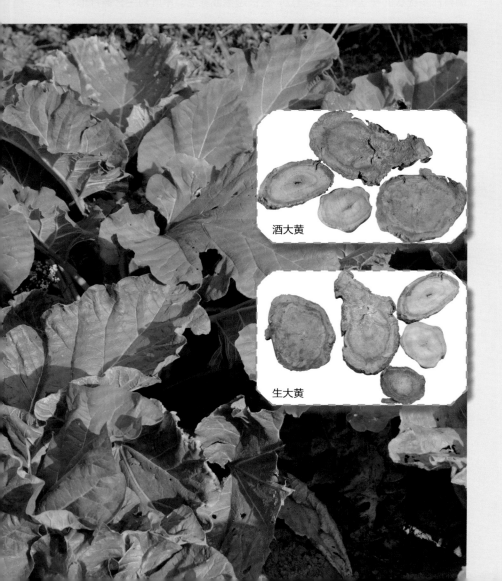

酒大黄

生大黄

【别名】 锦纹、川军。

【来源】 蓼科植物药用大黄 *Rheum officinale* Baill. 的根茎及根。

【野外识别特征】多年生高大草本。茎直立，疏被白色短毛，节处较密。基生叶5浅裂，浅裂片呈大齿形或宽三角形，基出脉5～7条，叶上面光滑无毛，下面淡棕色短毛；托叶鞘膜质，长可达15cm。大型圆锥花序分枝开展，花4～10朵成簇互生，淡黄绿色。果实长圆状椭圆形，翅果边缘不透明。种子宽卵形。花期5～6月，果期8～9月。生于山地林缘或草坡。分布于河南西部、湖北西部、四川、贵州、云南等地。

【药材性状】本品呈类圆柱形、圆锥形或不规则块状。无外皮者，表面黄棕色至红棕色，有的可见类白色网状纹理和星点散在，未除尽外皮者表面棕褐色，多见绳孔及粗皱纹。质坚实，断面淡红棕色或黄棕色，显颗粒性；根茎髓部宽，有星点环列或散在；根木部发达，具放射状纹理，形成层环明显，无星点。气清香，味苦而微涩，嚼之黏牙，有沙粒感。

【性味功效】苦，寒。泻下攻积，凉血解毒，清热泻火，逐瘀通经。内服煎汤3～15g，外用适量。

【常见病配伍】

　　1. 温热病热结便秘　常配芒硝、厚朴等同用。

　　2. 里实热结兼气血虚　常配附子、干姜等同用。

　　3. 血热妄行之出血证　常与黄连、黄芩等同用。

　　4. 瘀热壅滞之肠痈　常与丹皮、桃仁等同用。

　　5. 蓄血证　常配桃仁、芒硝等同用。

　　6. 妇女经闭、产后瘀滞腹痛　常与当归、芍药等活血调经药同用。

【验方精选】

　　1. 寒积实证　大黄、制附子各9g，细辛3g，水煎服。

　　2. 脾阳不足，冷积内停　大黄12g，附子、人参各9g，干姜6g，甘草6g，水煎服。

　　3. 血热妄行之出血证　大黄10g，黄连、黄芩各5g，水煎服。

注：同属植物掌叶大黄 *Rheum palmatum* L. 和唐古特大黄 *Rheum tanguticum* Maxim.ex Balf. 的根及根茎也作中药大黄入药。

【使用禁忌】
　　孕妇及月经期、哺乳期慎用。

千金子

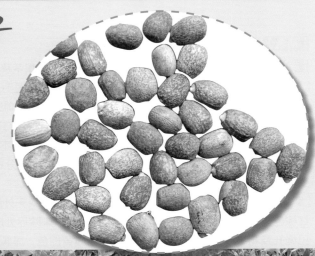

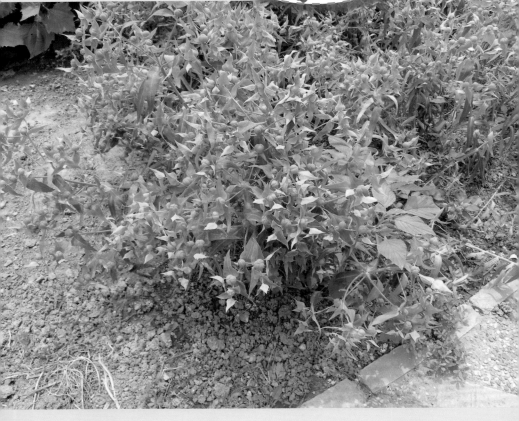

【别名】续随子、小巴豆、拒冬子。

【来源】**大戟科植物续随子** *Euphorbia lathyris* L.**的成熟种子。**

【野外识别特征】两年生草本。全株含白汁。茎粗壮。单叶交互对生；茎下部叶较密，由下而上叶渐增大，类披针形，先端锐尖，基部Ｖ形而多少抱茎。杯状聚伞花序顶生，伞梗2～4，基部轮生叶状苞片2～4，每伞梗再叉状分枝；苞叶2，三角状卵形；花单性，无花被。蒴果近球形。种子长圆状球形，表面有黑褐色相间的斑点。花期4～7月，果期6～9月。生于向阳山坡，野生或栽培。分布于东北及河北、山西、江苏、浙江、福建、河南、广西、四川等地。

【药材性状】种子椭圆形或倒卵形，长约5mm，直径约4mm。表面灰棕色或灰褐色，具不规则网状皱纹，网孔凹陷处灰黑色，形成细斑点。一侧有纵沟状种脊，顶端为突起的合点，下端为线形种脐，基部有类白色突起的种阜或脱落后的痕迹。种皮薄脆，种仁白色或黄白色，富油质。气微，味辛。

【性味功效】辛，温，有毒。逐水消肿，破血消癥。内服煎汤1～2g，外用适量。

【常见病配伍】

1. 水肿，鼓胀，二便不利　单用千金子霜有效，或配防己、槟榔、葶苈子等同用。

2. 晚期血吸虫病，肝硬化腹水　单用本品研末服。

3. 瘀滞癥瘕痞块　可配轻粉、青黛为末，糯米饭粘合为丸服。

4. 瘀滞经闭　可与当归、丹参等同用。

【验方精选】

1. 血瘀经闭　千金子3g，丹参、制香附各9g，煎服。

2. 去疣赘　千金子熟时破之，以涂疣赘上，便落。

【其他功用】续随子叶可祛斑，解毒；续随子茎中白色乳汁可祛斑，敛疮，治蛇咬伤。

【使用禁忌】

体弱便溏者及孕妇禁服。

火麻仁

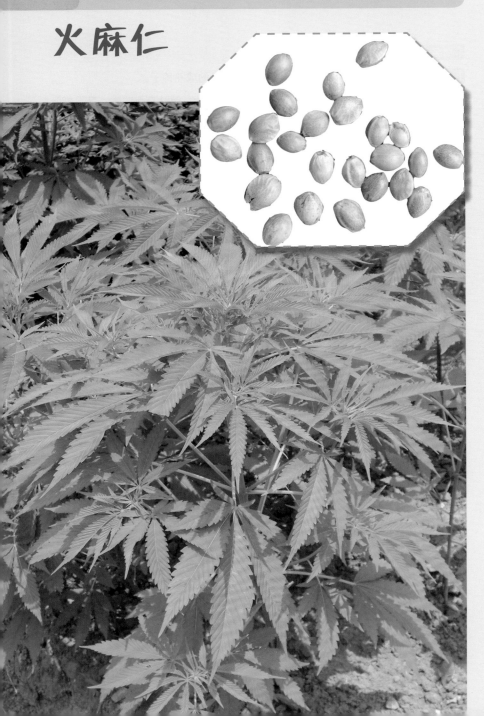

【别名】 麻子仁、火麻、大麻仁。

【来源】 桑科植物大麻 *Cannabis sativa* L. 的成熟果实。

【野外识别特征】一年生草本。茎直立，密被短柔毛。掌状叶互生或下部对生，全裂，裂片3～11枚，披针形，边缘具粗锯齿，上面有粗毛，下面密被灰白色毡毛；托叶小。花单性，雌雄异株；雄花序为疏散的圆锥花序，顶生或腋生；雌花簇生于叶腋，绿黄色，每朵花外面有一卵形苞片。瘦果卵圆形，长4～5mm，质硬，灰褐色，有细网状纹，为宿存的黄褐色苞片所包裹。花期5～6月，果期7～8月。我国各地均有栽培，也有半野生。分布于东北、华北、华东、中南等地。

【药材性状】果实呈卵圆形，表面灰绿色或灰黄色，有微细的白色或棕色网纹，两边有棱，顶端略尖，基部有一圆形果梗痕。果皮薄而脆，易破碎。种皮绿色，子叶2，乳白色，富油性。气微，味淡，嚼后稍有麻舌感。

【性味功效】甘，平。润肠通便，利水，活血。内服煎汤10～15g；外用适量。

【常见病配伍】

1. 老人、产妇及体弱津血不足之肠燥便秘　可单用煮粥服，亦可与当归、熟地、杏仁等同用。

2. 肠胃燥热之便秘证　可与大黄、厚朴等同用。

【验方精选】

肠胃燥热之便秘证　火麻仁20g，芍药9g，枳实9g，大黄12g，厚朴9g，杏仁10g。研末，炼蜜为丸，每服9g。

【其他功用】大麻根、茎皮部纤维（麻皮）及叶、大麻雄花（麻花）、大麻的雌花序及幼嫩果序（麻蕡）亦供药用。大麻根可散瘀，止血，通淋；麻皮能活血，通淋；大麻叶可止痛，定喘，驱蛔；麻花可祛风，活血；麻蕡可祛风，止痛，镇静。

【使用禁忌】

便溏、阳痿、遗精、带下者慎服。

巴豆

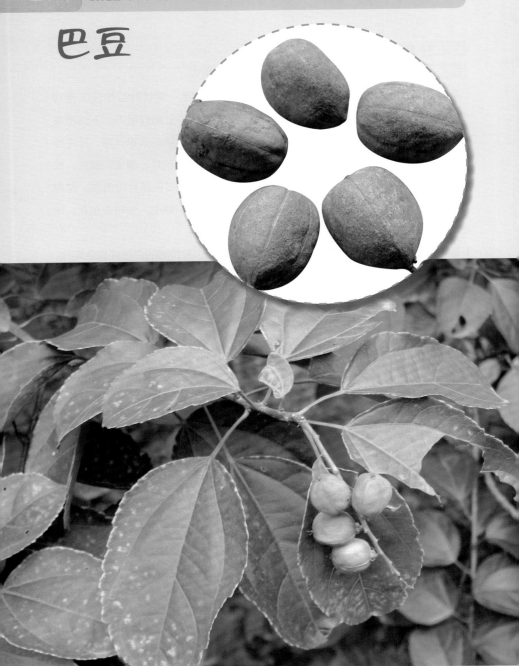

【别名】 巴果、老阳子、刚子。

【来源】 大戟科植物巴豆 *Croton tiglium* L. 的成熟果实。

【野外识别特征】灌木或小乔木。单叶互生；叶膜质，卵形或长圆状卵形，近叶柄处有2腺体，叶缘有疏浅锯齿，两面均有稀疏星状毛，主脉3出；托叶早落。花单性，雌雄同株；总状花序顶生，上部着生雄花，下部着生雌花，亦有全为雄花者；雄花绿色，较小，花瓣5，反卷，内面密生细的绵状毛；雌花无花瓣。蒴果长圆形至倒卵形，有3钝角。种子长卵形，3枚，淡黄褐色。花期3～10月。果期7～11月。生于山野、丘陵地，房屋附近常见栽培。分布于西南及福建、湖北、湖南、广东、广西等地。

【药材性状】本品呈卵圆形，一般具3棱。表面灰黄色或稍深，粗糙，有纵线6条，顶端平截，基部有果梗痕。剖开果壳，可见3室，每室含种子1粒。种子椭圆形，表面棕色或灰棕色，一端有小点状的种脐及种阜的瘢痕，另端有微凹的合点，其间有隆起的种脊；外种皮薄而脆，内种皮呈白色薄膜；种仁黄白色，油质。无臭，味辛辣。

【性味功效】辛，热；有大毒。峻下冷积，逐水退肿，祛痰利咽，外用蚀疮。内服0.1～0.3g；外用适量。

【常见病配伍】

1. 寒邪食积阻滞肠胃　可单用巴豆霜装胶囊服，或配大黄、干姜为丸服。

2. 寒实结胸及肺痈脓痰不出　可与桔梗、贝母同用。

3. 痈疽溃后，腐肉不脱　可用本品炒至烟尽研敷。

4. 疥癣　可用巴豆仁捣泥加雄黄和匀外擦。

【验方精选】

寒实冷积　巴豆、大黄、干姜各30g，做成散剂，每服0.5～1.5g。

【其他功用】巴豆的叶、根、种皮（巴豆壳）、种仁的脂肪油（巴豆油）亦供药用。巴豆叶能祛风活血，杀虫解毒；巴豆根能温中散寒，祛风镇痛，杀虫解毒；巴豆壳可温中消积，解毒杀虫；巴豆油可通关开窍，峻下寒积。

【使用禁忌】

孕妇禁用；不宜与牵牛子同用。

甘遂

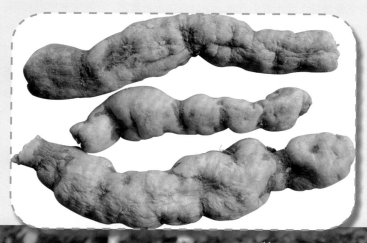

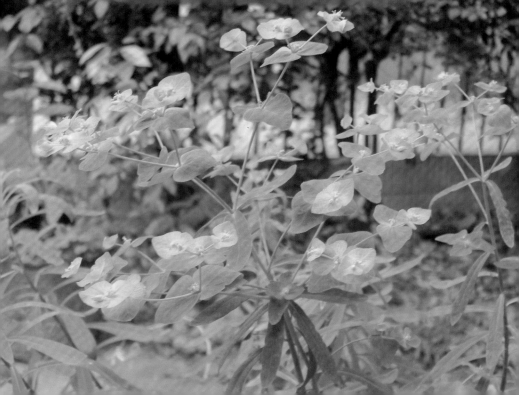

【别名】 甘泽、猫儿眼、化骨丹。

【来源】 大戟科植物甘遂 *Euphorbia kansui* T.N. Liou.ex T.P.Wang. 的块根。

【野外识别特征】多年生草本。全株有白色乳汁。根细长，部分呈连珠状、指状或长椭圆形，外皮棕褐色。茎直立，下部淡红紫色，上部淡绿色。叶互生，线状披针形或披针形。总花序顶生，每伞梗再二叉状分枝；苞片三角状宽卵形；杯状聚伞花序，总苞钟状。蒴果近球形。花期4～6月，果期6～8月。生于草坡、农田地埂、路旁等处。分布于河北、山西、河南、陕西、四川、甘肃等地。

【药材性状】根椭圆形、长圆柱形或连珠形，长1～5cm，直径0.5～2.5cm。表面类白色或黄白色，凹陷处有棕色栓皮残留。质脆，易折断，断面粉性，白色，木部淡黄色，有放射状纹理；长圆柱状者纤维性较强。气微，味微甘而辣。

【性味功效】苦，寒；有毒。泻水逐饮，消肿散结。内服0.5～1.5g；外用适量。

【常见病配伍】

1. 水肿，鼓胀，胸胁停饮证　可单用研末服，或与牵牛子等同用，或与大戟、芫花为末，枣汤送服。

2. 风痰癫痫　可用甘遂为末，入猪心煨后，与辰砂末为丸服。

3. 痈肿疮毒　可用甘遂末水调外敷。

【验方精选】

1. 悬饮或实水证　芫花、甘遂、大戟各等份，研末，每服1g，以大枣10枚煎汤送服。

2. 水热互结之结胸证　大黄10g，芒硝10g，甘遂1g。水煎大黄，溶芒硝，冲甘遂末。

3. 卒肿满，身面皆肿大　甘遂末1g，猪肾1枚，分作7片，入甘遂末炙熟。每日1次。

【使用禁忌】

孕妇禁服，不宜与甘草同用。

芦荟

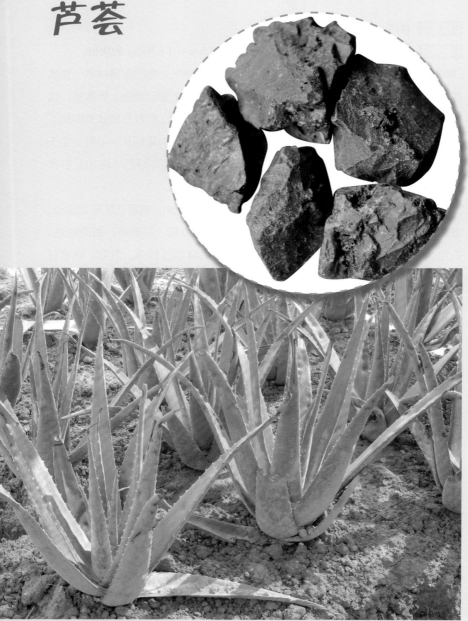

【别名】 卢会、讷会。

【来源】 百合科植物库拉索芦荟 *Aloe barbadensisi* Miller. 的叶汁经浓缩的干燥品。习称老芦荟。

【野外识别特征】多年生草本。茎极短。叶簇生于茎顶,直立,肥厚多汁;叶片狭披针形,粉绿色,边缘有刺状小齿。花茎单生或稍分枝;总状花序疏散;花下垂,黄色或有赤色斑点。蒴果三角形。花期2～3月。原产非洲北部,我国现有栽培。

【药材性状】呈不规则块状,常破裂为多角形,大小不一。表面呈暗红褐色或深褐色,无光泽。体轻,质硬,不易破碎,断面粗糙或显麻纹。富吸湿性。有特殊臭气,味极苦。

【性味功效】苦,寒。泻下通便,清肝,杀虫。内服0.6～1.5g,不入汤剂;外用适量。

【常见病配伍】

1. 热结便秘,兼见心肝火旺,烦躁失眠　与朱砂同用。

2. 肝经实火证　常配当归、青黛、龙胆草等同用。

3. 小儿疳积　常与人参、白术、使君子等同用。

【验方精选】

1. 热结便秘,兼见心肝火旺,烦躁失眠　朱砂15g,芦荟21g,研细,每服3.6g。

2. 肝经实热证　当归、栀子、黄连、黄芩、黄柏各30g,龙胆草15g,芦荟、大黄各15g,木香5g,麝香1.5g,研末,每服6g。

3. 小儿疳积　神曲、黄连各300g,肉豆蔻、使君子、麦芽各150g,槟榔120g,木香60g,研细末,取猪胆汁和为小丸,每丸约3g。

【其他功用】库拉索芦荟叶能泻火,解毒,化瘀,杀虫。

【使用禁忌】

脾胃虚寒者及孕妇禁服。

郁李仁

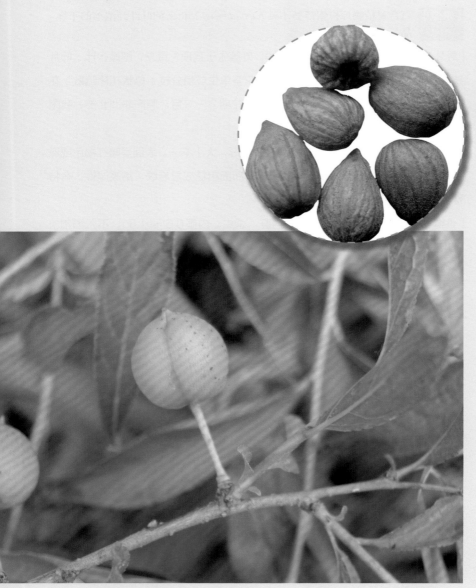

【别名】 郁子、李仁肉、小李仁。

【来源】 蔷薇科植物郁李 *Prunus japonica* Thunb. 的成熟种子。

【野外识别特征】落叶灌木。树皮灰褐色，有不规则纵条纹。叶互生，被短柔毛，托叶2枚，线形，早落；叶片通常为长卵形或卵圆形，边缘有缺刻状尖锐重锯齿，上面深绿色、无毛，下面淡绿色，脉上无毛或有稀疏柔毛。花先叶开放或花叶同开，1～3朵簇生，花瓣白色或粉红色，倒卵状椭圆形。核果近球形，深红色。花期5月，果期7～8月。生于向阳山坡、路旁或小灌木丛中。分布于东北及河北、山东、浙江等地。

【药材性状】种子呈卵形，长5～8mm，直径3～5mm。表面黄白色至浅棕色。一端尖，另端钝圆。尖端一侧有线形种脐，圆端中央有深色合点，自合处散出多条棕色维管束脉纹。种皮薄，温水浸泡后，种皮脱落，内面贴有白色半透明的残余胚乳；子叶2片，乳白色，富油质。气微，味微苦。

【性味功效】辛、苦、甘、平。润肠通便，利水消肿。内服煎汤6～9g。

【常见病配伍】

　　1. 大肠气滞，肠燥便秘　常与柏子仁、杏仁等同用。

　　2. 血虚肠燥便秘　可与当归、何首乌等同用。

　　3. 水肿腹满，脚气浮肿　常与桑白皮、赤小豆等同用。

【验方精选】

　　1. 津枯便秘　桃仁15g，杏仁15g，柏子仁9g，松子仁5g，郁李仁5g，陈皮20g，水煎服。

　　2. 水气，四肢浮肿，上气喘急，二便不通　郁李仁、杏仁、薏苡仁各30g，研末，以米糊制成约0.2g的丸子，每服40丸。

【其他功用】郁李根可杀虫，破积。

注：同属的欧李 *Prunus humilis* Bge. 和长柄扁桃 *Prunus pedunculata* Maxim. 的成熟种子亦作中药郁李仁入药。

【使用禁忌】

　　孕妇慎服。

京大戟

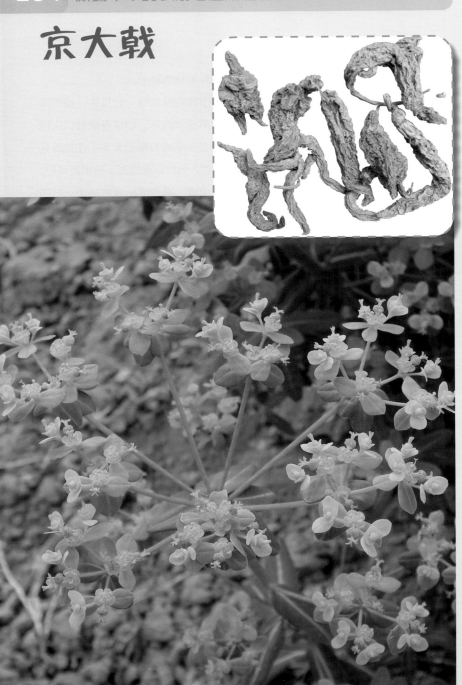

【别名】 大戟、下马仙。

【来源】 大戟科植物大戟 *Euphorbia pekinensis* Rupr. 的根。

【野外识别特征】多年生草本。全株含有白色乳汁。根粗壮，圆锥状。茎上部分枝，表面被白色短柔毛。单叶互生；长圆状披针形，上面无毛，下面在中脉上有毛。杯状聚伞花序顶生或腋生，总苞钟形或陀螺形，4～5裂，顶生者通常5枝，排列成复伞形；腋生者伞梗单生。蒴果三棱状球形，密被刺疣。种子卵形，光滑。花期6～9月，果期7～10月。生于山坡、路旁、荒地、草丛、林缘及疏林下。全国除华南地区、云南、西藏、新疆外各地均有分布。

【药材性状】根呈不规则长圆锥形，略弯曲，常有分枝，根头膨大，残留茎基及芽痕。表面灰棕色或棕褐色，粗糙，具纵直沟纹及横向皮孔，支根少而扭曲。质坚硬，断面类棕黄色或类白色，纤维性。气微，味微苦、涩。

【性味功效】苦、辛，寒；有毒。泻水逐饮，消肿散结。内服煎汤0.5～3g；外用适量。

【常见病配伍】

1. 水肿，鼓胀正气未衰　可用京大戟与枣同煮，食枣；或与甘遂、芫花等同用。

2. 胸胁停饮、胁痛、痰稠　可与白芥子、甘遂同用。

3. 热毒痈肿疮毒　可用鲜品捣敷。

4. 痰火凝聚的瘰疬痰核　可用本品与鸡蛋同煮，食鸡蛋。

【验方精选】

1. 祛痰逐饮　甘遂、大戟、白芥子各等份，研末，制成糊丸如梧子大，饭后临卧，用淡姜汤送服5～10丸。

2. 淋巴结核　大戟60g，鸡蛋7个，水煮3小时，将蛋取出，每早食鸡蛋1个，7天1疗程。

【使用禁忌】

虚寒阴水患者及孕妇禁服。体弱者慎服。反甘草。

牵牛子

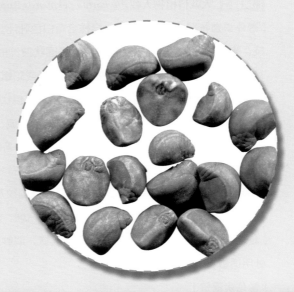

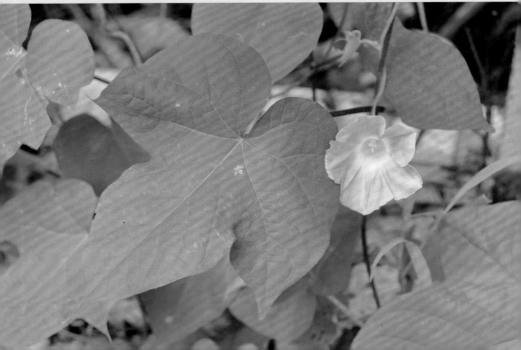

【别名】 黑丑、白丑、二丑。

【来源】 旋花科植物裂叶牵牛 *Pharbitis nil* (L.) Choisy. 的成熟种子。

【野外识别特征】一年生缠绕草本。茎左旋，被短柔毛和长硬毛。叶互生，叶片深或浅3裂，偶有5裂，基部心形，中裂片长圆形，侧裂片三角形，叶面被微硬的柔毛。花腋生，单一或2～3朵着生于花序梗顶端，花冠漏斗状，蓝紫色或紫红色。蒴果近球形，3瓣裂。种子黑褐色或米黄色。花期7～9月，果期8～10月。我国各地区常有栽培或野生。

【药材性状】种子似橘瓣状，略具3棱，长4～8mm，宽3～5mm。表面灰黑色（黑丑）或淡黄白色（白丑），背面弓状隆起，两侧面稍平坦，略具皱纹，背面正中有一条浅纵沟，腹面棱线下端为类圆形浅色种脐，微凹。质坚硬，横切面可见淡黄色或黄绿色皱缩折叠的子叶2片。水浸后种皮呈龟裂状，有明显黏液，气微，味辛、苦，有麻舌感。

【性味功效】苦，寒。有毒。泻下逐水，去积杀虫。内服煎汤3～6g。

【常见病配伍】

1. 水肿、鼓胀、二便不利正气未衰者　可单用，研末服，亦可与甘遂、京大戟等同用。

2. 痰壅喘咳　多与葶苈子、杏仁、厚朴等同用。

3. 热结便秘　单用本品有效，或与大黄、槟榔等同用。

4. 虫积便秘　常配槟榔、使君子等同用。

【验方精选】

1. 停饮肿满　牵牛子20g，炒茴香5g，或加木香5g。研细末，以生姜汁调服3～6g。

2. 水热内壅，气机阻滞证　牵牛子120g，甘遂、芫花、大戟各30g，大黄60g，青皮、陈皮、木香、槟榔各15g，轻粉3g。研末为丸，每服3～6g。

注：同属圆叶牵牛 *Pharbitis purpurea* (L.) Voigt. 的成熟种子亦作中药牵牛子入药。

【使用禁忌】

孕妇忌服，不宜与巴豆同用。

商陆

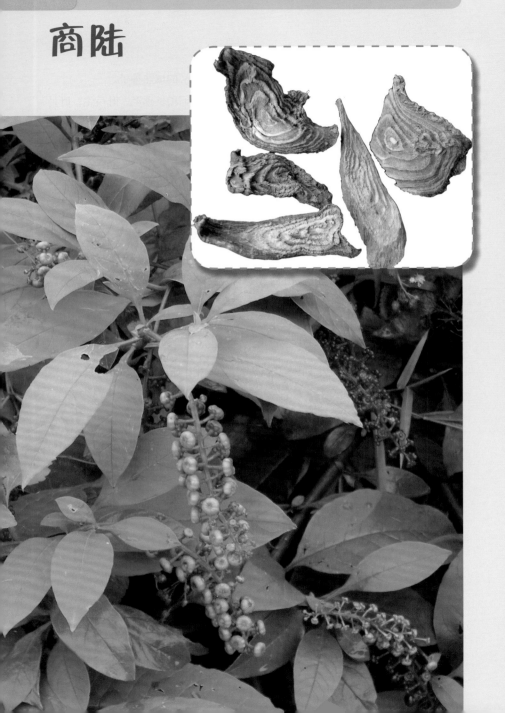

【别名】牛大黄、章柳根、山萝卜。

【来源】商陆科植物垂序商陆 *Phytolacca americana* L. 的根。

【野外识别特征】多年生草本。根粗壮，肥大，倒圆锥形。茎直立，有时带紫红色。叶片椭圆形或卵状椭圆形。总状花序顶生或侧生，长5 ~ 20cm；花白色，微带红晕。果序下垂；浆果扁球形，熟时紫黑色；种子肾圆形。花期6 ~ 8月，果期8 ~ 10月。生于林下、路边及宅旁阴湿处。分布于河北、江苏、浙江、江西、山东、湖北、广西等地。栽培或野生。

【药材性状】商陆为大小厚薄不一的横切或纵切的块片。切面浅黄棕色或黄白色，周边灰黄色或灰棕色，皱缩。横切面弯曲不平，具多数同心环状突起，习称"罗盘纹"；纵切面弯曲或卷曲，表面凹凸不平，木部呈多数隆起的平行条纹，韧皮部下凹，质硬。气微，味稍甜后微苦，久嚼麻舌。

【性味功效】苦，寒；有毒。泻下逐水，消肿散结。内服煎汤3 ~ 10g；外用适量。

【常见病配伍】

1. 水肿，鼓胀，大便秘结，小便不利　可单用，或与泽泻、茯苓皮、槟榔等同用。

2. 疮痈肿毒初起　可用鲜品，酌加食盐，捣敷。

【验方精选】

1. 水气通身洪肿，喘呼气急，烦躁多渴，二便不利　泽泻、商陆、炒赤小豆、羌活(去芦)、大腹皮、椒目、木通、秦艽(去芦)、茯苓皮、槟榔。以上各药等份，细切，每服12g，加生姜5片，水煎服。

2. 产后血瘀致疼痛　商陆、当归各0.3g，紫葳、蒲黄各30g。捣为散剂，空腹酒调服6g。

3. 疮伤水毒　商陆根捣烂，布裹熨之，冷即易之。

【其他功用】垂序商陆叶、种子（美商陆子）亦供药用。叶用治脚气病，鲜叶还有清热功效；美商陆子具有抗病毒、抗肿瘤等作用。

注：同属商陆 *Phytolacca acinosa* Roxb. 的根亦作中药商陆入药。

【使用禁忌】

体虚水肿慎服，孕妇忌服。本品对胃肠道有刺激作用，故宜饭后服。

四、祛风湿药

（一）祛风寒湿药

丁公藤

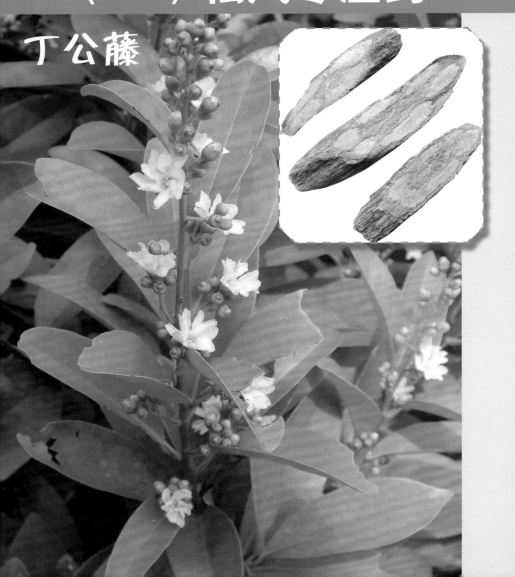

【别名】 麻辣子、包公藤。

【来源】 旋花科植物丁公藤 *Erycibe obtusifolia* Benth. 的藤茎。

【野外识别特征】木质藤本。小枝干后黄褐色，有明显的棱。单叶互生，革质，椭圆形或倒长卵形。聚伞花序腋生和顶生，花序轴和花梗被淡褐色柔毛；花冠白色。浆果卵状椭圆形。种子1颗。花期6 ~ 8月。生于山谷湿润密林中或路旁灌木丛中。分布于广东、海南等地。

【药材性状】本品多为斜切的段或片，直径1 ~ 10cm，斜片厚1 ~ 2.5cm，短段长3 ~ 5cm。外皮灰黄色、灰褐色或浅棕色，稍粗糙，有浅沟槽及不规则纵裂纹或龟裂纹，皮孔点状或疣状，黄白色。老栓皮呈薄片剥落。质硬，纤维较多，不易折断。切片椭圆形，黄褐色或浅黄棕色，异型维管束花朵状或块状，木质部导管呈点状。无臭，味淡。

【性味功效】辛，温，有小毒。祛风湿，消肿止痛。内服煎汤3 ~ 6g；外用适量。

【常见病配伍】

　　1. 风寒湿痹，半身不遂　常与伸筋草、络石藤、秦艽等祛风湿药配用。

　　2. 跌打外伤所致的瘀血肿痛　每与三七、红花、乳香等活血消肿药配用。

　　3. 风寒湿痹，手足麻木，腰腿酸痛，跌仆损伤　与桂枝、麻黄、羌活、当归、川芎等配成丁公藤风湿药酒，擦患处，亦可口服。

注：同属植物光叶丁公藤 *Erycibes schmidtii* Craib. 的藤茎亦作中药丁公藤入药。

【使用禁忌】

　　本品有毒，有强烈发汗作用，虚弱者慎服。

木瓜

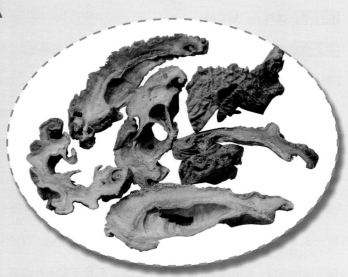

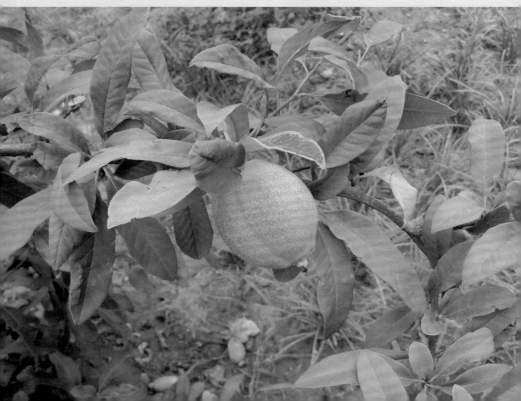

【别名】皱皮木瓜、铁脚梨、木瓜实。

【来源】蔷薇科植物贴梗海棠 *Chaenomeles speciosa* (Sweet) Nakai 的近成熟果实。

【野外识别特征】落叶灌木。具枝刺；小枝圆柱形，有疏生浅褐色皮孔。叶片卵形至椭圆形，稀长椭圆形，边缘具尖锐细锯齿，齿尖开展；托叶大，草质，肾形或半圆形，边缘具尖锐锯齿。花3～5朵簇生于两年生枝上；花瓣近圆形或倒卵形，具短爪，猩红色或淡红色。梨果球形至卵形，黄色或黄绿色，有稀疏不明显斑点，芳香。花期3～5月，果期9～10月。栽培或野生。分布于华东、华中、西南及陕西等地。

【药材性状】本品长圆形，多纵剖成两半，长4～9cm，宽2～5cm，厚1～2.5cm。外表面紫红色或红棕色，有不规则的深皱纹；剖面边缘向内卷曲，果肉红棕色，中心部分凹陷，棕黄色；种子变长三角形，多脱落，质坚硬。气微清香，味酸。

【性味功效】酸，温。舒筋活络，和胃化湿。内服煎汤5～10g；外用适量。

【常见病配伍】

1. 风湿痹痛，日久不愈　常与威灵仙、川芎、蕲蛇等祛风湿止痹痛药配用。

2. 筋急项强，不可转侧　常与乳香、没药等活血伸筋药配用。

3. 脚气肿痛，冲气烦闷　常与吴茱萸、槟榔等散寒祛湿药配伍。

4. 呕吐泄泻，腹痛转筋　常与吴茱萸、半夏、黄连等同用。

【验方精选】

1. 脐下绞痛　木瓜1～2片，桑叶7片，大枣3枚（碎之），水煎服。

2. 寒湿脚气　槟榔15g，陈皮、木瓜各9g，吴茱萸、紫苏叶各3g，桔梗、生姜各5g，水煎服。

3. 腰膝筋肉急痛　木瓜煮烂，研成浆粥样，敷痛处。

【其他功用】木瓜根、枝叶、树皮（木瓜皮）、花、种子（木瓜核）亦供药用。木瓜根可祛湿舒筋；枝叶用治小儿热痢和祛湿痹；木瓜皮可祛湿舒筋；花用治面黑粉滓；木瓜核用治霍乱。

【使用禁忌】

忌铅、铁。损齿及骨，不可多食。精血虚、真阴不足者不宜用。伤食脾胃未虚、积滞多者，不宜用。

伸筋草

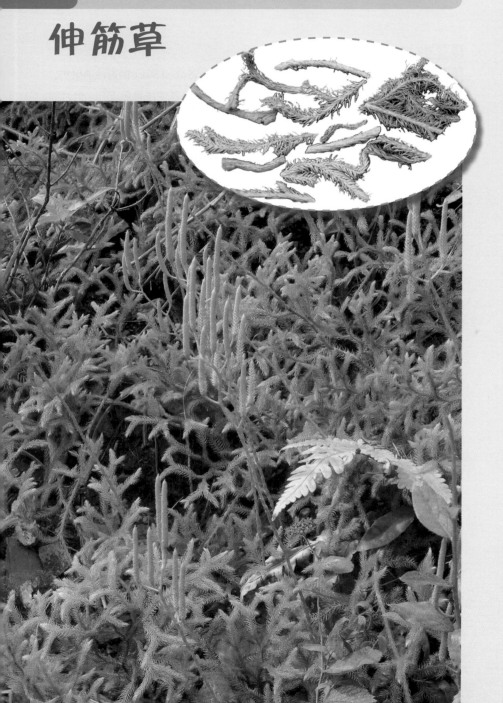

【别名】 舒筋草、抽筋草、筋骨草。

【来源】 石松科石松 *Lycopodium japonicum* Thunb. 的全草。

【野外识别特征】主茎匍匐状，多回二叉分枝。主枝的各回小枝以钝角作广叉开的分出，末回小枝广叉开形成"Y"样，指向两侧。叶螺旋状排列，线状披针形，先端渐尖并具折断的膜质长芒。孢子囊穗圆柱形，3～6个生于孢子枝顶端；孢子叶菱状卵形，膜质。孢子囊生于孢子叶腋，肾形，黄色。生于山坡草地、灌丛或松林下酸性土中。分布于东北、华北、中南、西南及内蒙古、陕西、新疆等地。

【药材性状】本品匍匐茎呈细圆柱形，略弯曲，长可达2m，直径1～3mm，其下有黄白色细根；直立茎作二叉分枝。叶密生茎上，螺旋状排列，皱缩弯曲，线形或针形，长3～5mm，黄绿色至淡黄棕色，无毛，先端芒状，全缘，易碎。质柔软，断面皮部浅黄色，木部类白色。无臭，味淡。

【性味功效】微苦、辛，温。祛风湿，舒筋活络。内服煎汤3～12g；外用适量。

【常见病配伍】

1. 风湿痹痛，筋脉拘挛　常单用煎服，或与威灵仙、木瓜、海风藤等祛风湿药同用。

2. 皮肤不仁　可配鸡血藤、木瓜、独活等祛风湿，通经络药同用。

3. 跌打损伤所致的瘀血肿痛　多与乳香、没药、红花等活血药配用。

【验方精选】

1. 关节疼痛　伸筋草9g，虎杖根15g，大血藤9g，水煎服。

2. 关节酸痛，手足麻痹　伸筋草30g，丝瓜络、爬山虎各15g，大活血9g，水酒各半煎服。

3. 跌打损伤　伸筋草15g，苏木、土鳖虫各9g，红花6g，水煎服。

【使用禁忌】
孕妇及月经过多者慎用。

松节

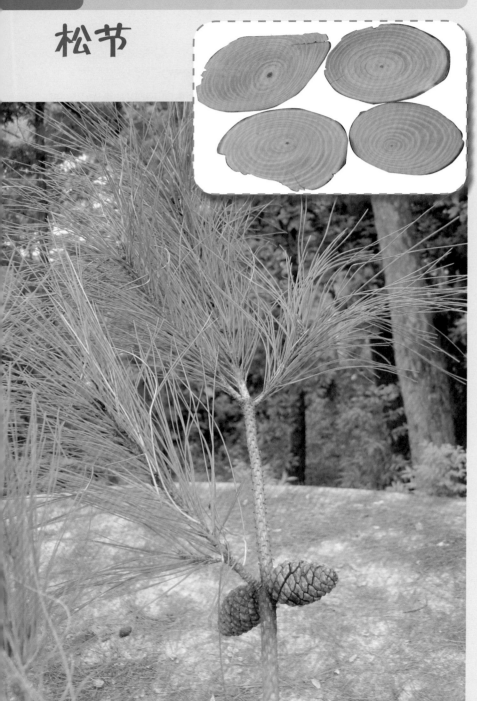

【别名】黄松木节、油松节、松郎头。

【来源】为松科植物马尾松 *Pinus massoniana* Lamb. 枝干的结节。

【野外识别特征】乔木。小枝常轮生；冬芽圆柱状，芽鳞边缘丝状，先端尖。叶针形，2针一束，粗硬，长12～30cm，叶缘有细锯齿；叶鞘宿存。雄球花聚生于新枝下部，苞腋成穗状；雌球花单生或2～4个聚生于新枝顶端。球果圆锥状卵形。种子长卵圆形，有翅。花期4～5月，果熟期翌年10～12月。生于海拔1500m以下山地。分布于华中、华东、华南。

【药材性状】呈扁圆节段状或不规则的片块状，表面黄棕色或灰棕色，粗糙，有纵裂纹，横断面木部淡棕色，有同心环纹，黄棕色，显油性。体重坚实，微有松脂香气，味微苦辛。

【性味功效】苦、辛，温。祛风除湿，通络止痛。内服煎汤10～15g；外用适量。

【常见病配伍】

1. 风湿痹痛　单用浸酒服，或与牛膝、附子、川芎等配用。

2. 跌打损伤疼痛　常与乳香、没药、红花等配用。

【验方精选】

1. 风湿致全身疼痛　松节300g，捶碎煮水去渣，加熟糯米、酒曲酿酒，温服。

2. 牙痛不止　松节3g（磨粉），槐白皮、地骨皮各3g，磨粉加水煮至微沸，热含冷吐。

3. 水田皮炎　松节、艾叶各适量，酒精浸泡，涂敷患处。

【其他功用】松树的针叶、花粉、固体树脂均入药。叶可祛风燥湿、杀虫止痒；花粉益气、燥湿、止血；松香燥湿、拔毒、生肌、止痛。

注：同属植物油松 *Pinus tabulaeformis* Carr.、赤松 *Pinus densiflora* Sieb. et Zucc.、云南松 *Pinus yunnanensis* Franch. 等枝干的结节亦作松节用。

【使用禁忌】

阴虚血燥者慎服。

草乌

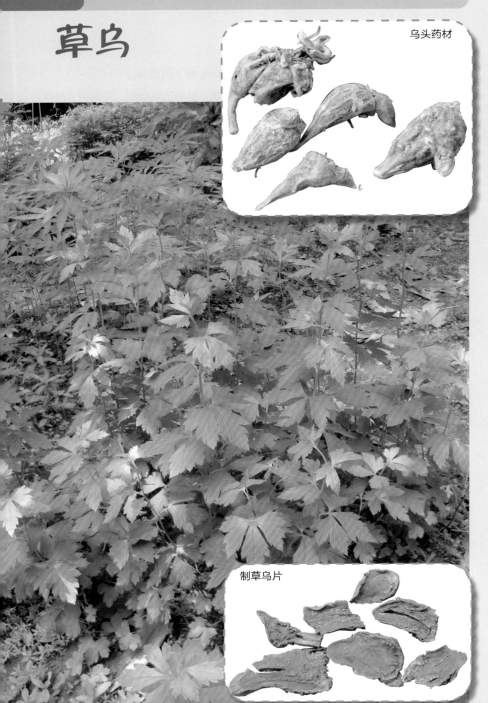

乌头药材

制草乌片

【别名】草乌头、乌头、北乌头。

【来源】毛茛科植物北乌头 *Aconitum kusnezoffii* Reichb. 的块根。

【野外识别特征】多年生草本。块根倒圆锥形或胡萝卜形，外皮黑褐色。叶互生，茎下部叶在开花时枯萎；叶片五角形，纸质或近革质，基部心形，3全裂，中央全裂片菱形，侧全裂片斜扇形。总状花序顶生，有9～22朵花；花两性，两侧对称；花瓣2，向后弯曲或近拳卷。种子多数，扁椭圆球形，沿棱有狭翅，只在一面有横膜翅。花期8～9月，果期9～10月。生于山坡、疏林或草甸上。分布于东北地区及山西、河北、内蒙古等地。

【药材性状】本品呈不规则长圆锥形，略弯曲，长2～7cm，直径0.6～1.8cm。顶端常有残茎和少数不定根残基，有的顶端一侧有一枯萎的芽，一侧有一圆形不定根残基。表面灰褐色或黑棕褐色，有纵皱纹、点状须根痕和数个瘤状侧根。质硬，断面灰白色或暗灰色，有裂隙，形成层环纹多角形或类圆形，髓部较大或中空。气微，味辛辣、麻舌。

【性味功效】辛、苦，热，有大毒。祛风除湿，温经止痛。内服煎汤3～6g；外用适量。

【常见病配伍】

1. 风寒湿痹痛　可与苍术、甘草同用。

2. 脚气肿痛　可与干姜、五灵脂等同用。

3. 跌打损伤　可与乳香、没药、五灵脂等同用。

【验方精选】

1. 寒湿脚气，四肢骨节疼痛剧烈　草乌（煮熟去黑皮，研末）、苍术、甘草各0.3g，研细末，酒调服。

2. 脚气肿痛及跌打损伤　草乌、干姜、五灵脂各30g，浮小麦0.3g，研细末，加醋熬成膏，敷患处。

【其他功用】北乌头块根汁制成的膏剂可祛风止痛，解毒消肿，软坚散结。

【使用禁忌】

生品内服宜慎；孕妇禁用；不宜与半夏、瓜蒌、瓜蒌子、瓜蒌皮、天花粉、贝母、白蔹、白及同用。

威灵仙

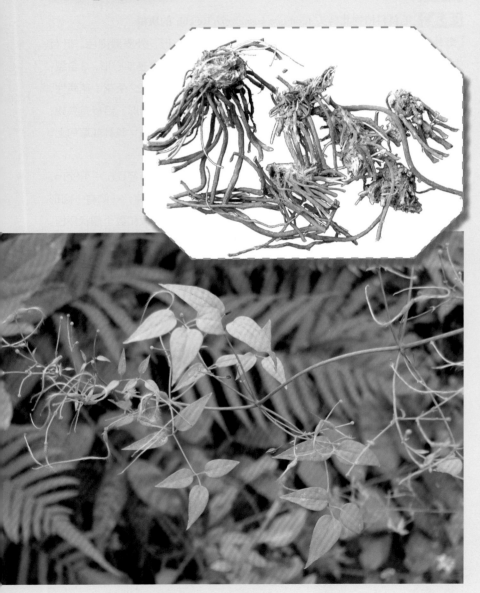

【别名】能消、铁脚威灵仙、灵仙。

【来源】为毛茛科植物威灵仙 Clematis chinensis Osbeck. 的根及根茎。

【野外识别特征】木质藤本。茎近无毛。叶对生；一回羽状复叶，小叶5，有时3或7；小叶片纸质，窄卵形，先端锐尖或渐尖，基部楔形或圆形，全缘，上面沿脉有毛。圆锥状聚伞花序腋生或顶生，多花；花两性，直径1～2cm；无花瓣。瘦果扁卵形，宿存花柱羽毛状。花期6～9月，果期8～11月。生于山坡、山谷或灌丛中。分布于中南、华南等地。

【药材性状】根茎横长，两侧及下方丛生多数细根；表面棕褐色或棕黑色，节隆起，顶端常残留木质茎基；质较坚韧，断面纤维性。根细长圆柱形，稍扭曲，表面棕褐色，有细纵纹。质坚脆易折断，断面中心淡黄色，略呈方形。气微，味微苦。

【性味功效】辛、咸，温；有小毒。祛风除湿，通络止痛，消骨鲠。内服煎汤6～9g；外用适量。

【常见病配伍】

1. 风湿痹痛，拘挛麻木　常单用，或配伍羌活、防风、川芎用。

2. 痰饮积聚　常配伍半夏、姜汁用。

3. 诸骨鲠喉　单用或加砂糖、米醋煎服。

【验方精选】

1. 风湿瘫痪　甘草、威灵仙各500g，煎水放温后浸洗。

2. 骨鲠　威灵仙36g，砂仁30g，砂糖适量，水煎服。

3. 手足麻痹　威灵仙15g，生川乌、五灵脂各12g，研末做丸，盐汤送服，忌茶。

【其他功用】威灵仙叶入药，能消炎解毒。

注：同属植物棉团铁线莲 Clematis hexapetala Pall.、东北铁线莲 Clematis manshurica Rupr. 的根及根茎也做威灵仙药用。

【使用禁忌】

气血亏虚及孕妇慎服。

路路通

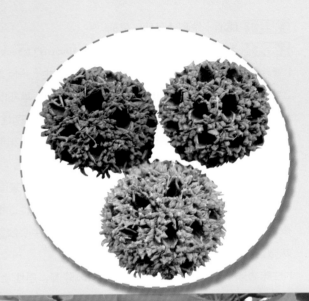

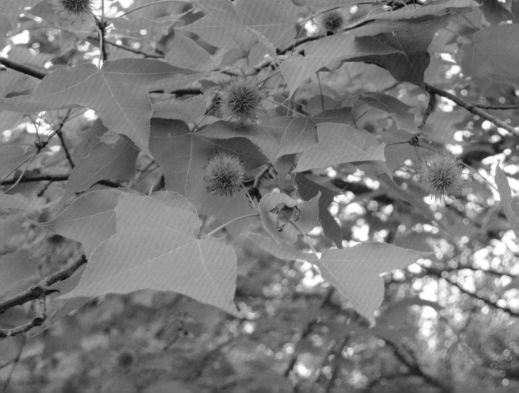

【别名】枫实、枫果、枫香果。

【来源】为金缕梅科植物枫香树 *Liquidambar formosana* Hance 的成熟果序。

【野外识别特征】落叶乔木。树皮灰褐色，块状剥落。叶互生；叶片心形，常3裂，幼时及萌发枝上的叶多为掌状5裂，裂片卵状三角形或卵形，边缘有细锯齿，齿尖有腺状突。花单性，雌雄同株；雄花淡黄绿色，成葇荑花序再排成总状，生于枝顶；雌花排成圆球形的头状花序。头状果序圆球形表面有刺。种子多数，细小，扁平。花期3～4月，果期9～10月。野生于山坡草地、灌木丛、路边。全国大部分地区有分布。

【药材性状】聚花果由多数小蒴果集合而成，呈球形，直径2～3cm。基部有总果梗。表面灰棕色或棕褐色，有多数尖刺及喙状小钝刺，长0.5～1mm，常折断，小蒴果顶部开裂，呈蜂窝状小孔。体轻，质硬，不易破开。气微，味淡。

【性味功效】苦，平。祛风活络，利水，通经。内服煎汤5～10g，外用适量。

【常见病配伍】

1. 风湿痹痛，肢麻拘挛　常配伍伸筋草、络石藤、秦艽同用。

2. 跌打损伤　常配伍三七、乳香、没药同用。

3. 水肿、小便不利　常配伍猪苓、泽泻、白术同用。

4. 风疹瘙痒　常配伍地肤子、刺蒺藜、苦参同用。

【验方精选】

1. 产后小便不利　路路通10g，芍药20～25g，黄芪15g，炙甘草15g，水煎服。

2. 治癣　路路通10个(烘焙后研末)，白矾1.5g，研末混匀，香油搽。

3. 耳鸣　路路通15g，水煎做茶饮。

【其他功用】枫香树的树脂（枫香脂）入药，能活血、解毒、止痛、凉血。

【使用禁忌】

孕妇、虚寒血崩者忌用。

（二）祛风寒湿药

飞天蟛蟧

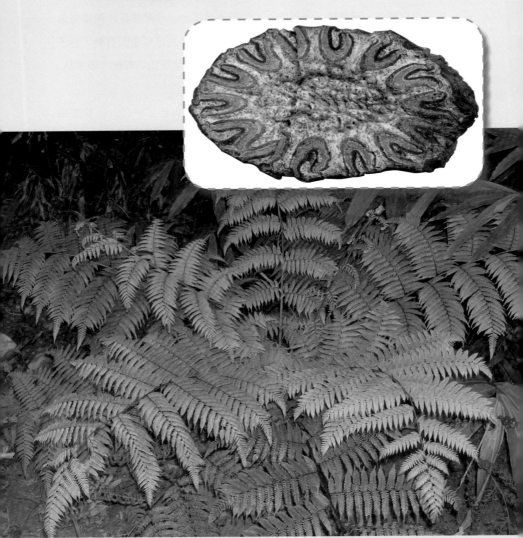

木沙椤

【别名】 龙骨风、大贯众。

【来源】 为桫椤科桫椤属植物桫椤 *Cyathea spinulosa* Wall. 的茎。

【野外识别特征】 大型树状蕨类。深褐色或浅黑色，外皮坚硬，有老叶脱落后留下的痕迹。叶顶生呈树冠状；叶柄粗壮，禾秆色至棕色，连同叶轴下密生短刺，基部密生棕色线状披针形鳞片；叶片大，纸质，椭圆形，三回羽状分裂，羽片12 ~ 16对，互生，有柄，狭椭圆形；二回羽片16 ~ 18对，互生，线状披针形；末回裂片15 ~ 20对，互生，披针形，边缘有钝齿，背面有小鳞片；叶脉羽状，侧脉分叉。孢子囊群圆球形，生于侧脉分叉处凸起的囊托上，囊群盖圆球形，膜质，顶端开裂。生于海拔100 ~ 1000m的溪边林下草丛中或阔叶林下。分布于西南、华南和西藏等地。

【药材性状】 茎圆柱形或扁圆柱形，直径6 ~ 12cm；表面棕褐色或黑褐色，常附有密集的不定根断痕和大型叶柄痕，每一叶柄痕近圆形或椭圆形，直径约4cm，下方有凹陷，边缘有多数排列紧密的叶迹维管束，中间也有维管束散在；质坚硬，断面常中空，周围的维管束排成折叠状，形成隆起的脊和纵沟；气微，味苦、涩。

【性味功效】 苦、涩，凉。祛风利湿，活血祛瘀，清热止咳。内服煎汤15 ~ 30g；外用适量。

【常见病配伍】

1.肺热咳嗽　常配陈皮等同用。

2. 肾虚腰痛　常配伍杜仲藤、续断、淫羊藿、巴戟天等煎服及外洗。

【验方精选】

1. 小肠气痛　飞天蠄蟧15g，猪小肚1个。煎汤服。

2. 哮喘咳嗽　飞天蠄蟧15g，陈皮9g，猪肉适量。煎汤服。

3. 内伤吐血　飞天蠄蟧15g，猪瘦肉适量。煎汤服。

4. 骨痛，腹痛，风火牙痛　飞天蠄蟧15g。水煎冲酒服。

丝瓜络

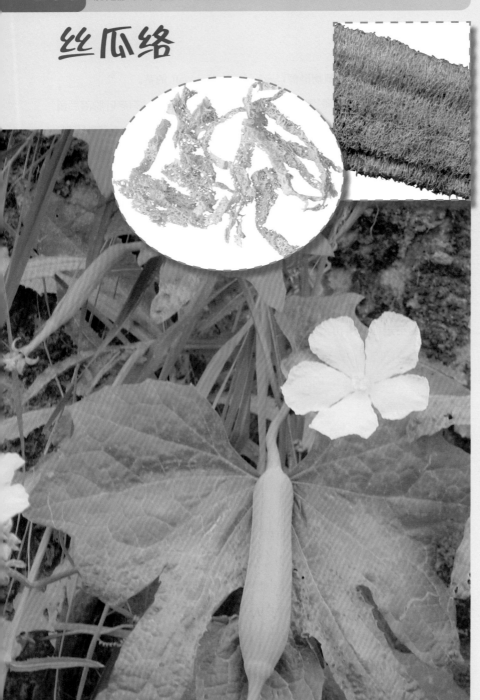

【别名】 丝瓜筋、丝瓜布。

【来源】 为葫芦科植物丝瓜 *Luffa cylindrica* (L.) Roem. 成熟果实的维管束。

【野外识别特征】一年生攀援草本。茎枝细长，有角棱，粗糙或棱上有粗毛。叶互生，叶柄多角形，具柔毛；叶片掌状3～7裂，裂片三角形，先端渐尖，边缘有锯齿，主脉3～5。花单生，雌雄同株；黄色或淡黄色。果实长圆柱形，常下垂，长20～60cm，幼时肉质，绿色，有纵向浅沟或条纹，成熟后黄绿色，内有坚韧的网状丝络。种子长卵形，扁平，黑色，边缘有膜质狭翅。花期5～7月，果期6～9月。全国各地均有栽培。

【药材性状】由丝状维管束交织而成，多呈长棱形或长圆筒形，略弯曲，长30～70cm，直径7～10cm。表面淡黄白色。体轻，质韧，有弹性，不能折断。横切面可见子房3室，呈空洞状。气微，味淡。

【性味功效】甘，平。祛风通络，活血，下乳。内服煎汤5～10g；外用适量。

【常见病配伍】

1. 风湿痹痛之关节疼痛　常配伍防风、秦艽、鸡血藤同用。

2. 胸胁痛　可配伍柴胡、郁金、白芍同用。

3. 乳汁不下　常配伍漏芦、路路通、王不留行同用。

【验方精选】

1. 风湿性关节痛　丝瓜络15g，忍冬藤24g，威灵仙12g，鸡血藤15g，水煎服。

2. 心气痛　丝瓜络15g，橘络3g，丹参10g，薤白12g，水煎服。

3. 乳少不通　丝瓜络30g，无花果60g，炖猪蹄或猪肉服。

【其他功用】丝瓜的根、叶、花、果皮、果柄、种子均入药。根，活血通络、清热；叶，清热解毒、止血、祛暑；花，清热解毒、化痰止咳；皮，清热解毒；蒂，清热解毒、化痰定惊；种子，利水、通便、驱虫。

老鹳草

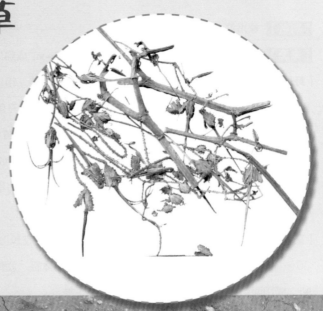

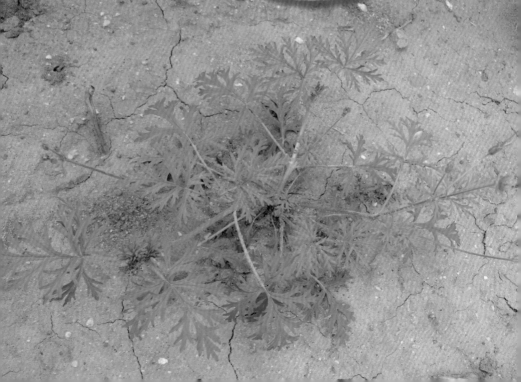

【别名】老官草、老鸹嘴、五叶草。

【来源】为牻牛儿苗科植物牻牛儿苗 *Erodium stephanianum* Willd. 的地上部分。

【野外识别特征】一年生草本，茎匍匐，多分枝，节明显。茎枝、叶、花梗均被白色柔毛。叶对生；2回羽状全裂，裂片狭线形，具缺刻状长齿。伞形花序腋生，总花梗淡红色；花瓣5，蓝紫色，倒卵形。蒴果长椭圆形，顶端有长喙，喙部螺旋状卷曲，内侧被白毛。种子长倒卵圆锥形，褐色，长2～2.5mm，光滑。花期4～5月。果期5～7月。生于草坡或沟边。全国大部分地区有分布。

【药材性状】茎长30～50cm，或截成小段。茎多分枝，节膨大。表面有纵沟纹及稀疏茸毛。质脆，断面黄白色，有的中空。叶对生，有长柄，叶片卷曲皱缩，质脆易碎，完整者润湿展平后为2回羽状深裂，裂片披针线形。果实长圆形，长0.5～1cm。宿存的花柱形似鹤喙，长2.5～4cm。无臭，味淡。

【性味功效】辛、苦，平。祛风湿，通经络，清热毒，止泻痢。内服煎汤9～15g；外用适量。

【常见病配伍】

1. 风寒湿痹　可配伍当归、鸡血藤、桂枝等。

2. 风湿热痹　可配伍忍冬藤、络石藤、秦艽等。

3. 湿热泻痢　常单用或配伍黄连、马齿苋等。

【验方精选】

1. 腰扭伤　老鹳草根30g，苏木15g。水煎后加血余炭9g冲服。

2. 风湿痹痛　老鹳草250g，桂枝、当归、赤芍、红花各18g，酒1升。浸一周，滤过，每日饮用适量。

3. 急慢性肠炎，痢疾　老鹳草18g，红枣9枚。煎浓汤。

注：老鹳草 *Geranium wilfordii* Maxim.、野老鹳草 *Geranium carolinianum* L. 等带果实的全草也作中药老鹳草用。

防己

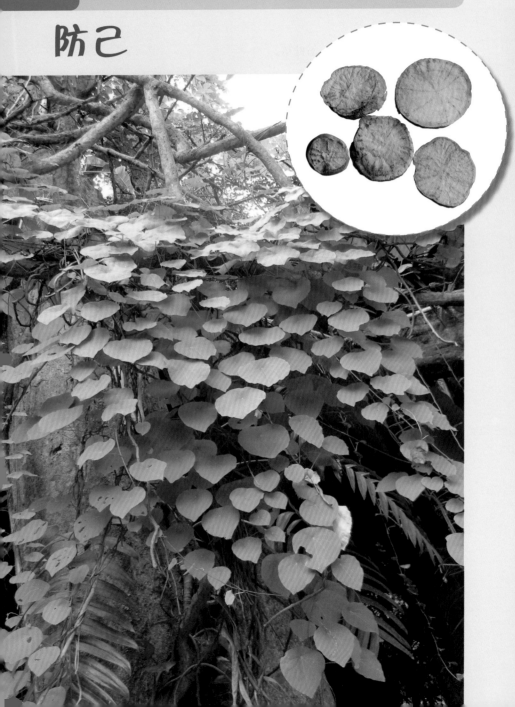

【别名】 汉防己、瓜防己。

【来源】 为防己科植物粉防己 *Stephania tetrandra* S. Moore. 的根。

【野外识别特征】多年生落叶藤本。块根通常圆柱状，肉质，深入地下。长3～15cm，直径1～5cm；外皮淡棕色或棕褐色；具横纹。茎枝纤细，有直条纹。叶互生；叶柄长5～6cm，盾状着生；叶片三角状宽卵形或阔三角形，长4～6cm，宽5～6cm，先端钝，具小突尖，基部平截或略呈心形，全缘，下面灰绿色或者粉白色，两面均被短柔毛，掌状脉5条。花小，单性，雌雄异株；雄株为头状聚伞花序，总状排列；雌株为缩短的聚伞花序，呈假头状，总状排列。核果球形，红色。花期5～6月，果期7～9月。生于山坡、旷野草丛和灌木林中。分布于浙江、安徽、福建、江西、湖北、湖南、广东、广西等地。

【药材性状】根呈不规则圆柱形、半圆柱形或块状，多弯曲，长5～10cm，直径1～5cm。表面淡灰黄色，弯曲处常有深陷横沟而呈结节状的瘤块样。体重，质坚实，断面平坦，灰白色，富粉性，有排列较稀疏的放射状纹理。气微，味苦。

【性味功效】苦、辛，寒。祛风止痛，利水消肿。内服煎汤5～10g。

【常见病配伍】

    1. 风湿热痹　常与薏苡仁、滑石、蚕沙同用，如宣痹汤。

    2. 风寒湿痹，关节冷痛　常与附子、桂心、白术等同用。

    3. 水肿，小便不利，脚气肿痛　常与黄芪、白术配伍，如防己黄芪汤。

【验方精选】

    1. 四肢水肿　防己、黄芪、桂枝各9g，茯苓18g，甘草6g。水煎服。

    2. 风湿、出汗怕风　防己12g，黄芪15g，甘草6g，白术9g。水煎服。

    3. 遗尿、小便涩　防己、葵子、防风各3g，水煎服。

    4. 皮肤疮癣　防己9g，当归、黄芪各6g，金银花3g。酒煎服。

【使用禁忌】

    食欲不振及阴虚无湿热者慎服。

穿山龙

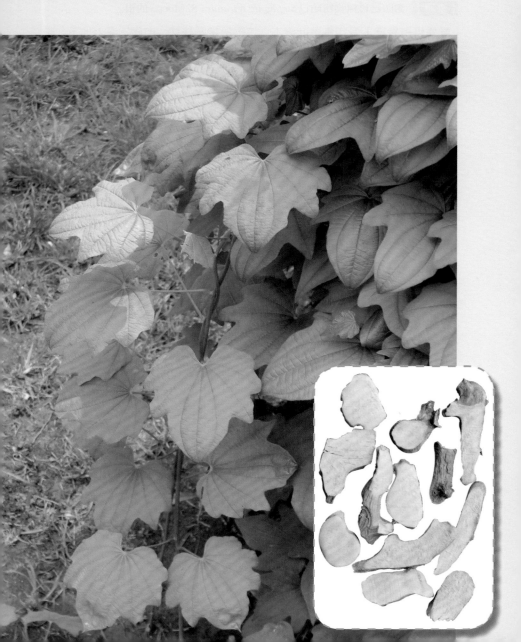

【别名】 穿龙薯蓣、穿地龙、地龙骨。

【来源】 为薯蓣科植物穿龙薯蓣 *Dioscore nipponica* Makino. 的根茎。

【野外识别特征】多年生缠绕草本，长达5m。根茎横生，圆柱形，木质，多分枝，栓皮层显著剥离。茎左旋，圆柱形，近无毛。单叶互生；叶柄长10～15cm；叶片掌状心形，变化较大，茎基部叶边缘具不等大的三角状浅裂、中裂或深裂，先端叶片小，近全缘，叶表面黄绿色，有光泽，无毛或有稀疏的白色细柔毛，脉上较密。花单性，雌雄异株，雄花为腋生的穗状花序，雌花序穗状。蒴果成熟后枯黄色，三棱形。种子四周有不等的薄膜状翅。花期6～8月，果期8～10月。生于山坡、林边、河谷两侧或灌丛中或沟边。分布于华北、东北、华东、西北（除新疆）、河南、湖北、四川等地。

【药材性状】根茎类圆柱形，稍弯曲，稍弯曲15～20cm，直径1～1.5cm。表面黄白色或棕黄色，有不规则纵沟、刺状残根及偏向一侧的突起茎痕。质坚硬，断面平坦，白色或黄白色，散布淡棕色小点。气微，味苦涩。

【性味功效】苦，微寒。祛风除湿，舒筋通络，活血止痛，止咳平喘。内服煎汤9～15g；外用适量。

【常见病配伍】

1. 风寒湿痹　单用或与羌活、独活、威灵仙等同用。

2. 风湿热痹　常与桑枝、忍冬藤、秦艽等同用。

3. 跌打损伤　常配伍红花、川芎、乳香等同用。

【验方精选】

1. 风湿腰腿疼痛，麻木　穿山龙30g，淫羊藿、土茯苓、骨碎补各9g。水煎服。

2. 大骨节病，腰腿痛　穿山龙60g，白酒500g，浸泡7天后每日饮用。

3. 过敏性紫癜　穿山龙30g，大枣10枚，枸杞子15g。水煎服。

4. 皮肤生疮　穿山龙根适量，加等量苎麻根，捣烂敷患处。

络石藤

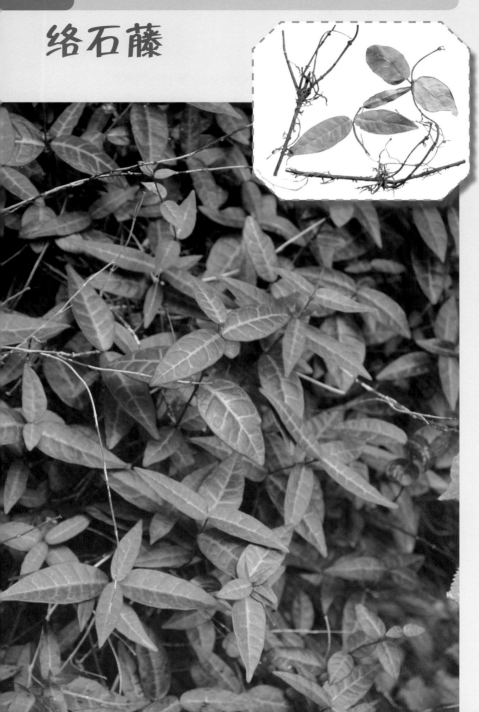

【别名】 石鲮、白花藤、对叶藤。

【来源】 为夹竹桃科植物络石 *Trachelospermum jasminoides* (Lindl.) Lem. 的带叶藤茎。

【野外识别特征】 常绿木质藤本，长达10m，全株具乳汁。茎圆柱形，有皮孔；嫩枝被黄色柔毛，老时渐无毛。叶对生，革质或近革质，椭圆形或卵状披针形，下面被疏短柔毛。聚伞花序顶生或腋生；花白色，芳香；花冠高脚碟状，裂片5，向右覆盖。蓇葖果叉生，无毛，线状披针形。种子多数，褐色，线形，顶端具白色绢质种毛。花期3～7月，果期7～12月。生于山野、溪边、路旁、林缘或杂木林中，常缠绕于树上或攀缘于墙壁、岩石上。分布于华东、中南、西南及河北、陕西等地。

【药材性状】 藤茎呈圆柱形，弯曲，多分枝，长短不一；表面红褐色，有点状皮孔及不定根；质硬，折断面淡黄白色，常中空。叶对生，有短柄；展平后叶片呈椭圆形或卵状披针形，长1～8cm，宽0.7～3.5cm；全缘，略反卷，上表面暗绿色或棕绿色，下表面色较淡；革质。气微，味微苦。

【性味功效】 苦，微寒。祛风通络，凉血消肿。内服煎汤5～12g。

【常见病配伍】

1. 风湿痹痛，久治不愈　常配伍威灵仙、川芎、蕲蛇等同用。

2. 筋脉拘挛　常配伍乳香、没药同用，如木瓜煎。

3. 吐泻转筋　常配伍吴茱萸、半夏、黄连同用，如木瓜汤。

【验方精选】

1. 关节炎　络石藤、五加皮各30g，牛膝根15g。水煎服，白酒为引。

2. 尿血　络石藤30g，牛膝15g，山栀子6g，水煎服。

3. 白癜风　鲜络石藤、木莲藤捣汁，敷患处。

4. 腹泻　络石藤60g，红枣10个，水煎服。

【使用禁忌】

阳虚畏寒、大便溏薄者禁服。

秦艽

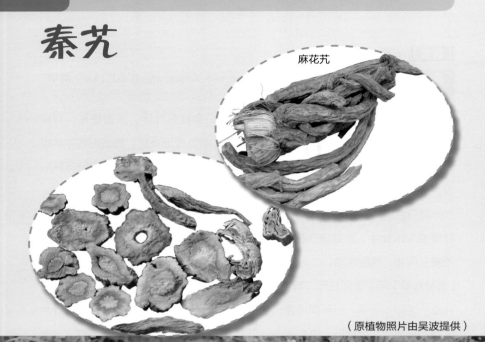

麻花艽

（原植物照片由吴波提供）

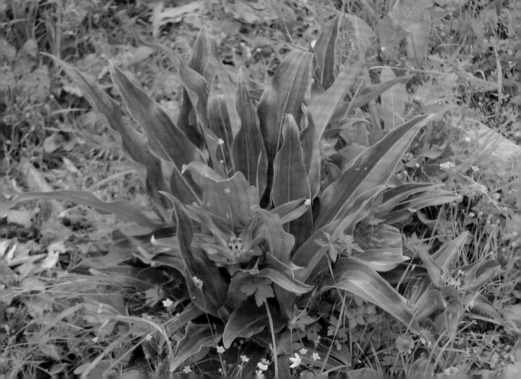

【**别名**】 秦胶、秦札、秦纠。

【**来源**】 为龙胆科植物秦艽 *Gentiana macrophylla* Pall. 的根。

【**野外识别特征**】 多年生草本植物，高20～60cm。主根粗长，圆柱形，上粗下细，扭曲不直。茎斜生或直立。基生叶丛生，叶片披针形，长达40cm，全缘，主脉5条；茎生叶对生，基部联合。花多集成顶生及茎上部腋生的轮伞花序；花管状，深蓝紫色。蒴果椭圆形。种子椭圆形，无翅，褐色，有光泽。花果期7～10月。生于山区草地、溪旁两侧、路边坡地、灌木丛中。分布于华北、东北、西北及四川等地。

【**药材性状**】 根类圆柱形，上粗下细，扭曲不直，长10～30cm，直径1～3cm。表面黄棕色或灰黄色，有扭曲的纵皱纹。质硬而脆，易折断，断面略显油性，皮部黄色或棕黄色，木部黄色。气特异，味苦、微涩。

【**性味功效**】 辛、苦，平。祛风湿，清湿热，退虚热，内服煎汤3～9g；外用适量。

【**常见病配伍**】

1. 风寒痹痛　湿痹之筋脉拘挛，常与川乌、羌活、川芎等配伍；热痹之关节红肿热痛，常与忍冬藤、虎杖、黄柏等配用。

2. 小儿疳热　常与地骨皮、胡黄连、银柴胡等配用。

3. 湿热黄疸　单用或与茵陈蒿、栀子、虎杖等配用。

【**验方精选**】

1. 虚劳潮热咳嗽，盗汗不止　秦艽、柴胡、知母、炙甘草各30g，水煎，温服。

2. 风湿痹痛，手足蜷肿　秦艽1.5g，附子0.3g，研末分成小份，饭后酒服。

3. 头风疼　秦艽、白芷、川芎各6g，藁本9g。水煎服。

注：同属植物麻花秦艽 *Gentiana straminea* Maxim.、粗茎秦艽 *Gentiana crassicaulis* Duthie ex Burk. 或小秦艽 *Gentiana dahurica* Fisch. 的根也作中药秦艽用。

【**使用禁忌**】

久痛虚弱、便溏者慎服。

海桐皮

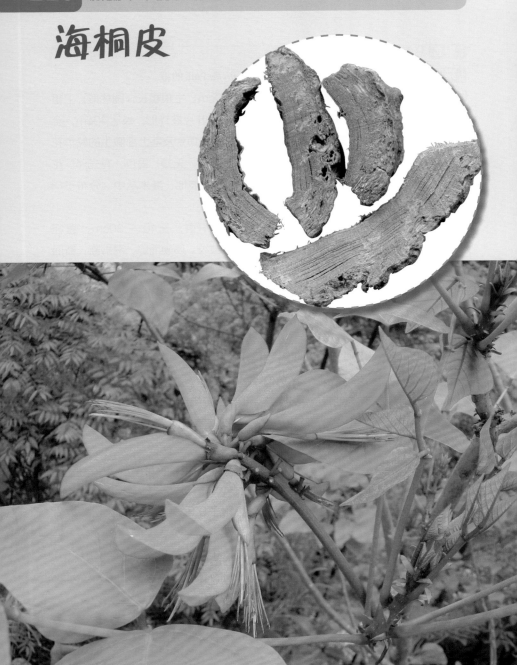

【别名】 钉桐皮、鼓桐皮、刺桐皮。

【来源】 为豆科植物刺桐 *Erythrina variegata* L.的干皮或根皮。

【野外识别特征】 大乔木，高可达20m。树皮灰棕色，枝淡黄色至土黄色，密被灰色绒毛，具黑色圆锥状刺，两三年后脱落。叶互生或簇生于枝顶；3出复叶，小叶片阔卵形至斜方状卵形，长10～15cm，两面叶脉均有稀疏毛茸。总状花序，长约15cm，被绒毛；花萼佛焰苞状；花冠蝶形，大红色。荚果串珠状，微弯曲。种子1～8颗，球形，暗红色。花期3月。野生或栽培为行道树。分布于华东、华中、华南等地。

【药材性状】 树皮呈半圆筒状或板片状，两边略卷曲，长约40cm，外表黄棕色到棕黑色，有宽窄不等的纵沟纹。老树皮有黄色皮孔，并散布有长圆锥形钉刺，或钉刺剥落后的圆形疤痕；内表面黄棕色，较平坦，有细密网纹。根皮无刺。质坚韧，易纵裂，不易折断，断面淡棕色，裂片状。气微，味微苦。

【性味功效】 苦、辛，平。通络止痛，杀虫止痒。内服煎汤6～12g；外用适量。

【常见病配伍】

1.风湿痹痛，四肢拘挛　常与牛膝、五加皮、木瓜等同用。

2.疥癣、风疹、湿疹　常与黄柏、土茯苓、苦参等配用。

【验方精选】

1.脚抽筋不能活动　海桐皮、当归、牡丹皮、熟干地黄、牛膝各3g，山茱萸、补骨脂各1.5g。焙干研成细末。加葱白2寸，水煎，去滓，温服。

2.风癣　海桐皮、蛇床子等份，研末，加猪油调匀，涂抹患处。

3.小儿蛔虫　海桐皮1.5～3g，研末后开水冲服。

4.风虫牙痛　海桐皮煎水漱口。水煎服。

注：同属植物乔木刺桐 *Erythrina arborescens* Roxb.的干皮或根皮亦作中药海桐皮用。

【使用禁忌】

血虚者慎服。

雷公藤

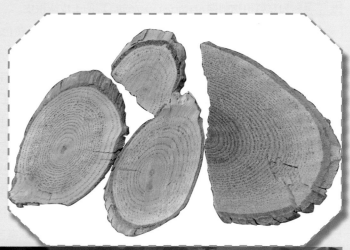

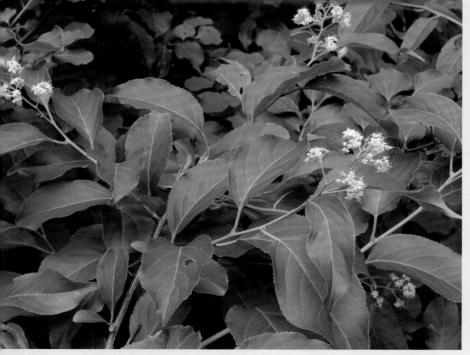

【别名】震龙根、黄藤木、断肠草。

【来源】为卫矛科植物雷公藤 *Tripterygium wilfordii* Hook. f. 根的木质部。

【野外识别特征】落叶蔓生灌木，长达3m，小枝、叶脉、花序均被锈色毛。小枝棕红色，有4～6棱，密生瘤状皮孔。单叶互生，亚革质；叶片椭圆形，边缘具细锯齿，上面光滑且主侧脉稍突出。聚伞状圆锥花序顶生或腋生。花杂性，白绿色；花瓣5，椭圆形。蒴果具3片膜质翅，长圆形。种子1，细柱状，黑色。花期7～8月，果期9～10月。生于背阴多湿的山坡、山谷、溪边灌丛中。分布于长江以南及西南地区。

【药材性状】根圆柱形，扭曲，常具茎残基。直径0.5～3cm。表面土黄色，粗糙，具细密纵向沟纹及环状或半环状裂隙。皮部易剥离，露出黄白色的木部。质坚硬，折断时有粉尘飞扬，断面纤维性；横切面木栓层橙黄色，显层状；韧皮部红棕色；木部黄白色，密布针眼状孔洞。根茎多平直，有白色或浅红色髓部。气微、特异，味苦微辛。

【性味功效】苦、辛，寒，有大毒。祛风除湿，活血通络，消肿止痛，解毒，杀虫。内服煎汤15～25g；外用适量。

【常见病配伍】

　　1.风湿顽痹　单用或与其他祛风湿药配用。

　　2.热毒痈肿疔疮　可配蟾酥同用。

　　3.腰带疮　可配乌药研末外敷。

　　4.顽癣瘙痒　单用研末调涂，或鲜叶捣烂敷患处。

　　5.麻风　单用水煎服。

【验方精选】

　　1.风湿关节炎　雷公藤捣烂外敷，半小时后即去掉，否则起泡。

　　2.头癣　雷公藤新鲜根皮，晒干后磨成细粉，加适量凡士林或醋调匀，涂敷患处。

　　3.皮癣湿痒　雷公藤100g捣碎，用50%酒精浸泡1周后，药液涂擦。

　　4.麻风　雷公藤3～6g，水煎服。

【使用禁忌】

　　凡有心肝肾器质性病变，白细胞减少者慎服；孕妇禁服。

豨莶草

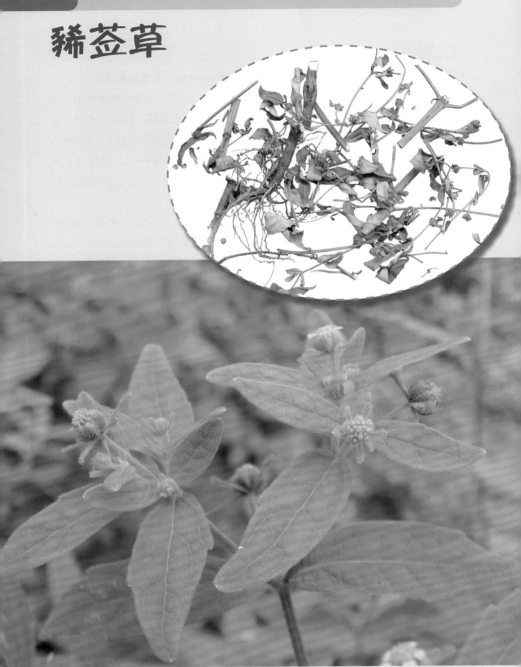

【别名】火莶、黏糊菜、铜锤草。

【来源】为菊科植物豨莶*Siegesbeckia orientalis* L.的地上部分。

【野外识别特征】一年生草本，高30～100cm。茎直立，上部分枝常成复二歧状，全部分枝被灰白色短毛。叶对生，基部叶花期枯萎，中部叶三角状卵圆形，先端渐尖，基部阔楔形，下延成具翼的柄，边缘有不规则的浅裂，具腺点，两面被毛，三出基脉，侧脉及网脉明显。头状花序多数，集成顶生的圆锥花序，花梗密生短柔毛。瘦果倒卵圆形，有4棱。花期4～9月，果期6～11月。生于山野、荒草地、灌丛、路边。分布于我国中、东部及两广地区。

【药材性状】茎略呈方柱形，多分枝，表面灰绿色，有纵沟及细纵纹，被灰色柔毛；节明显，略膨大；质脆，易折断，断面髓部宽广，类白色，中空。叶对生，多皱缩、卷曲，展平后呈卵圆形，边缘有钝锯齿，两面皆有白色柔毛，主脉三出。气微，味微苦。

【性味功效】苦、辛，寒。祛除风湿，利关节，解毒。内服煎汤9～12g。

【常见病配伍】

1. 湿热痹痛　常与臭梧桐同用，即豨桐丸。

2. 中风半身不遂或脚弱无力　单用酒蒸为丸，即豨莶丸。

3. 疮疡肿毒，湿疹瘙痒　内服或外用。

【验方精选】

1. 风湿性关节炎及慢性腰腿痛　豨莶草、臭梧桐等份，研末，做蜜丸。

2. 慢性肾炎　豨莶草30g，地耳草15g。水煎冲红糖服。

3. 皮肤疮癣　豨莶草、五爪龙、小蓟、大蒜等份，捣烂，热酒泡，取汁服用。

注：同属植物腺梗豨莶*Siegesbeckia pubescens* Makino.、毛梗豨莶*Siegesbeckia glabrescens* Makino.的地上部分亦用作中药豨莶草。

【使用禁忌】

无风湿者慎服。生用或大剂量用易导致呕吐。

（三）祛风湿强筋骨药

千年健

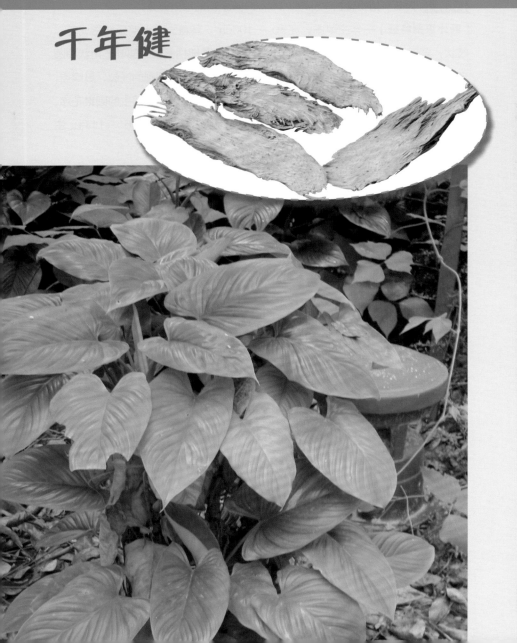

【别名】一包针、千颗针、千年见。

【来源】为天南星科植物千年健 *Homalomena occulta* (Lour.) Schott. 的根茎。

【野外识别特征】多年生草本。根茎匍匐，细长，粗1.5cm。根肉质，密被淡褐色短绒毛，须根纤维状。常具高30～50cm直立的地上茎。鳞叶线状披针形，长达16cm，基部宽2.5cm，向上渐狭，锐尖；叶柄长20～40cm，下部具宽3～5mm的鞘；叶片膜质至纸质，箭状心形至心形，长15～30cm，宽10～28cm，先端骤狭渐尖；侧脉平行向上斜升。花序1～3，花序柄短于叶柄；佛焰苞绿白色，长圆形至椭圆形，长5～6.5cm，花前度卷成纺锤形，盛花时上部略展开成短舟状；肉穗花序长3～5cm。浆果，种子褐色，长圆形。花期7～9月。生于沟谷密林、竹林和山坡灌丛中。分布于云南、广东、广西、海南等地。

【药材性状】根茎圆柱形，稍弯曲，有的略扁，长15～40cm，直径0.8～1.5cm。表面黄棕色至红棕色，粗糙，有多数扭曲的纵沟纹、圆形根痕及黄色针状纤维束。质硬而脆，断面红褐色，黄色针状纤维束多而明显，相对另一断面呈多数针眼状小孔及有少数黄色针状纤维束，可见深褐色具光泽的油点。气香，味辛、微苦。

【性味功效】苦、辛，温。祛风湿，强筋骨。内服煎汤5～10g。

【常见病配伍】

　　1. 风湿痹痛麻木　可配羌活、独活、木瓜等同用。

　　2. 肝肾亏虚之筋骨无力　常配桑寄生、枸杞、牛膝等浸酒服。

【验方精选】

　　1. 风寒筋骨疼痛、拘挛麻木　千年健、地风各30g，老鹳草90g。共研细粉。取3g，水煎服。

　　2. 固精强骨　千年健、远志肉、茯苓、当归各等份。

【使用禁忌】

　　忌莱菔子。阴虚内热者慎用。

五加皮

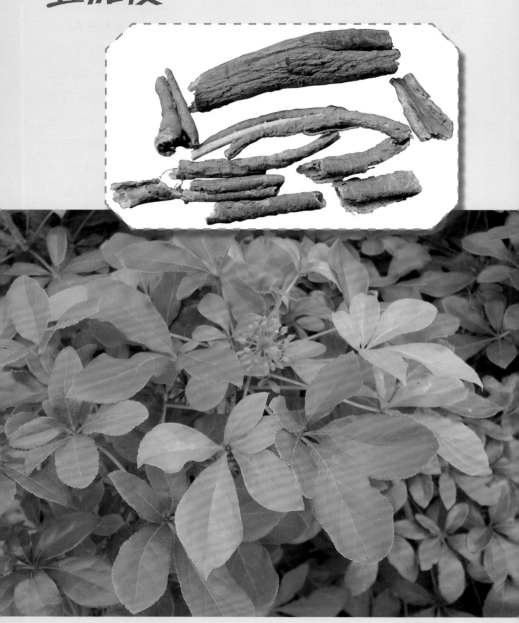

【别名】南五加皮、五谷皮。

【来源】为五加科植物细柱五加 *Acanthopanax gracilistylus* W.W. Smith. 的根皮。

【野外识别特征】灌木，有时蔓生状，高2～3m。枝灰棕色，无刺或在叶柄基部单生扁平的刺。掌状复叶在长枝上互生，短枝上簇生；小叶5，倒卵形，两面无毛或沿脉上有疏毛。伞形花序腋生或单生短枝顶；花黄绿色，花瓣5。核果扁球形，成熟时黑色。种子2粒，细小，淡褐色。花期4～7月，果期7～10月。生于灌木丛林、林缘、山坡路旁。分布于中南、西南及华东等地。

【药材性状】呈不规则卷筒状，长4～15cm，直径0.4～1.4cm，厚约2mm。外表面灰褐色，有不规则纵皱纹及横长皮孔；内表面灰黄色，有细纵纹。体轻，质脆，断面不整齐，灰白色。气微香，味微辣而苦。

【性味功效】辛、苦，温。祛风除湿，补益肝肾，强筋壮骨，利水消肿。内服煎汤5～10g。

【常见病配伍】

1. 风湿痹痛兼肾虚有寒　可单用浸酒服或与木瓜、松节等配伍。

2. 腰膝软弱　常配牛膝、杜仲、淫羊藿等同用。

3. 水肿　茯苓皮、陈皮、大腹皮等配用，如五皮饮。

【验方精选】

1. 风湿痹痛、四肢屈伸不利　五加皮、穿山龙、白鲜皮各20g，秦艽、木瓜各30g，白酒泡服。

2. 腰痛强直，不能俯仰　五加皮、赤芍各30g，大黄60g。水煎，饭前温服。

3. 皮肤水肿　五加皮、大腹皮各9g，地骨皮8g，茯苓皮24g，生姜皮6g，水煎服。

【其他功用】细柱五加的叶、果均入药。叶可散风除湿，活血止痛，清热解毒。果能祛风湿，强筋骨。

【使用禁忌】

阴虚火旺者慎服。

狗脊

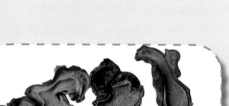

金毛狗脊根状茎

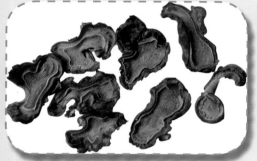

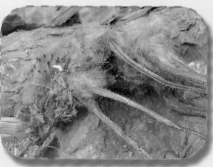

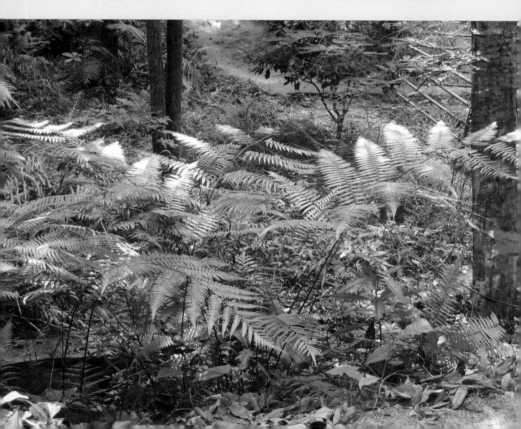

【别名】金毛狗脊、金毛狗、金狗脊。

【来源】为蚌壳蕨科植物金毛狗脊 *Cibotium barometz* (L.) J. Sm. 的根茎。

【野外识别特征】多年生大型树蕨类植物，高达2～3m。根茎横卧，粗壮，密生金黄色长毛，有光泽，形如金毛狗头。叶丛生；叶片革质或厚纸质，宽卵形，3回羽状深裂，有柄；二回羽片互生，有短柄，线状披针形；末回裂片互生，狭长圆形或略呈镰刀形，边缘有钝齿；叶脉羽状，侧脉分叉。孢子囊群位于裂片下部边缘，生于小脉顶端；囊群盖两瓣，形如蚌壳，长圆形。生于山脚沟边及林下阴湿处酸性土上。分布于华南、西南及浙江、江西、福建、台湾、湖南。

【药材性状】根茎呈不规则的长块状，长10～30cm，直径2～10cm。表面深棕色，密被金黄色绒毛；上面有数个红棕色的叶柄残基，下部丛生多数棕黑色细根。质坚硬，不易折断。无臭，味淡、微涩。

【性味功效】苦、甘，温。祛风湿，补肝肾，强腰膝。内服煎汤6～12g；外用适量。

【常见病配伍】

1. 风湿兼有肾虚腰痛、不能俯仰　常与独活、桑寄生、五加皮等配用。

2. 肾虚腰膝软弱　常与菟丝子、杜仲、川续断等同用。

3. 肾虚尿频，遗尿　可与山药、益智仁、桑螵蛸等配用。

【验方精选】

1. 腰腿疼、手足麻木　狗脊、蘑菇各120g，酒500mL，浸半月到一月服。

2. 腰痛　狗脊、萆薢各6g，菟丝子3g。研末，酒服。

3. 老年尿多　狗脊、大夜关门、蜂糖罐根、小棕根各15g。炖猪肉吃。

4. 结核病　狗脊15g，鸡蛋5个，红糖30g，水煎，吃蛋，喝药汤。

【使用禁忌】

肾虚有热，小便不利者禁服。

桑寄生

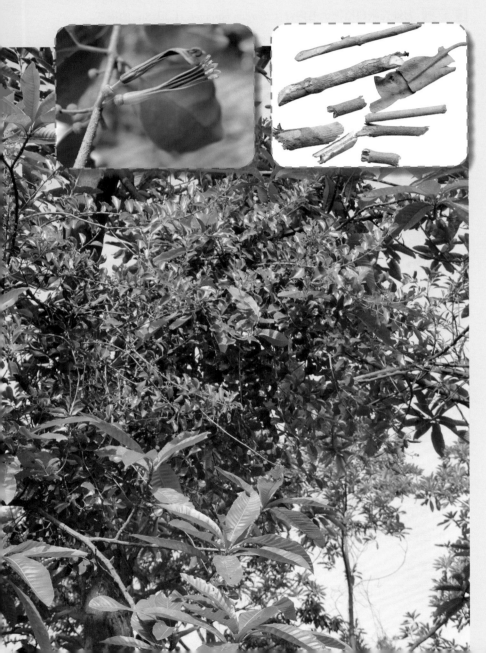

【别名】 茑木、桑上寄生、寄生草。

【来源】 为桑寄生科植物桑寄生 *Taxillus chinensis* (DC.) Danser 的带叶茎枝。

【野外识别特征】灌木。嫩枝叶密被锈色毛；小枝灰褐色，具细小皮孔。叶对生或近互生，叶片厚纸质，卵形至长卵形，先端圆钝，基部楔形或阔楔形；侧脉 3 ~ 4对，略明显。伞形花序 1 ~ 2个腋生，花通常2朵，花序和花被短柔毛；花褐色。浆果椭圆状，果皮密生小瘤体，被疏毛，成熟果浅黄色，果皮变光滑。花果期4月至翌年1月。生于平原或低山常绿阔叶林中，寄生于桑、桃、李、榕、木棉等树上。分布于福建、广东、广西等地。

【药材性状】茎枝圆柱形，表面红褐色或灰褐色，具细纵纹，并有多数细小凸起的棕色皮孔；质坚硬，断面不整齐，木部淡红棕色；叶对生，质薄而脆，大多破碎，具短柄，完整者展平后呈卵形或长卵形，全缘，长3 ~ 8cm，宽2 ~ 5cm，表面黄褐色，幼叶被细绒毛。气无，味淡，微涩。

【性味功效】苦、甘，平。补肝肾，祛风湿，强筋骨，安胎。内服煎汤9 ~ 15g。

【常见病配伍】

　　1. 风湿痹痛，腰膝酸软　常配独活、杜仲、当归等同用，如独活寄生汤。

　　2. 胎漏下血，胎动不安　常与阿胶、川续断、菟丝子等配用，如寿胎丸。

【验方精选】

　　1. 气血不足引起的腰膝疼痛、屈伸不利　独活9g，桑寄生、杜仲、牛膝、细辛、秦艽、茯苓、肉桂、防风、川芎、人参、甘草、当归、芍药、干地黄各6g。水煎服。

　　2. 肾虚滑胎　菟丝子120g，桑寄生60g，续断60g，阿胶60g，研末，制成20丸。

　　3. 尿血所致气虚腰膝无力　桑寄生研末，水煎服。

鹿衔草

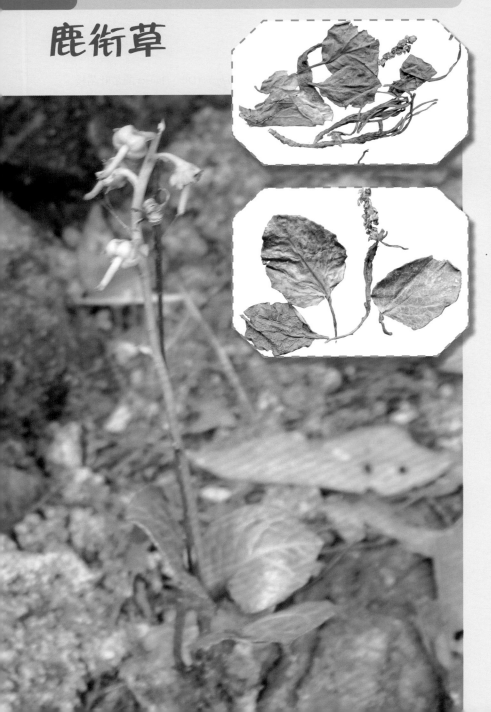

【别名】鹿含草、鹿蹄草、破血丹。

【来源】为鹿蹄草科植物鹿蹄草 *Pyrola calliatha* H.Andres. 的全草。

【野外识别特征】常绿亚灌木状小草本。根茎细长，横生或斜生，有分枝。叶 3 ~ 6，近基生；薄革质，长圆形或匙形，先端钝尖，基部楔形或阔楔形，下延于叶柄，叶下面常有白霜，边缘有疏齿。总状花序长2.5 ~ 4cm，有花 4 ~ 10，半下垂；花冠碗形，淡绿色或近白色；花大，直径15 ~ 20mm。蒴果扁球形，直径7 ~ 10mm。花期6 ~ 8月。果期8 ~ 9月。生于林下。分布于华东、西南及河北、山西、河南等地。

【药材性状】根茎细长。茎圆柱形或具纵棱，长10 ~ 30cm。叶基生，长卵圆形或近圆形，长2 ~ 8cm，暗绿色或紫褐色，先端圆或稍尖，全缘或有稀疏的小锯齿，边缘略翻卷，下表面有时具白粉。总状花序有花4 ~ 10余朵；花半下垂。蒴果扁球形，直径7 ~ 10mm，五纵裂，裂瓣边缘有蛛丝状毛。气微，味淡、微苦。

【性味功效】甘、苦，温。祛风湿，强筋骨，止血，止咳。内服煎汤9 ~ 15g。

【常见病配伍】

　　1. 风湿痹痛，腰膝酸软　可单用或与续断、桑寄生、杜仲等配伍。

　　2. 崩漏经多　常与当归、杜仲炭、熟地炭等配用。

　　3. 肺痨咳血，肺虚久咳　前者可与白及、百部、川贝、阿胶等配用；后者可与冬虫夏草、核桃仁、五味子等配用。

【验方精选】

　　1. 慢性风湿性关节炎，类风湿性关节炎　鹿衔草、白术各12g，泽泻9g。水煎服。

　　2. 产后血瘀腹痛　鹿衔草15g，一枝黄花6g，苦荬菜9g，水煎服。

　　3. 肺结核咳血　鹿衔草、白及各12g，水煎服。

注：同属植物普通鹿蹄草 *Pyrola decorata* H. Andres. 的全草也用作中药鹿衔草入药。

【使用禁忌】
　　孕妇慎服。

落马衣

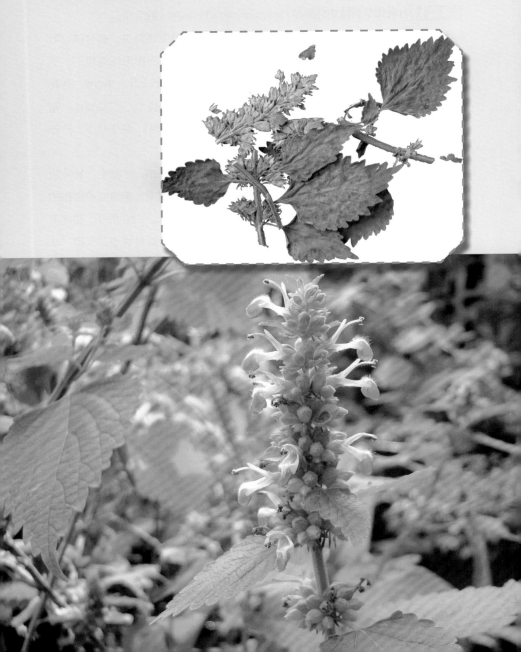

【别名】马衣叶、假紫苏、土防风。

【来源】为唇形科植物广防风 *EPimeredi indica* (L.) Rothm. 的全草。

【野外识别特征】草本，高1～2m，直立，粗壮，有分枝。茎四棱形，密被白色贴生短柔毛。叶对生，叶柄长1～4.5cm；叶片阔卵圆形，边缘具不规则的牙齿，两面均被毛。轮伞花序多花，密集；花冠淡紫色，内部有毛环。小坚果近圆球形，黑色，有光泽。花期8～9月，果期9～11月。生于林缘或路旁等荒地。分布于西南、华东、华南等地。

【药材性状】全草长1～1.5m。茎草质，四棱形，粗可达5mm。表面棕色或红棕色，被毛，尤以棱角处为多；质硬，断面纤维性，中央有白色的髓。叶多皱缩，边缘具锯齿，上面灰棕色，下面灰绿色，两面均有毛，质脆，易破碎。有时可见密被毛茸的花序，花多脱落，仅留灰绿色的花萼，往往包有1～4枚小坚果。气微，味淡微苦。

【性味功效】辛、苦，平。祛风湿，解热毒。内服煎汤9～15g。

【常见病配伍】

　　1. 风湿　可配伍香樟皮等同用。

　　2. 湿疹瘙痒　常单用煎汤外洗，或鲜品捣汁外敷。

【验方精选】

　　1. 风湿骨痛　落马衣、阎王刺、香樟皮各15g。水煎服。

　　2. 湿疹　落马衣适量，水煎，调食盐或醋洗患处。

　　3. 痈肿　落马衣鲜品30g，鲜马鞭草9g，水煎，黄酒送服。

　　4. 骨髓炎，皮疮　落马衣鲜叶适量，捣烂加适量米醋调敷患处。

　　5. 毒蛇咬伤　落马衣、豨莶草鲜品各30g，水煎服，渣捣烂敷患处。

五、化湿药

红豆蔻

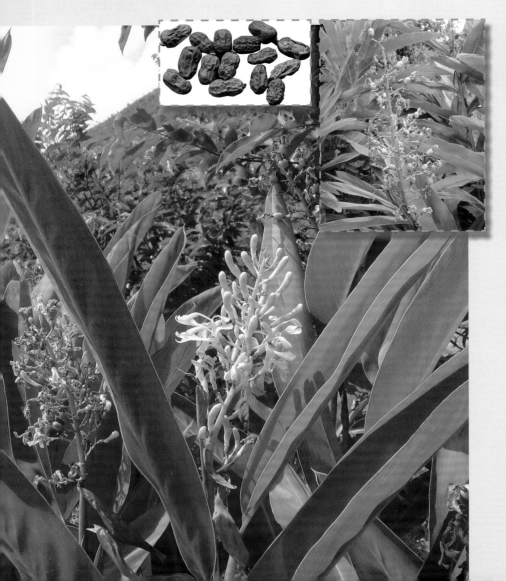

【别名】 良姜子、红扣、红蔻。

【来源】 为姜科植物大高良姜 *Alpinia galanga* (L.) Willd. 的成熟果实。

【野外识别特征】多年生，丛生草本，高1.5～2.5m。根茎粗壮，圆形，有节，棕红色并略有辛辣味。叶2列，长圆形或宽披针形，长30～50cm，宽6～10cm，先端急尖，基部楔形，边缘钝，常棕白色，两面无毛或背面有长柔毛；叶舌长5～10cm，先端钝。圆锥花序顶生，直立，多花，花序轴密生柔毛；花绿白色，清香。蒴果长圆形，不开裂，中部稍收缩，熟时橙红色。花期6～7月，果期7～10月。生于山坡、旷野的草地或灌丛中。分布于广东、广西、云南、海南。

【药材性状】呈长球形，中部略细，长0.7～1.2cm，直径0.5～0.7cm。表面红棕色或暗红色，略皱缩，顶端有黄白色管状宿萼，基部有果梗痕。果皮薄；易破碎。种子6，扁圆形或三角状多面形，黑棕色或红棕色，外被黄白色膜质假种皮，胚乳灰白色。气香，味辛辣。

【性味功效】辛，温。散寒燥湿，醒脾消食。内服煎汤3～6g。

【常见病配伍】

1. 胃痛　可单用或配香附、生姜等同用。

2. 肠痛　可与蒲公英、甘草等同用。

3. 腹泻　可与扁豆、薏苡仁同用。

【验方精选】

1. 胃痛（包括慢性胃炎、神经性胃痛）红豆蔻3g，研末，红糖水送服；或红豆蔻、香附、生姜各9g，水煎服。

2. 风寒牙痛　红豆蔻捣粉，取少量吸入鼻中，同时塞入少量到患处牙缝。

3. 慢性气管炎，咳痰不出　红豆蔻3g，莱菔子、苏子各6g。水煎服。

注：根茎（大高良姜）具温胃散寒，行气止痛的功效。

【使用禁忌】

阴虚有热者禁服。

苍术

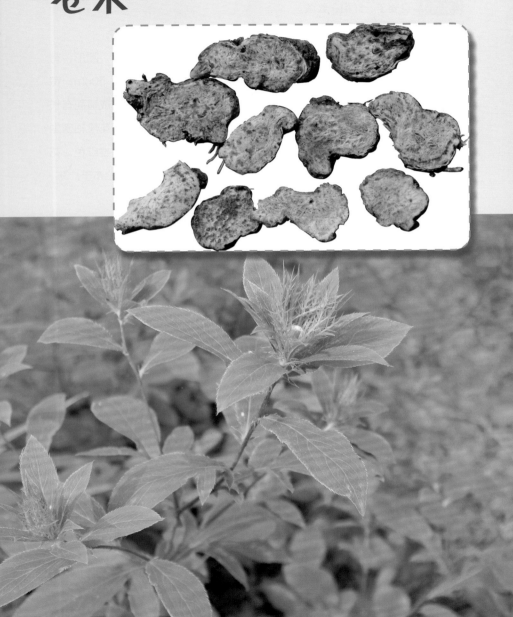

北苍术

【别名】 赤术、青术、仙术。

【来源】 为菊科植物茅苍术 *Atractylodes lancea* (Thunb.) DC. 的根状茎。

【野外识别特征】多年生草本。根状茎横走，结节状。茎多纵棱，高30～100cm，不分枝或上部稍分枝。叶互生，革质；叶片卵形披针形，长3～8cm，宽1～3cm，中部叶片较大，卵形，边缘有刺状锯齿。头状花序生于茎枝先端；花多数；花冠筒状，白色或稍红。瘦果密生黄白色柔毛。花期8～10月，果期9～12月。生于山坡灌丛、草丛中。分布于华东、华中等地，各地多有栽培。

【药材性状】根茎呈不规则结节状或连珠状圆柱形，略弯曲，常不分枝，长3～10cm，直径1～2cm。表面灰棕色，有细纵沟、皱纹及残留须根，顶端具残留茎基。质坚实，易折断，断面不平，类白色，散有多数橙黄色或棕红色油点。香气浓郁，味微甘而苦、辛。

【性味功效】辛、苦，温。燥湿健脾，祛风散寒，明目。内服煎汤3～9g。

【常见病配伍】

1. 湿滞中焦，脾失健运　常与厚朴、陈皮等配伍，如平胃散。

2. 湿热痹痛　常与黄柏同用，即二妙散；或与石膏、知母同用，如白虎加苍术汤。

3. 外感表证夹湿者　风寒者，常与防风、羌活、独活等同用；风热者，常与荆芥、防风、金银花等同用。

4. 明目　单用或与猪肝、羊肝煮同食。

【验方精选】

1. 腹胀、食欲不振、呕吐、胃酸　苍术15g，厚朴、陈皮各9g，甘草4g。水煎服。

2. 足膝红肿热痛、下半身湿疮、尿灼热　黄柏、苍术各15g，水煎服。

3. 结膜干燥　苍术粉3g，分3次开水冲服。

注：同属植物北苍术 *Atractylodes chinensis* (DC.) Koidz. 的根茎也作中药苍术用。

【使用禁忌】

阴虚内热、气虚多汗者禁服。

佩兰

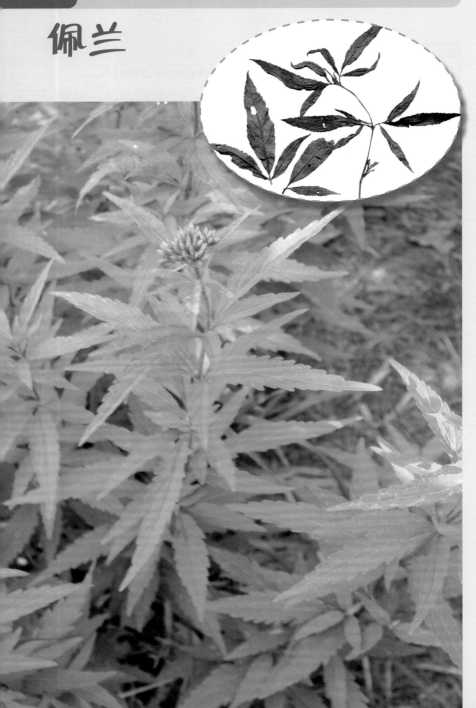

【别名】 大泽兰、鸡骨香。

【来源】 为菊科植物佩兰*Eupatorium fortunei* Turcz. 的地上部分。

【野外识别特征】多年生草本，高40 ~ 100cm。根茎横走。茎直立，绿色或红紫色，下部光滑无毛。叶对生，下部叶常枯萎；中部叶有短柄，叶片较大，通常3全裂或3深裂，中裂片较大，上部的叶较小，常不分裂，或全部茎叶不分裂，先端渐尖，边缘有粗齿或不规则细齿，两面光滑或沿脉疏被柔毛。头状花序多数在茎顶及枝端排成复伞房花序，花序径3 ~ 6cm；每个头状花序具花4 ~ 6朵，白色或带微红色。花、果期7 ~ 11月。生于路边灌丛或溪边，野生或栽培。分布于我国中部、西南、华南等地。

【药材性状】茎圆柱形，长30 ~ 100cm，直径2 ~ 5mm。表面黄棕色或黄绿色，有明显的节及纵棱线；质脆，断面髓部白色或中空。叶对生，多皱缩破碎，完整叶3裂或不分裂，分裂者中间裂片较大，展平后呈披针形或长圆状披针形，基部狭窄，边缘有锯齿；不分裂者展平后呈卵圆形。气芳香，味微苦。

【性味功效】辛，平。芳香化湿，醒脾开胃，发表解暑。内服煎汤3 ~ 9g；外用适量。

【常见病配伍】

1. 湿阻中焦　常配伍藿香、苍术、厚朴等同用。

2. 脾胃湿热，口中甜腻、多涎　单用或配黄芩、滑石、栀子等同用。

3. 外感暑湿　解暑常配伍藿香、荷叶、青蒿等同用；预防中暑常与藿香、滑石、薏苡仁同用。

【验方精选】

1. 中暑头痛　佩兰、青蒿、菊花各9g，绿豆衣12g，水煎服。

2. 风热感冒　枇杷叶、芦根各30g，鲜冬瓜60g，煎汤代水。佩兰、藿香、薄荷、荷叶各3g，药汤煎服。

3. 牙痛颊肿及出血不止　佩兰150g，煮水，趁热含吐。

【其他功用】佩兰花（千金花）入药，可化湿行气。

【使用禁忌】

阴虚、气虚者慎服。

草豆蔻

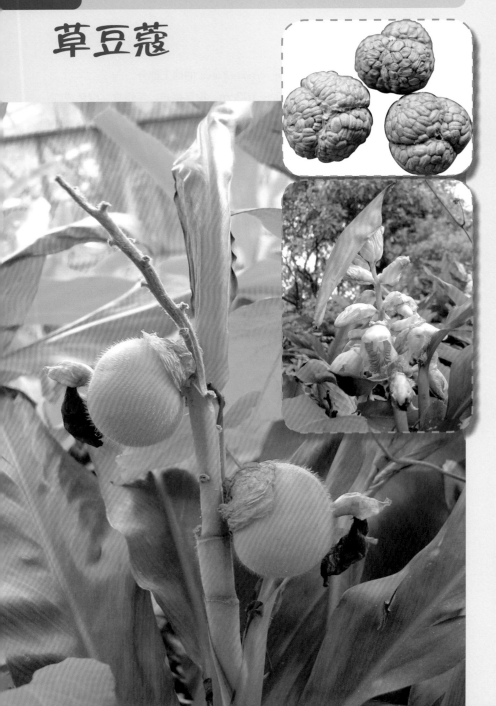

【别名】白豆蔻、草果、草寇。

【来源】为姜科植物草豆蔻*Alpinia katsumadai* Hataya.的种子团。

【野外识别特征】多年生，丛生草本。株高1.5～3m。叶柄长1.5～2cm；叶片狭椭圆形或线状披针形，长50～65cm，宽6～9cm，先端渐尖，基部渐狭，有缘毛，两面无毛或仅在下面被极疏的粗毛；叶舌卵形，长5～8mm，外被粗毛。总状花序顶生，直立，长20～30cm，花序轴密被粗毛，小花梗长约3m；花冠白色。蒴果近圆形，直径约3cm，外被粗毛，熟时黄色。花期4～6月，果期6～8月。生于山沟阴湿处，我国多栽培于树荫下。海南、云南、广西有栽培。

【药材性状】种子类球形或椭圆形，具较明显的3钝棱及3浅沟，长1.5～3cm，直径1.5～3cm；表面灰褐色；中间有黄白色的隔膜分成3瓣，每室有种子多数，粘连紧密，种子团略光滑。种子呈卵圆状多面体，长3～5mm，直径3mm，外被淡棕色膜质假种皮，背面稍隆起，较厚一端有圆窝状种脐，合点位于较扁端的中央微凹处；质硬，断面乳白色。气芳香，味辛、辣。

【性味功效】辛，温。燥湿行气，温中止呕。内服煎汤3～6g。

【常见病配伍】

1. 寒湿中阻，脾胃气滞　常配半夏、陈皮、生姜等同用。

2. 脾胃虚寒夹湿之久泻　常与白术、木香、诃子等同用。

【验方精选】

1. 腹痛、食欲不振　草豆蔻3～6g，甘草1.5～3g，生姜一片，水煎服。

2. 小儿盗汗　草豆蔻3g，厚朴6g，甘草、红枣各1.5g，生姜12g。水煎服。

3. 虚寒泄泻，腹痛不止　草豆蔻3～6g，姜制厚朴6g，肉果（裹面煨熟）10枚，研末，水煎服。

4. 水土不服　草豆蔻、高良姜、炙甘草各3g，研粗粉，水煎作茶饮。

【使用禁忌】

无寒湿者慎服。不宜久煎。

厚朴

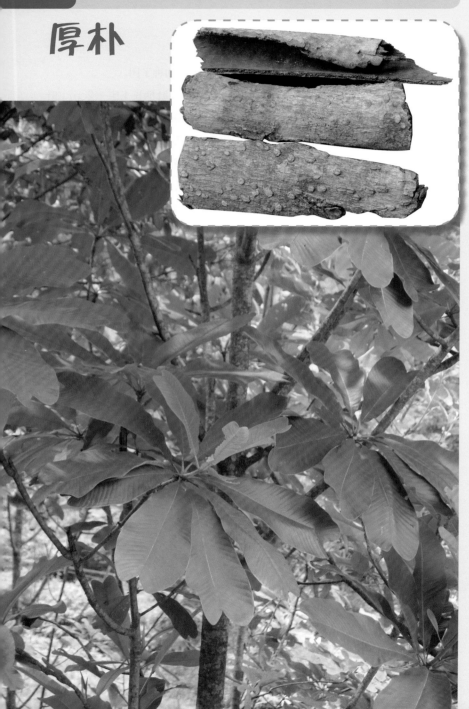

【别名】厚皮、重皮、赤朴。

【来源】为木兰科植物凹叶厚朴 *Magnolia officinalis* Rehd. et Wils. var. *bioba* Rehd. et Wils. 的干皮、根皮和枝皮。

【野外识别特征】落叶乔木，高15m。树皮紫褐色。叶柄粗壮；叶近革质，7～9集生枝顶，长圆状倒卵形，长22～46cm，宽15～24cm，先端凹缺成2个钝圆的浅裂片，下面被灰色毛。花单生，芳香。聚合果长圆形，基部较窄。种子三角状倒卵形。花期4～5月，果期9～10月。生于山坡和路旁溪边的杂木林中。分布于浙江、安徽、福建、江西、湖南。

【药材性状】干皮呈卷筒状或双卷筒状，外表面灰棕色，粗糙，外皮有明显的椭圆形皮孔和纵皱纹；内表面紫棕色，具细密纵纹，划之显油痕。质坚硬，不易折断。断面颗粒性，外层灰棕色，内层紫褐色，有油性。气香，味辛辣，微苦。

【性味功效】苦、辛，温。燥湿消痰，下气除满。内服煎汤3～9g。

【常见病配伍】

1. 湿阻中焦　常与苍术、陈皮配用，如平胃散。

2. 肠胃气滞之大便秘结　常配枳实、大黄，即厚朴三物汤。

3. 痰饮喘咳　常与苏子、橘皮、当归等同用，如苏子降气汤。

【验方精选】

1. 胸闷、水肿咳喘痰多　紫苏子、半夏各9g，当归、炙甘草、前胡、厚朴各6g，肉桂3g。水煎服。

2. 腹痛、大便不通　厚朴24g，大黄12g，枳实5枚，水煎温服。

3. 梅核气　厚朴、生姜各9g，茯苓12g，苏叶6g，半夏2g。水煎服。

【其他功用】厚朴花、果实均入药。花行气宽中，开郁化湿；果消食，理气，散结。

注：同属植物厚朴 *Magnolia officinalis* Rehd. et Wils. 的树皮、根皮和枝皮也作中药厚朴用。

【使用禁忌】
气血虚弱者、孕妇慎用。

砂仁

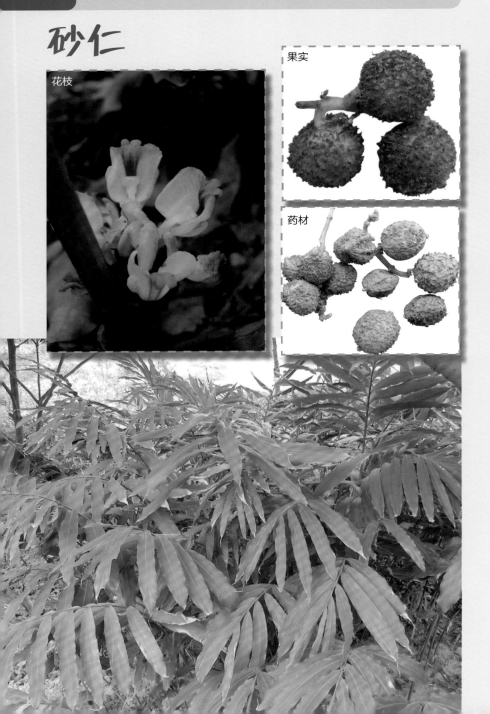

花枝

果实

药材

【别名】 缩砂蜜、缩砂仁、春砂仁。

【来源】 为姜科植物阳春砂 *Amomum villosum* Lour. 的成熟果实。

【野外识别特征】多年生直立草本，株高1.5～2m。匍匐茎直立或匍匐于地面。叶近无柄；叶两列，叶片狭长椭圆形或披针形，长15～40cm，宽2～5cm，全缘。总花梗长3～10cm，被细柔毛；穗状花序椭圆形；花白色。蒴果椭圆形，具不分枝的软刺，棕红色。种子多数。花期3～5月，果期7～9月。生于温暖潮湿的山谷林下阴湿处。分布于华南及云南等地。

【药材性状】果实椭圆或卵圆形，有不明显的三棱，长1.5～2cm，直径1～1.5cm；表面棕褐色，密生刺状突起，基部常有果梗；果皮薄而软。白色隔膜将种子团分为3瓣，每瓣种子5～26粒。种子不规则多面形，直径2～3mm；表面棕红色或暗褐色；质硬。气芳香而浓烈，味辛凉、微苦。

【性味功效】辛，温。化湿开胃，温脾止泻，理气安胎。内服煎汤3～6g。

【常见病配伍】

1. 湿阻中焦，脾胃气滞　常配厚朴、陈皮、枳实等，兼有脾虚者常配木香、人参、白术等，如香砂六君子汤。

2. 脾胃虚寒吐泻　单用或配干姜、附子、白术等同用。

3. 妊娠气滞，胎动不安　配紫苏梗、陈皮、香附等同用。

【验方精选】

1. 消化不良、开胃　砂仁、木香各15g，枳实30g，炒米60g，研末制丸。白术汤送服。

2. 呃逆　砂仁6g，香附24g，炙甘草3g，捣为粗粉，加生姜，水煎服。

3. 脾虚泄泻　砂仁、附子、干姜、厚朴、陈皮等份。研末为丸。

注：同属植物绿壳砂 *Amomum villosum* Lour. var. *xanthioides* T. L.Wu et Senjen.、海南砂 *Amomum longiligulare* T. L.Wu. 的成熟果实也作砂仁药用。

【使用禁忌】

阴虚有热者禁服。

藿香

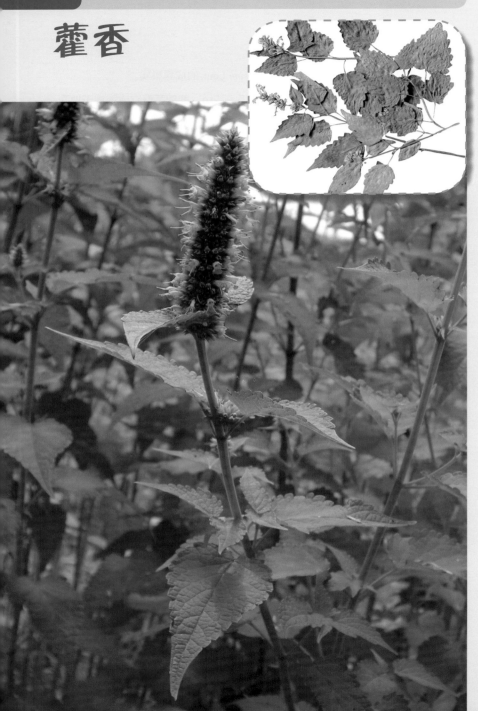

【别名】 土藿香、青薄荷、排香草。

【来源】 为唇形科植物藿香 *Agastache rugosa* (Fisch. et Mey.) O. Ktze. 的地上部分。

【野外识别特征】一年或多年生草本，高40～110cm。茎直立，四棱形，略带红色，稀被微柔毛。叶对生；叶片心状卵形至长圆状披针形，先端尾状长渐尖，基部心形，边缘具钝锯齿，齿圆形；上面散生透明腺点，下面略被短柔毛。花序聚生成顶生的总状花序。小坚果倒卵状三棱形。花期6～7月，果期10～11月。生于山坡或路旁，多栽培。分布于东北、华东、西南及河北、陕西等地。

【药材性状】地上部分长30～90cm，常对折或切断扎成束。茎方柱形，多分枝，直径0.2～1cm，四角有棱脊，四面平坦或凹入成宽沟状；表面暗绿色，有纵皱纹，稀有毛茸；节明显，常有叶柄脱落痕；老茎易折，断面白色，髓部中空。叶对生，叶片深绿色，多皱缩或破碎，完整者展平后成卵形，边缘有钝锯齿，两面微具毛茸。茎顶端有时有穗状轮伞花序，呈土棕色。气芳香，味淡而微凉。

【性味功效】辛，微温。祛暑解表，化湿止呕。内服煎汤6～10g；外用适量。

【常见病配伍】

　　1. 湿滞中焦，脘腹痞闷，少食作呕　常与苍术、厚朴同用，如不换金正气散。

　　2. 解暑发表　常配紫苏、厚朴、半夏等，如藿香正气散。

　　3. 呕吐　湿阻中焦之呕，单用或配伍半夏；妊娠呕吐常配伍砂仁、苏梗；脾虚者配伍党参、白术等。

【验方精选】

　　1. 胃寒呕吐　藿香、丁香、陈皮、制半夏、生姜各9g。水煎服。

　　2. 妊娠呕吐　藿香梗、竹茹各9g，砂仁4.5g。水煎服。

　　3. 胃腹冷痛　藿香6g，肉桂6g，一起研成细末，白酒服。

【其他功用】藿香的茎叶蒸馏所得的芳香水（藿香露）入药，可清暑，正气。

【使用禁忌】

不宜久煎。阴虚火旺者禁服。

六、利水渗湿药

广金钱草

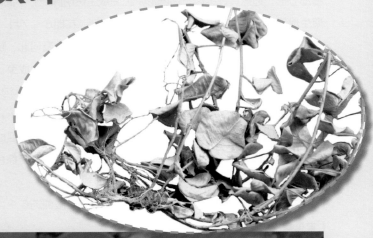

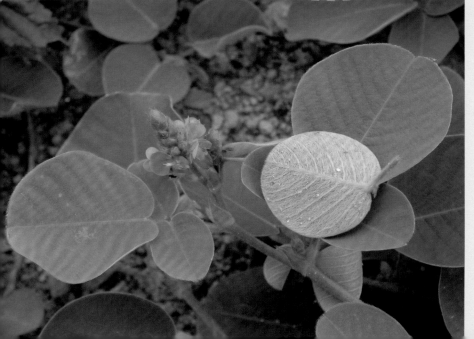

【别名】 广东金钱草、落地金钱、铜钱草。

【来源】 为豆科植物广金钱草 *Desmodium styracifolium* (Osb.) Merr. 的地上部分。

【野外识别特征】半灌木状草本，高30～100cm。枝条密被黄色长柔毛。小叶1或3，叶柄长1～1.8cm；叶片近圆形，长2.5～4.5cm，宽2～4cm，先端微缺，基部心形，上面无毛，下面密被平贴金黄色绢毛。总状花序顶生或腋生；苞片卵状三角形，每个苞内有两朵花；花梗丝状；花小；花冠紫色，有香气。荚果有3～6荚节，具短柔毛。花期6～9月。生于山坡、草地、土坎或灌木丛中。分布福建、湖南、广东、广西、四川、云南等地。

【药材性状】茎呈圆柱形，长可达1m；密被黄色伸展的短柔毛；质稍脆，断面中部具髓。叶互生，小叶1或3，圆形或矩圆形，直径2～4cm，先端微凹，基部心形或钝圆，全缘；上面灰绿色或黄绿色，无毛，下面具灰白色紧贴的绒毛，侧脉羽状；叶柄长1～2cm。气微香，味微甘。

【性味功效】甘、淡，凉。清热除湿，利尿通淋。内服煎汤15～30g。

【常见病配伍】

1. 石淋　可大量单用煎水代茶或配伍海金沙、鸡内金、滑石等，如二金排石汤。

2. 热淋　常与车前子、萹蓄、瞿麦等同用。

3. 痈肿疮毒，毒蛇咬伤　单用鲜品捣烂，内服汁外敷渣，或配伍金银花、蒲公英、白花蛇舌草等。

【验方精选】

1. 泌尿系统感染　广金钱草24g，车前草、海金沙、金银花各15g，水煎服。

2. 膀胱结石　广金钱草60g，海金沙15g，水煎服。

3. 胆囊炎　广金钱草30g，鸡内金9g。水煎服。

4. 口腔炎、喉头炎　广金钱草15～30g，煎水冲蜂蜜喝。

5. 乳腺炎　广金钱草、积雪草、酒糟，共捣烂敷患处。

车前草

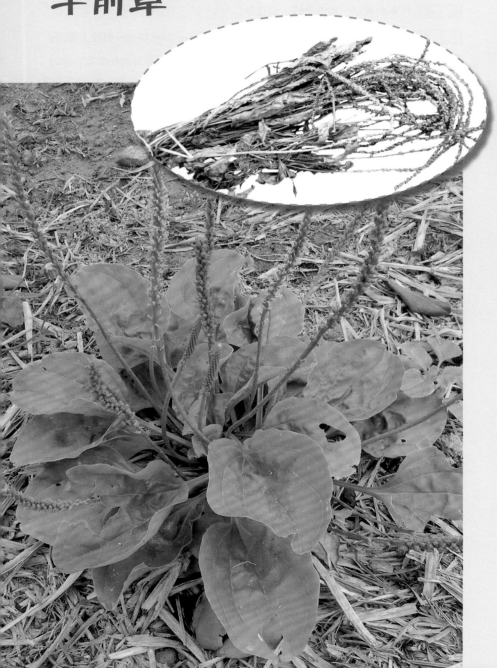

【别名】 车前、车轮菜、蛤蟆菜。

【来源】 为车前科植物车前 *Plantago asiatica* L. 的全草。

【野外识别特征】多年生草本，连花茎可高达50cm。具须根。基生叶卵形至广卵形，具5条弧形脉，叶柄几乎与叶片等长；数条穗状花序自叶丛中抽出，长15～30cm；小花白色，花冠4裂；蒴果卵状，熟时盖裂。种子4～8颗，黑褐色。花期6～9月，果期10月。生于山野、路边。分布于全国各地。

【药材性状】根丛生，须状。叶基生，具长柄；叶片皱缩，展平后呈卵状椭圆形或宽卵形；长6～13cm，宽2.5～8cm；表面灰绿色或污绿色，具明显弧形脉5～7条；先端钝或短尖，基部宽楔形，全缘或有不规则波状浅齿。穗状花序数条，花茎长。蒴果盖裂，萼宿存。气微香，味微苦。

【性味功效】甘，寒。利尿通淋，渗湿止泻，祛痰，凉血，解毒。内服煎汤9～30g。

【常见病配伍】

1. 水肿，小便不利　可配伍茯苓，泽泻等同用。

2. 湿盛水泻　单用或与白术、茯苓、泽泻等同用。

3. 热毒痈肿　常单用鲜品捣汁内服，外敷药渣。

【验方精选】

1. 小便不利　车前草一把，去根洗净，水煎服，当茶喝。

2. 急性黄疸型肝炎　车前草20g，水煎服。

3. 明目　车前草捣汁，加朴硝末，临睡敷眼，醒来用水洗去。

4. 泄泻　车前草12g，铁马鞭6g，捣烂冲凉水服。

5. 身体红肿疼痛　车前、益母草、地胆草等份，捣烂涂敷，干后再涂。

【其他功用】车前草的种子（车前子）入药，可清热、利尿、明目、祛痰。

注：同属植物平车前 *Plantago depressa* Willd. 亦作车前草药用。

【使用禁忌】

精气不固，虚滑者禁用。

冬瓜皮

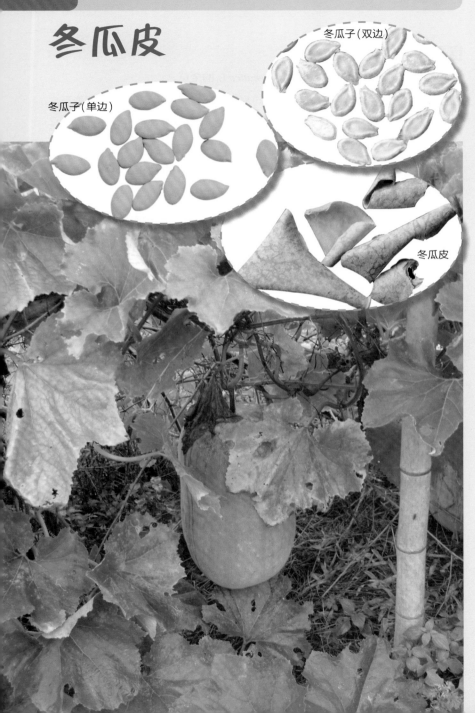

冬瓜子（双边）

冬瓜子（单边）

冬瓜皮

【别名】 白皮、白瓜皮、白冬瓜皮。

【来源】 为葫芦科植物冬瓜 *Benincasa hispida* (Thunb.) Cogn. 的外层果皮。

【野外识别特征】 一年生蔓生草本，全株被黄褐色硬毛、长柔毛。茎有棱沟。单叶互生；叶片肾状近圆，5～7浅裂，裂片三角形或卵形，先端短尖，边缘有波状齿或钝齿，基部深心形，网状叶脉。卷须2～3歧。花单性，雌雄同株，花单生叶腋，黄色；花萼裂片三角状卵形，绿色，边缘有锯齿或波状裂，反折。果肉质，长椭球形，表面密被硬毛和蜡质白粉。种子多数，白色，扁平有窄缘。花期5～6月，果期6～8月。全国各地均有栽培。

【药材性状】 不规则的碎片，常向内卷曲，大小不一。外表面灰绿色或黄白色，被有白霜，有的较光滑不被白霜；内表面较粗糙，有的可见筋脉状维管束。体轻，质脆。无臭，味淡。

【性味功效】 甘，暑凉。清热解暑，利尿消肿。内服煎汤9～30g；外用适量。

【常见病配伍】

1. 水肿　常配茯苓、猪苓、泽泻等同用。

2. 暑热烦渴　可单用或与西瓜皮合煎代茶饮。

3. 暑湿　可与薏苡仁、滑石、扁豆花等同用。

【验方精选】

1. 水肿　冬瓜皮30g，五加皮9g，姜皮12g。水煎服。

2. 消渴不止，小便多　冬瓜皮、麦冬各30～60g，黄连10g。水煎服。

3. 手足冻疮　冬瓜皮与干茄根煎汤热洗。

4. 妇人乳痈毒气不散　冬瓜皮捣汁，当归半两研末。混匀后涂敷患处，直至痊愈。

【其他功用】 冬瓜的藤茎、叶、果实、果瓤、种子均入药。冬瓜藤可清肺化痰，通经活络；冬瓜叶可清热，利湿，解毒；冬瓜利尿，清热，化痰，生津，解毒；冬瓜瓤清热止渴，利水消肿；冬瓜子清肺化痰，利湿，消痈排脓。

【使用禁忌】

因营养不良而至虚肿者慎用。

玉米须

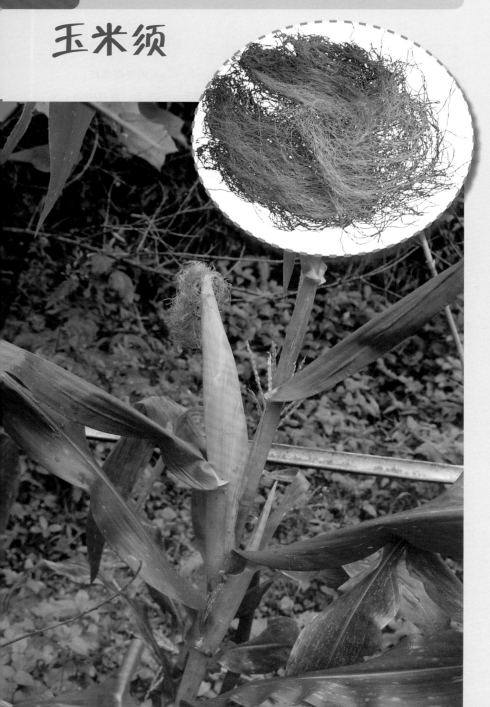

【别名】玉麦须、玉蜀黍蕊、棒子毛。

【来源】为禾本科植物玉蜀黍 *Zea mays* L. 的花柱和柱头。

【野外识别特征】高大的一年生栽培植物。秆粗壮，直立，高1~4m，通常不分枝，基部节处常有气生根。叶片宽大，线状披针形，边缘呈波状皱折，中叶脉粗。在秆顶着生雄性开展的圆锥花序；雄花序的分枝三棱状，每节有2雄小穗，一无柄，一短柄；在叶腋内抽出圆柱状的雌花序，雌花序外包有多数鞘状苞片，雌小穗密集成纵行排列于粗壮的穗轴上。花、果期7~9月。全国各地广泛栽培。

【药材性状】常集结成疏松团簇，花柱线状或须状，淡绿色、黄绿色至棕红色，有光泽，略透明，柱头2裂，叉开，长至3mm，质柔软。气微，味淡。

【性味功效】甘，平。利尿消肿，利胆退黄。内服煎汤15~30g。

【常见病配伍】

1. 水肿，小便不利　单用大剂量或与冬瓜皮、车前子等配用。

2. 膀胱湿热　与金钱草、海金沙、车前子同用。

3. 黄疸　单用大剂量或与金钱草、茵陈蒿、栀子等同用。

【验方精选】

1. 尿路感染　玉米须15g，金钱草45g，萆薢30g，水煎服。

2. 尿血　玉米须15g，荠菜花15g，白茅根18g。水煎服。

3. 肾炎、初期肾结石　玉米须适量煎浓汁，当茶饮。

4. 糖尿病　玉米须60g，薏苡、绿豆各30g。水煎服。

5. 急慢性肝炎　玉米须、太子参各30g。水煎服。

6. 血吸虫病肝硬化腹水　玉米须30~60g，冬瓜子15g，赤豆30g，水煎服。

【其他功用】玉蜀黍的根、雄花穗、穗轴、种子、种子榨油均入药。根能清热利尿，祛瘀止血；玉米花清热利湿；玉米轴健脾利湿；玉蜀黍开胃，利尿；玉米油能降压，降血脂。

田基黄

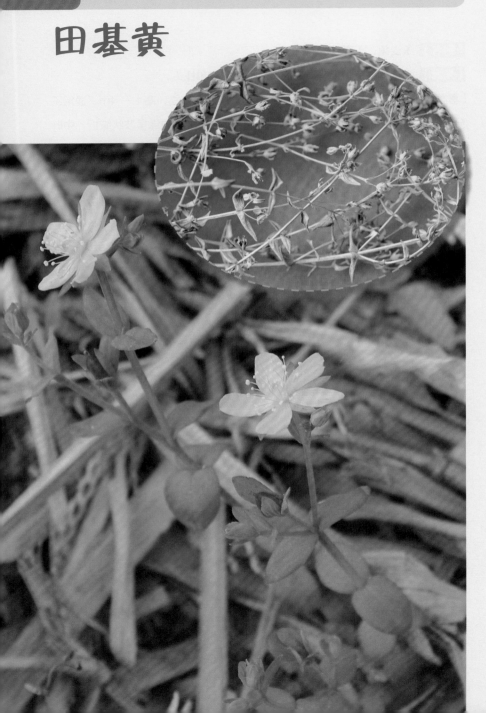

【别名】 地耳草、斑鸠草、雀舌草。

【来源】 为藤黄科植物地耳草 *Hypericum japonicum* Thunb. ex Murray. 的全草。

【野外识别特征】 一年生小草本，高10～40cm。全株无毛。根多须状。茎丛生，直立或斜上，有4棱，基部近节处生细根。单叶对生；无叶柄；叶片卵形或广卵形，先端钝，全缘，上面有微细的透明油点。聚伞花序顶生而成叉状分枝；花小，径约6mm；花梗线状；花瓣5，黄色，卵状长椭圆形。蒴果椭圆形，长约4mm，成熟时开裂为3果瓣。花期5～6月，果期9～10月。生于田野较湿润处。分布于长江流域及其以南各地。

【药材性状】 全草10～40cm。根须状，黄褐色。茎单一或基部分枝，光滑，具4棱，表面黄绿色或黄棕色；质脆，易折断，断面中空。叶对生，无柄；完整叶片卵形或卵圆形，全缘，具细小透明油点，基出脉3～5条。聚伞花顶生，花小，橙黄色。气无，味微苦。

【性味功效】 甘、苦，凉。利湿退黄，清热解毒，活血消肿。内服煎汤15～30g；外用适量。

【常见病配伍】

1. 湿热黄疸　可单用或与茵陈蒿、虎杖、金钱草等同用。

2. 肺痈、肠痈、痈疮肿毒　肺痈常配桔梗、鱼腥草等同用；肠痈常配败酱草、红藤等同用；痈疮肿毒，单用或与清热解毒药同用。

3. 跌打损伤　单用或与活血化瘀疗伤药同用。

【验方精选】

1. 肝炎　鲜田基黄、凤尾草各30g，红枣6枚。水煎服。

2. 肠炎　鲜田基黄45g，鲜凤尾草30g。水酒各半煎服。

3. 急性肾炎　鲜田基黄60g，红枣10枚，水煎服。

4. 口腔炎　田基黄30g。捣烂取汁，以纱布浸汁漱洗口腔。

5. 急性结膜炎　田基黄30～60g，煎水熏洗眼睛。

石韦

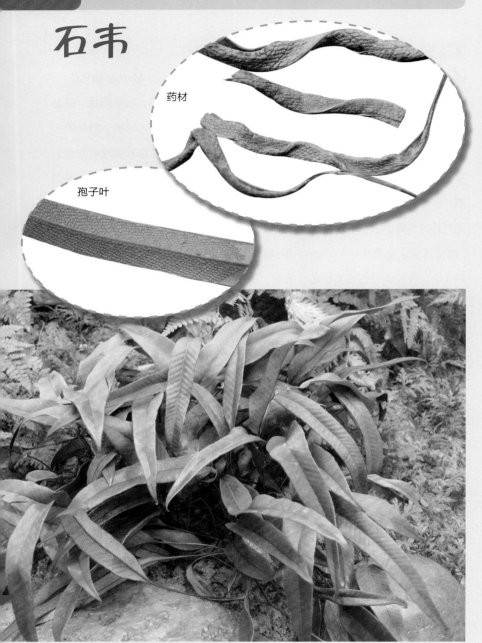

药材

孢子叶

【别名】 石皮、石剑。

【来源】 为水龙骨科植物石韦 *Pyrrosia lingua* (Thunb.) Farwell. 的叶。

【野外识别特征】 植株高 10 ~ 30cm。根茎细长，横生，与叶柄密被棕色披针形的鳞片。叶远生；叶柄长 3 ~ 10cm，深棕色，有浅沟；叶革质，披针形或长圆状披针形，长 6 ~ 20cm，宽 2 ~ 5cm，先端渐尖，基部渐狭并下延于叶柄，全缘；下面密被淡褐色毛，中脉上面稍凹，下面隆起，侧脉多少可见。孢子囊群满布于叶背面或上部，无囊群盖。附生于林中树干或溪边石上。分布于华东、中南、西南地区。

【药材性状】 叶片呈披针形或长圆披针形，长 8 ~ 12cm，宽 1 ~ 3cm。基部楔形，对称。孢子囊群在侧脉间，排列紧密而整齐。叶柄长 5 ~ 10cm，直径约 1.5mm。气微，味微涩苦。

【性味功效】 苦、甘，微寒。利水通淋，清肺止咳，凉血止血。内服煎汤 6 ~ 12g。

【常见病配伍】

1. 淋证　石淋常配伍金钱草、海金沙、车前子等同用；血淋常与蒲黄、小蓟、白茅根等同用；热淋常与车前子、滑石、瞿麦等同用。

2. 肺热喘咳　可与槟榔同用，即石韦散。

3. 血热出血　与地榆、槐花、小蓟等同用。

【验方精选】

1. 泌尿系统感染　石韦、车前子等份，水煎温服。

2. 咳嗽　石韦、槟榔等份，生姜汤调服。

3. 放疗和化疗引起的白细胞下降　石韦 30g，红枣 15g，甘草 3g。水煎服。

【其他功用】 石韦的根茎、叶上的毛茸均入药。根能通淋，消胀，除劳热，止血；毛可治烫火伤。

注：同属植物庐山石韦 *Pyrrosia sheareri* (Bak.) Ching.、有柄石韦 *Pyrrosia petiolosa* (Christ) Ching. 亦作"石韦"药用。

【使用禁忌】

无湿热者慎服。

灯心草

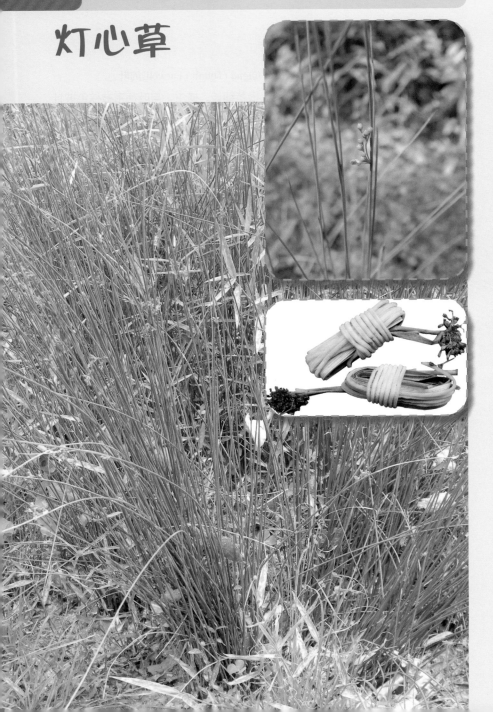

【别名】灯心、铁灯心、水灯心。

【来源】为灯心科植物灯心草*Juncus effusus* L.的茎髓或全草。

【野外识别特征】多年生草本植物，高40～100cm。根茎横走，密生须根。茎簇生，直立，细柱形，直径1.5～4mm，内充满乳白色髓。花序假侧生，聚伞状，多花；花淡绿色，具短柄。褐黄色蒴果长圆形，先端钝或微凹，内有3个完整的隔膜。种子多数，卵状长圆形，褐色。花期6～7月，果期7～10月。生在水旁、田边等潮湿处。分布于长江下游及福建、四川、贵州、陕西等地。

【药材性状】呈细圆柱形，长达90cm，直径1～3mm，表面白色或淡黄白色。置放大镜下观察，有隆起的细纵纹及海绵样的细小孔隙；微有光泽。质轻柔软，有弹性，易拉断，断面不平坦，白色。无臭无味。

【性味功效】甘、淡，微寒。利水通淋，清心降火。内服煎汤1～3g；外用适量。

【常见病配伍】

　　1.热淋　常与木通、车前子、滑石配伍。

　　2.心火扰神，失眠　可单用或配伍其他清心安神药同用。

　　3.小儿夜啼　单用煎汤喂服。

【验方精选】

　　1.泌尿系统感染　灯心草30g，麦冬、甘草各15g，煎浓汤服。

　　2.热淋　鲜灯心草、车前草、凤尾草各30g。淘米水煎服。

　　3.失眠心烦　灯心草18g，煎汤代茶常服。

　　4.小孩热病抽搐　灯心草120g，鲜苦桃树皮120g，杵烂敷额头、手足心。

　　5.黄疸　灯心草、天胡荽各30g，水煎，加甜酒少许调服。

【其他功用】灯心草根及根茎入药，能利水通淋，清心安神。

【使用禁忌】

　　下焦虚寒、小便失禁者禁服。

鸡骨草

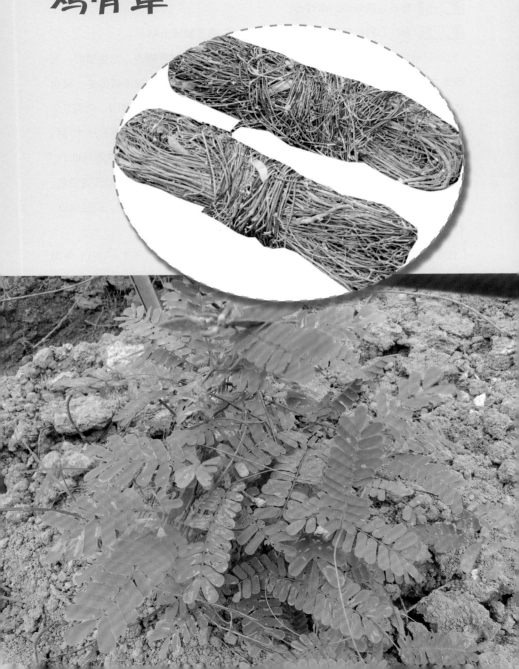

【别名】 红母鸡草、猪腰草、黄头草。

【来源】 为豆科植物广州相思子 *Abrus cantoniensis* Hance. 的全草。

【野外识别特征】攀援灌木，长达1m；小枝及叶柄被粗毛。主根长达60cm。茎细，深红紫色，幼嫩部分密被黄褐色毛。偶数羽状复叶；小叶7 ~ 12对，倒卵形或长圆形，先端截形或有小芒尖，基部浅心形，叶两面均被粗毛，小脉均凸起。总状花序短，腋生；花长约6mm。荚果长圆形，扁平，被疏毛，有种子4 ~ 5颗。种子长圆形，扁平，褐黑色。花期8月，果期9 ~ 10月。生于山地或旷野灌木林边。分布于广东、广西等地。

【药材性状】根多呈圆锥形，上粗下细，有分枝，长短不一，直径0.5 ~ 1.5cm；表面灰棕色，粗糙，有细纵纹，支根极细，有的断落或留有残基；质硬。茎丛生，长50 ~ 100cm，直径约0.2cm；灰棕色至紫褐色，小枝纤细，疏被短柔毛。羽状复叶互生，小叶8 ~ 11 对，多脱落，小叶矩圆形，长0.8 ~ 1.2cm，先端平截，有小突尖，下表面被伏毛。气微香，味微苦。

【性味功效】 甘、微苦，凉。利湿退黄，清热解毒，疏肝止痛。内服煎汤15 ~ 30g。

【常见病配伍】

　　1.黄疸　单用或加红枣同用。

　　2.瘰疬　常与豨莶草合用。

【验方精选】

　　1.黄疸　鸡骨草60g，红枣七八枚，水煎服。

　　2.蛇咬伤　鸡骨草30g，水煎服。

　　3.瘰疬　鸡骨草3000g，豨莶草2000g，研末做丸服。

　　4.风热感冒　鸡骨草60g，水煎服。

【使用禁忌】

　　慎服。种子有毒，用时须将豆荚摘除，以防中毒。

苘麻子

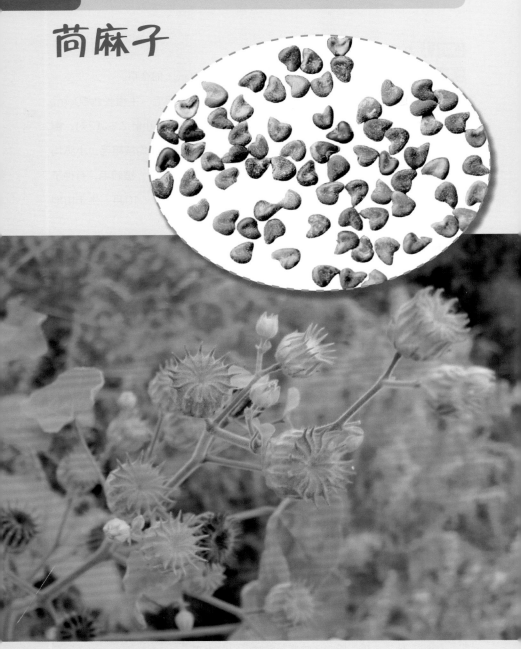

【别名】 苘实、白麻子、青麻子。

【来源】 为锦葵科植物苘麻*Abutilon theophrasti* Medic.的成熟种子。

【野外识别特征】一年生草本，高1～2m，茎枝、叶柄、叶片、花梗、花、种子均被柔毛。叶互生；叶柄长3～12cm；叶片圆心形，长5～10cm，先端长渐尖，基部心形，边缘有细圆锯齿。花单生于叶腋，花梗长1～3cm，近顶端具节。花黄色，花瓣倒卵形，长约1cm。蒴果半球形，直径约2cm。种子肾形，褐色。花期7～8月。生于路旁、荒地和田野间。分布于全国各地。

【药材性状】三角状肾形，长3.5～6mm，宽2.5～4.5mm，厚1～2mm。表面灰黑色或暗褐色，有白色稀疏绒毛，凹陷处有类椭圆状种脐，淡棕色，四周有放射状细纹。种皮坚硬，子叶2，重叠折曲，富油性。气微，味淡。

【性味功效】苦，平。清热解毒，利湿，退翳。内服煎汤3～9g。

【常见病配伍】

1. 水肿　常与茯苓、白术、泽泻等同用。

2. 产后乳汁不下　常与砂仁为末，温酒送服。

【验方精选】

1. 尿血、蛋白尿　苘麻子3g，炒熟研末，蜂蜜调服。

2. 乳汁不通　苘麻子12g，王不留行15g，穿山甲6g。水煎服。

3. 眼病　苘麻子适量，涂于猪肝片上烤干，捣碎为末，空腹以米汤调服。

【其他功用】苘麻的全草、根均入药。全草可清热，利湿，解毒；根能利湿解毒。

虎杖

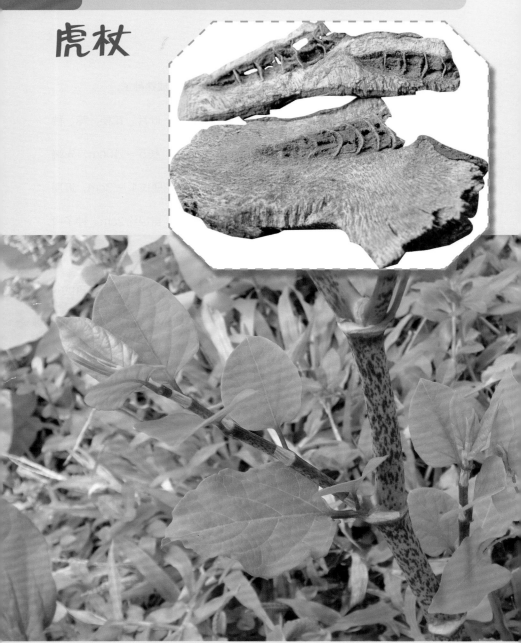

【别名】酸筒杆、花斑竹、活血龙。

【来源】为蓼科植物虎杖 *Polygonum cuspidatum* Sieb. et Zucc. 的根茎和根。

【野外识别特征】多年生灌木状草本，高达 1m 以上。根状茎横卧地下，木质，黄褐色，节明显。茎直立，丛生，中空，散生紫红色斑点。叶互生；叶柄短；叶片宽卵状椭圆形或卵形，长 6 ~ 12cm，宽 5 ~ 9cm，先端急尖，基部圆形或阔楔形，全缘，无毛。花单性，雌雄异株，成腋生的圆锥花序；花梗细长，中部有关节，上部有翅；花被 5 深裂，背部生翅。瘦果椭圆形，有 3 棱，黑褐色。花期 6 ~ 8 月，果期 9 ~ 10 月。生于山谷溪边。分布于华东、中南、西南及河北、陕西、甘肃等地。

【药材性状】根茎多为圆柱形短段或不规则厚片，长 1 ~ 7cm，直径 0.5 ~ 2.5cm。外皮棕褐色，有纵皱纹及须根痕，切面皮部较薄，木部宽广，棕黄色，射线放射状，皮部与木部易分离。根茎髓中有隔或呈空洞状。质坚硬。气微，味微苦、涩。

【性味功效】微苦，微寒。利湿退黄，散瘀止痛，化痰止咳，清热解毒。内服煎汤 9 ~ 15g；外用适量。

【常见病配伍】

1. 湿热黄疸　常与茵陈蒿、金钱草、栀子等同用。

2. 痈疮肿毒，烧烫伤，毒蛇咬伤　单用煎汤内服，或烧灰外用，或鲜品捣敷。

3. 血瘀经闭　与益母草、当归、茜草等同用。

4. 肺热咳嗽　可单用或与黄芩、枇杷叶、杏仁等同用。

【验方精选】

1. 风湿痹痛、四肢麻木　虎杖、西河柳、鸡血藤各 30g，水煎服。

2. 湿热黄疸　虎杖、金钱草、板蓝根各 30g。水煎服。

3. 伤折后血瘀不散　虎杖 60g，赤芍 30g。捣粉，温酒调服。

4. 痔疮出血　虎杖、金银花、槐花各 9g，水煎服。

【其他功用】虎杖的叶亦供药用，可祛风湿、解毒。

【使用禁忌】

孕者禁服。

垂盆草

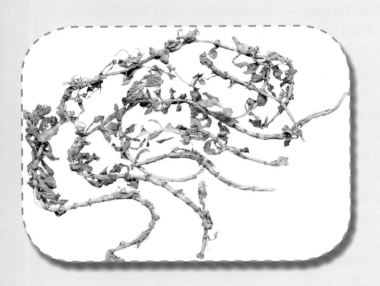

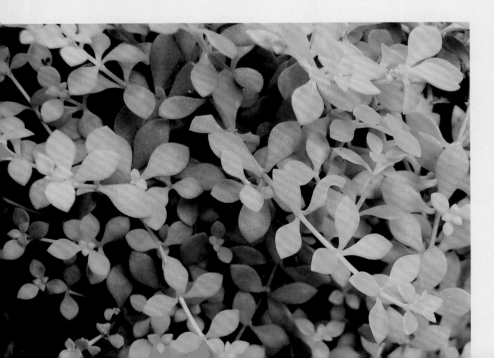

【别名】鼠牙半支、石指甲、瓜子草。

【来源】为景天科植物垂盆草 *Sedum sarmentosum* Bunge. 的全草。

【野外识别特征】多年生肉质草本，全株无毛。根纤维状。叶常3片轮生；叶片倒披针形至长圆形，长15～25mm，宽3～7mm，先端近急尖，基部下延，全缘。聚伞花序顶生，有3～5分枝；花小，无梗；花瓣5，黄色，披针形至长圆形，长5～8mm。蓇葖果，内有多数细小的种子。种子卵圆形，表面有细小的乳头突起。花期5～7月，果期7～8月。生于向阳山坡、石隙、沟边及路旁湿润处。分布于我国华北、中南、中西部地区。

【药材性状】全草稍卷缩。根细短，茎纤细，长可达20cm以上，部分节上可见纤细的不定根。3叶轮生，叶片倒披针形至矩圆形，绿色，肉质，长1.5～2.8cm，宽0.3～0.7cm，先端近急尖，基部急狭，有距。气微，味微苦。

【性味功效】甘、淡，凉。清热解毒，利湿退黄。内服煎汤15～30g；外用适量。

【常见病配伍】

1. 湿热黄疸　单用或与茵陈蒿、金钱草、栀子等同用。

2. 痈疮肿毒、毒蛇咬伤　可用鲜品捣汁服，并以汁外涂或以渣外敷。

【验方精选】

1. 急性黄疸型肝炎　垂盆草、茵陈蒿各30g，板蓝根15g。水煎服。

2. 慢性迁延型肝炎　鲜垂盆草30g，紫金牛9g，水煎，加糖服。

3. 咽喉肿痛　垂盆草15g，山豆根9g。水煎服。

4. 毒蛇咬伤　鲜垂盆草捣汁1杯，加少量雄黄和烧酒服用。

5. 肠炎、痢疾　垂盆草、马齿苋各30g，水煎服。

【使用禁忌】

脾胃虚寒者慎服。

泽泻

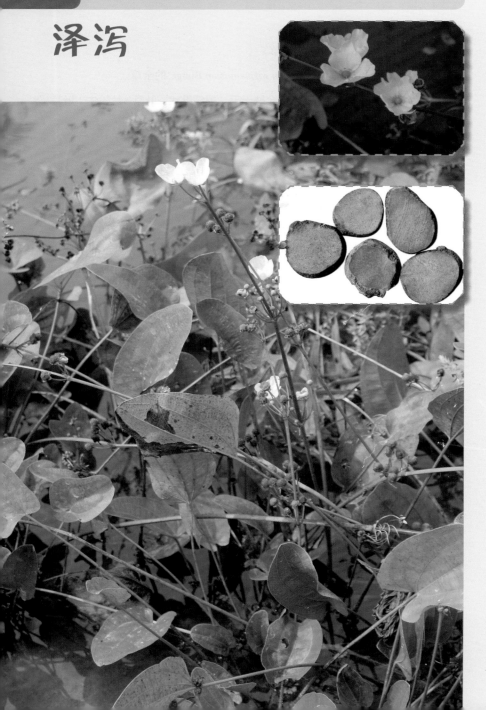

【别名】 水泻、芒芋、泽芝。

【来源】 为泽泻科植物泽泻 *Alisma orientale* (Sam.) Juzep. 的块茎。

【野外识别特征】 多年生沼生植物，高50～100cm。地下有块茎，球形，外皮褐色，密生多数须根。叶根生；叶柄长达50cm；叶片宽椭圆形，长5～18cm，宽2～10cm，全缘，两面光滑；叶脉5～7条。花茎由叶丛中抽出，花序通常有3～5轮分枝，每轮小分枝常组成圆锥状复伞形花序；花瓣倒卵形，膜质，白色。瘦果多数，扁平，倒卵形，褐色。花期6～8月，果期7～9月。生于沼泽边缘或栽培。分布于东北、华东、西南及河北、河南、新疆等地。

【药材性状】 块茎类球形、椭圆形或卵圆形，长2～7cm，直径2～6cm。表面黄白色或淡黄棕色，有不规则的横向环状浅沟纹及多数细小突起的须根痕，底部有的有瘤状芽痕。质坚实，断面黄白色，粉性，有多数细孔。气微，味微苦。

【性味功效】 甘、淡，寒。利水渗湿，化浊降脂，泄热。内服煎汤6～10g。

【常见病配伍】

1. 水肿、小便不利　常与茯苓、猪苓、白术等配用。

2. 妊娠浮肿，气喘　常配桑白皮、槟榔、赤茯苓等同用。

3. 湿热带下，小便淋浊　常配龙胆草、车前子、木通等，如龙胆泻肝汤。

【验方精选】

1. 湿热黄疸、全身发黄　茵陈、泽泻各30g，滑石90g。水煎服。

2. 妊娠水肿、大小便难　泽泻、桑白皮、木通、枳壳、赤茯苓、槟榔各30g，水煎去渣，饭前温服。

3. 急性肠炎　泽泻、白头翁各15g，猪苓9g，车前子6g。水煎服。

4. 眼红肿痛　泽泻、黄连各15g，甘草6g，草决明3g。研末，以灯心汤调服。

【其他功用】 泽泻的叶、果实亦供药用。叶可益肾，止咳，通脉，下乳；果实可止消渴，益肾气。

【使用禁忌】

肾虚所致水肿、泄泻等禁服。

泽漆

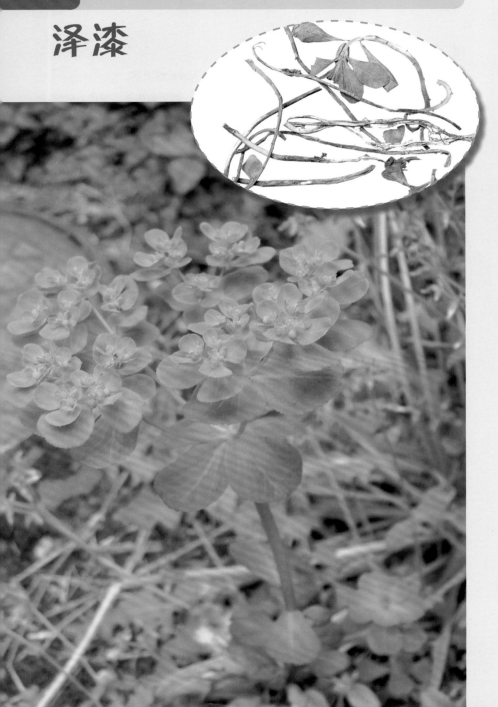

【别名】 五朵云、猫眼儿草、一把伞。

【来源】 为大戟科植物泽漆 *Euphorbia helioscopia* L.的全草。

【野外识别特征】一年生或两年生草本，全株含乳汁。茎丛生，紫红色，上部淡绿色。叶互生；无柄或具短柄；叶片倒卵形或匙形，先端钝圆，有缺刻或锯齿，两面灰绿色，被疏长毛，开花后渐脱落。杯状聚伞花序顶生，伞梗5；杯状总苞5裂，裂片黄绿色。蒴果球形，光滑。种子褐色，卵形，有明显凸起的网纹。花期4～5月，果期5～8月。生于山沟、路旁、荒野及湿地。分布于西藏以外的全国各地。

【药材性状】全草长约30cm，茎光滑无毛，多分枝，表面黄绿色，基部呈紫红色，具纵纹，质脆。叶互生，无柄，倒卵形或匙形，长1～3cm，宽0.5～1.8cm，先端钝圆或微凹；茎顶部具5片轮生叶状苞，与下部叶相似。聚伞花序顶生，有伞梗，黄绿色。蒴果无毛。种子卵形，表面有凸起网纹。气酸而特异，味淡。

【性味功效】辛、苦，微寒，有毒。利尿消肿，化痰止咳，解毒散结。内服煎汤3～9g；外用适量。

【常见病配伍】

1. 大腹水肿、四肢浮肿　单用煎膏白酒送服，或与白术、泽泻、茯苓等配用。

2. 肺热咳嗽，痰饮喘咳　前者可与黄芩、鱼腥草等同用；后者可与半夏、紫菀等同用，如泽漆汤。

3. 瘰疬痰核，癣疮　前者可熬膏外敷，或与浙贝母、夏枯草、牡蛎等配伍；后者可捣汁外涂。

【验方精选】

1. 水肿致气喘不停、四肢无力　泽漆30g，鲤鱼150g，赤小豆150g，生姜24g，茯苓9g，人参、麦冬、甘草各6g。加水先煮鱼和豆，去渣煎药服。

2. 淋巴肉瘤　泽漆15g，蛇六谷、土茯苓各30g，穿山甲9g，水煎服。

3. 神经性皮炎　鲜泽漆白浆敷患处。

【使用禁忌】

气血虚弱和脾胃虚者慎服。

枳椇

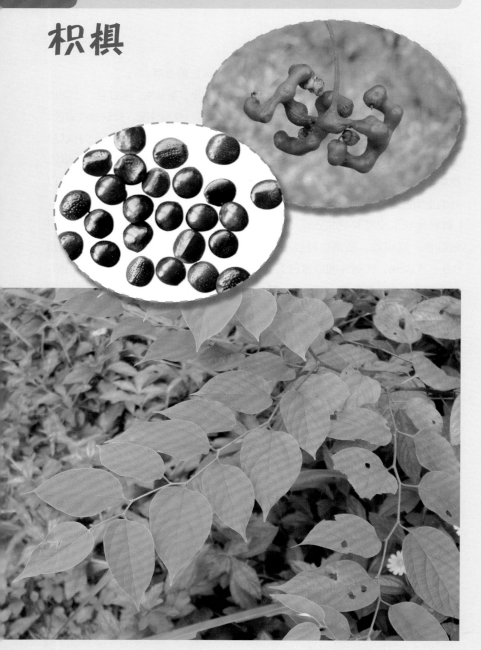

【别名】 鸡爪子、拐枣、鸡脚爪。

【来源】 为鼠李科植物枳椇 *Hovenia acerba* Lindl. 的带果柄的果实及种子。

【野外识别特征】落叶乔木，高可达10m，树皮灰褐色，浅纵裂，不剥落。小枝红褐色，幼时被锈色毛。叶互生，叶柄长2～5cm，红褐色，具腺点。叶片卵形，先端渐尖，基部圆形或心形，边缘具细尖锯齿；三出脉，淡红色。二歧式聚伞花序腋生或顶生；花杂性；花瓣5，黄绿色。果实近球形，灰褐色；果梗肉质肥大，扭曲，红褐色，上有黄色皮孔。种子扁圆形，暗褐色，有光泽。花期5～6月，果熟9～10月。生于阳光充足的山坡、沟谷及路边。分布于华北、华东、中南、西南及陕西、甘肃等地。

【药材性状】种子扁平圆形，背面稍隆起，腹面较平坦，直径3.2～4.5mm。表面暗褐色或黑紫色，有光泽。种皮坚硬，胚乳白色，子叶淡黄色，肥厚，均富油质。气微，味微涩。

【性味功效】甘、酸，平。解酒毒，利水消肿。内服煎汤6～15g。

【常见病配伍】

1. 解酒　常配伍葛花。

2. 暑湿烦渴　常配伍淡竹叶等。

【验方精选】

1. 醉酒　枳椇12g，葛花9g。煎水冷服。

2. 中暑所致心烦、口渴、头晕、尿少　枳椇、竹叶各30g。水煎服。

3. 手脚抽搐　枳椇、银线草、蛇莓各15g。水煎服。

【其他功用】枳椇的根、树皮、叶均入药。根祛风活络，止血，解酒；树皮活血，舒筋，消食，疗痔；叶清热解毒，除烦止渴。

注：同属植物北枳椇 *Hovenia acerba* Lindl.、毛果枳椇 *Hovenia trichcapa* Chun et Tsiang. 的成熟种子或带花序轴的果实也作中药枳椇子用。

【使用禁忌】

脾胃虚寒者禁服。

珍珠草

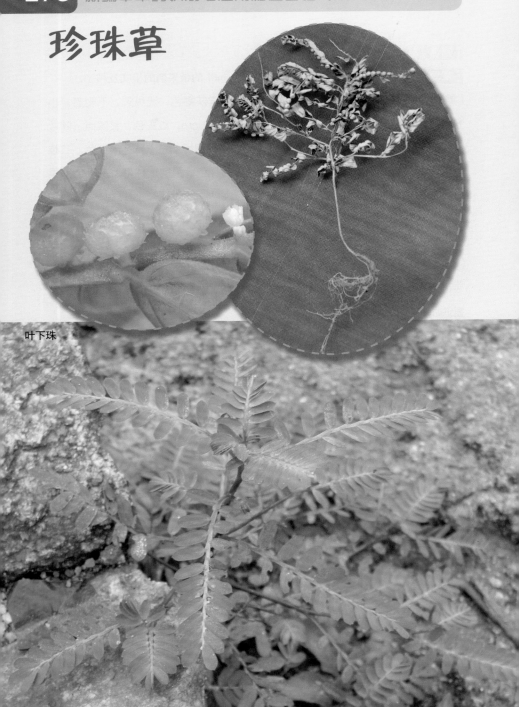

叶下珠

【别名】 叶下珠、珠仔草、阴阳草。

【来源】 为大戟科植物叶下珠 *Phyllanthus urinaria* L. 的带根全草。

【野外识别特征】一年生草本。高10 ~ 60cm。茎直立，分枝侧卧而后上升，常带紫红色，有翅状纵棱。单叶互生，排成2列；几乎无柄；叶片长椭圆形，先端斜或有小凸尖，基部偏斜或圆形，下面叶缘处有1 ~ 3列粗短毛。花小，单性，雌雄同株；无花瓣；雌花单生于叶腋。蒴果无柄，扁圆形，径约3mm，赤褐色，表面有鳞状凸起物；种子三角状卵形，淡褐色，有横纹。花期5 ~ 10月，果期7 ~ 11月。生于山坡、路旁、田边。分布于我国中东部、西南以及华南等地区。

【药材性状】长短不一，根茎外表浅棕色，须根多数。茎枝有纵皱，灰棕色，质脆易断，断面中空。分枝有纵皱及不甚明显的膜翅状脊线。叶薄而小，长椭圆形，尖端有短突尖，边缘有白色短毛，灰绿色，皱缩，易脱落。花细小，腋生于叶背之下，多已干缩。有的带三棱状扁球形黄棕色果实，其表面有棱状突起，常6纵裂。气微香，味微苦。

【性味功效】甘、苦，凉。清热解毒，利尿退黄，明目，消积。内服煎汤15 ~ 30g；外用适量。

【常见病配伍】

1. 肠炎腹泻，细菌性痢疾　单用或配老鹳草同用。

2. 夜盲症　鲜品加鸭肝同炖服。

【验方精选】

1. 黄疸　鲜珍珠草60g，鲜马鞭草90g，鲜半边莲60g，水煎服。

2. 肝炎　鲜珍珠草、鲜黄胆草各60g，母螺7粒，鸭肝一个，冰糖60g，水炖服。

3. 痢疾、肠炎腹泻　珍珠草、铁苋菜各30g。水煎后加糖服。夜盲症：鲜珍珠草30 ~ 60g，动物肝脏120g，苍术9g，水炖服。

4. 小儿呛水咳嗽　鲜珍珠草15g，枇杷树皮4.5g，八角枫根3g，水煎服。

茵陈

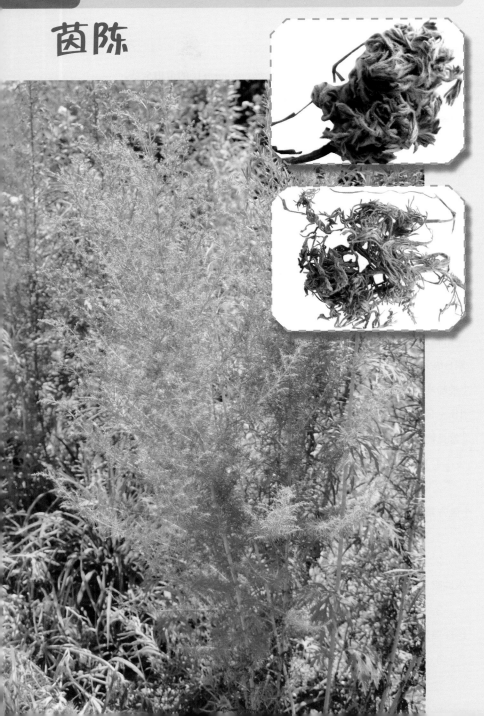

【别名】绵茵陈、绒蒿。

【来源】为菊科植物茵陈蒿 Artemisia capillaris Thunb. 的地上部分。

【野外识别特征】半灌木状多年生草本。根分枝,常斜生。茎常数个丛生,斜上。表面紫色或黄绿色,有纵条纹,多分枝;幼枝被灰白色绢毛。叶片长圆形,长1.5 ~ 5cm,2或3回羽头全裂,最终裂片披针形或线形,顶端尖。头状花序极多数,有梗,在侧枝上排列成复总状花序;花杂性。瘦果长圆形,具纵条纹。花期8 ~ 9月,果期9 ~ 10月。生于河岸、海岸附近的湿润砂地、路旁。分布于华东、中南及辽宁、陕西、河北等地。

【药材性状】茎呈圆柱形,多分枝;表面淡紫色,有纵条纹,被短柔毛;体轻,质脆,断面类白色。叶密集,或多脱落;下部叶2至3回羽状全裂,基部抱茎,裂片细丝状。头状花序卵形,多数集成圆锥状,长1.2 ~ 1.5mm,直径1 ~ 1.2mm,有短梗。瘦果长圆形,黄棕色。气芳香,味微苦。

【性味功效】苦、辛,微寒。清利湿热,利胆退黄,解毒疗疮。内服煎汤6 ~ 15g。

【常见病配伍】

1. 黄疸 治阳黄常配栀子、大黄等,如茵陈蒿汤;治阴黄常配附子、干姜等,如茵陈四逆汤。

2. 湿温初起 常与黄芩、滑石、藿香等同用,如甘露消毒丹。

3. 湿疮,湿疹 可煎汤外洗或与黄柏、苦参、蛇床子同用。

【验方精选】

1. 湿热黄疸 茵陈18g,栀子、大黄各9g,水煎服。

2. 胆囊炎 茵陈、忍冬藤各30g,蒲公英12g,大黄10g。水煎服。

3. 慢性肝炎 茵陈、当归、郁金各200g,枳实150g,败酱草250g。水煎服。

4. 风疹瘙痒 茵陈、苦参各150g,水煎洗。

注:同属植物滨蒿 Artemisia scoparia Waldst. et Kit. 的地上部分也作中药茵陈用。

【使用禁忌】

贫血者不宜使用。

荠菜

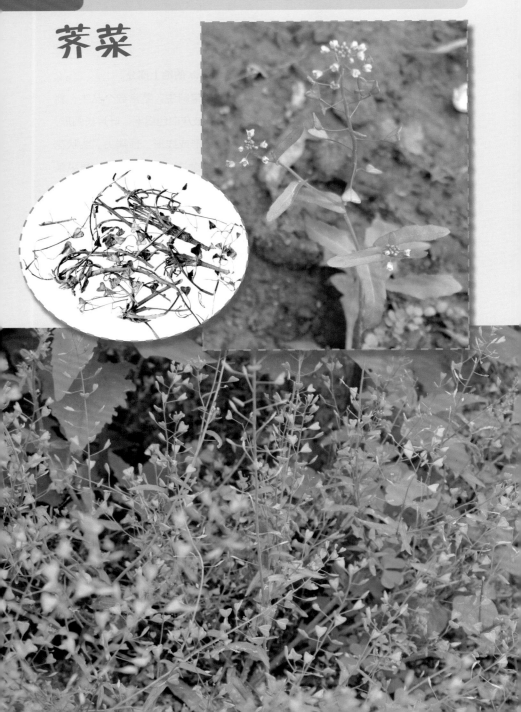

【别名】 地菜、护生草。

【来源】 为十字花科植物荠菜 *Capsella bursa-pastoris* (L.) Medic. 的全草。

【野外识别特征】一年或两年生草本，高20 ~ 50cm。茎直立，有分枝，稍有分枝毛或单毛。基生叶莲座状，具长叶柄，达5 ~ 40mm；叶片大头羽状分裂，顶生裂片较大，卵形至长卵形，裂片3 ~ 8对，较小，狭长，呈圆形至卵形，先端渐尖，浅裂或具有不规则粗锯齿；茎生叶狭披针形，边缘有缺刻或锯齿，两面有细毛或无毛。总状花序顶生或腋生；花瓣白色，匙形或卵形，长2 ~ 3mm。短角果倒心状三角形，长5 ~ 8mm，宽4 ~ 7mm，扁平。种子细小，呈椭圆形，浅褐色。花、果期4 ~ 6月。我国各地均有分布或栽培。

【药材性状】主根呈圆柱形或圆锥形；表面类白色或淡褐色，有许多须状侧根。茎纤细，黄绿色，易折断。根出叶羽状分裂，多卷缩，展平后成披针形，顶端裂片较大，边缘有粗齿；表面灰绿色或枯黄色，纸质，易碎；茎生叶长圆形。果实倒三角形，扁平，顶端微凹，具残存短花柱。种子细小，倒卵圆形。搓之有清香气，味淡。

【性味功效】甘，凉。利水消肿，明目，止血。内服煎汤15 ~ 30g。

【常见病配伍】血热出血：多鲜用捣汁服或煎水代茶饮。

【验方精选】

1. 内伤吐血　荠菜、蜜枣各30g，水煎服。

2. 肺热咳血　荠菜、白茅根各30g，藕节60g。加水煎汤服。

3. 崩漏及月经过多　荠菜、龙芽草各30g。水煎服。

4. 蛋白尿　鲜荠菜120 ~ 500g，洗净煮汤。

5. 高血压　荠菜、夏枯草各60g。水煎服。

6. 风湿性心脏病　荠菜60g，鲜苦竹叶20片去尖。水煎代茶饮。

【其他功用】荠菜的花、种子均入药。花可凉血止血、清热利湿；种子能祛风明目。

香加皮

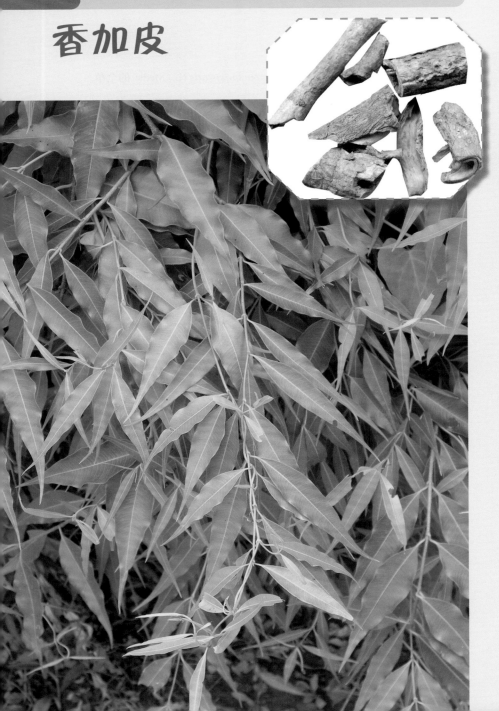

【别名】香五加皮、北五加皮、杠柳皮。

【来源】为萝藦科植物杠柳 *Periploca sepium* Bge. 的根皮。

【野外识别特征】落叶蔓生灌木，长达1.5m。具乳汁，除花外全株无毛。叶对生，膜质，卵状长圆形，长5～9cm，宽1.5～2.5cm，先端渐尖，基部楔形；侧脉多数。聚伞花序腋生，有花数朵；花冠紫红色，裂片5，内部被长柔毛。蓇葖果双生，圆柱状，具纵条纹。种子长圆形，顶端具白色绢毛。花期5～6月，果期7～9月。生于平原及低山丘的林缘、沟坡、河边砂质地。主要分布于中部、西南等地。

【药材性状】根皮呈卷筒状或槽状，少数为不规则块片状，长3～10cm，直径1～2cm，厚2～4mm。外表面灰棕色或黄棕色，栓皮易鳞片状剥落而现黄白色内皮；内表面淡黄色或红棕色，有细纵纹。质脆，易折断，断面不整齐，淡黄色。有特异香气，味苦。

【性味功效】辛、苦，温；有毒。祛风湿，强筋骨。内服煎汤3～6g。

【常见病配伍】

1. 水肿，小便不利　单用或与大腹皮、茯苓皮等配用。

2. 风湿痹痛　常与续断、杜仲、羌活等同用。

3. 肝肾不足，筋骨软弱　常与桑寄生、杜仲、牛膝等同用。

【验方精选】

1. 水肿、小便不利　香加皮、陈皮、生姜皮、大腹皮各9g。水煎服。

2. 风湿骨痛、手足麻木　香加皮、独活、羌活、威灵仙、防己、薏苡仁各75g，当归50g，泡酒服。

3. 风湿性关节炎　穿山龙、白鲜皮、香加皮各15g。用白酒泡24小时后日服10毫升。

4. 脚软无力　香加皮、木瓜、牛膝等份研末，水煎服。

5. 阴囊水肿　香加皮9g，仙人头30g，水煎服。

【使用禁忌】

本品有毒，不可作五加科植物五加皮的代用品，亦不宜过量或持续长期服用。

海金沙

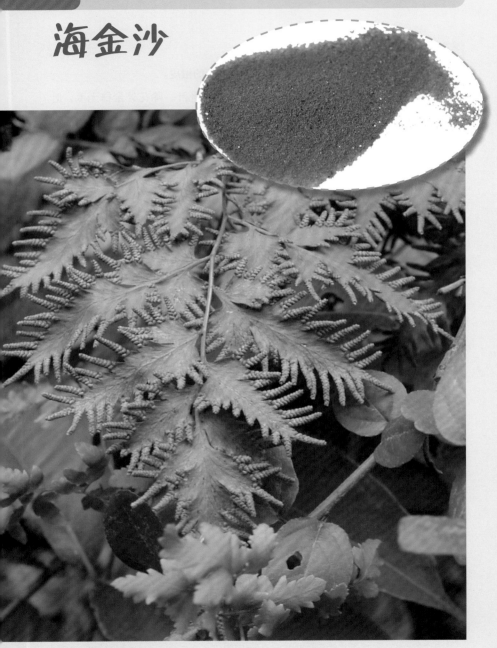

【别名】海金砂、左转藤灰。

【来源】为海金沙科植物海金沙 *Lygodium japonicum* (Thunb.) Sw. 的成熟孢子。

【野外识别特征】多年生攀援草质藤本，长1～5m。根须状，黑褐色，被毛；根状茎细长而横走，叶二型，多数，草质，对生于叶轴的短枝两侧；营养叶尖三角形，二回羽状；一回羽片2～4对，互生卵圆形，有具狭翅的短柄；孢子叶卵状三角形，长宽近相等，为10～20cm；一回羽片4～5对，互生，长圆状披针形；二回羽片3～4对，卵状三角形，多收缩呈撕裂状，羽片下面边缘生流苏状孢子囊穗，黑褐色；表面有小疣。生于阴湿山坡灌丛中或路边林缘。分布于华东、中南、西南地区及陕西、甘肃。

【药材性状】孢子粉状，棕黄色，体轻，手捻有光滑感，置手中易由指缝滑落。撒入水中浮于水面，加热后则逐渐下沉；燃烧时发出轻微发爆鸣及明亮的火焰，无灰渣残留。气微，味淡。

【性味功效】甘、咸，寒。通淋利湿止痛。内服煎汤6～15g。

【常见病配伍】

1. 石淋　常与金钱草、牛膝、石韦等同用。

2. 血淋　常与地榆、小蓟、白茅根等同用。

3. 热淋　常与车前子、木通、瞿麦等同用。

4. 膏淋　常与萆薢同用。

【验方精选】

1. 尿路结石　海金沙、金钱草、车前草各30g。水煎服。

2. 膀胱炎　海金沙、车前草、积雪草、一点红、白茅根各30g。水煎服。

3. 肾炎水肿　海金沙、马蹄金、白茅根各30g，玉米须12g。水煎服。

3. 痢疾　海金沙、薏苡根9g。水煎兑白糖服。

【其他功用】海金沙的地上部分和根及根茎均入药。海金沙草可清热解毒、利水通淋、活血通络；海金沙根可清热解毒、利湿消肿。

【使用禁忌】

肾阴亏虚者慎服。宜包煎。

萹蓄

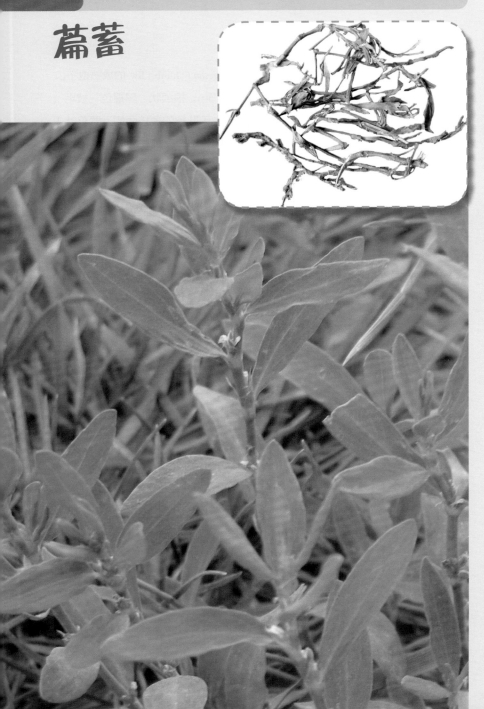

【别名】 萹竹、萹蓄蓼、粉节草。

【来源】 为蓼科植物萹蓄 *Polygonum aviculare* L. 的地上部分。

【野外识别特征】一年生或多年生草本，高10～50cm。全株被白色粉霜。茎平卧，基部分枝，绿色，具明显沟纹，无毛，基部圆柱形，幼枝具棱角。单叶互生，近无柄；叶片窄长椭圆形或披针形，侧脉明显。花小，常1～5朵簇生叶腋，花被绿色，5裂，裂片椭圆形，边缘白色或淡红色。瘦果三角状卵形，棕黑色或黑色，具不明显细纹及小点。花期4～8月，果期6～9月。生于山坡、田野、路旁。分布于全国各地。

【药材性状】茎呈圆柱形略扁，有分枝，长15～40cm，直径0.2～0.3cm。表面灰绿色或棕红色，有细密微突起的纵纹；节部稍膨大；质硬，易折断，断面髓部白色。叶互生，近无柄或具短柄，叶片多脱落或皱缩、破碎，完整者展平后呈披针形，全缘，两面均呈灰绿色。气微，味微苦。

【性味功效】苦，微寒。利尿通淋，杀虫止痒。外用9～15g；外用适量。

【常见病配伍】

　　1. 热淋　常配伍车前子、木通、滑石等同用，如八正散。

　　2. 血淋　可与大蓟、小蓟、白茅根等同用。

　　3. 湿疹阴痒　单用煎汤外洗。

　　4. 虫积腹痛　可与使君子、苦楝皮等同用，或加米醋煎服。

【验方精选】

　　1. 尿道炎、膀胱炎　鲜萹蓄60g，鲜车前草30g。捣烂搅汁。

　　2. 尿路结石　萹蓄、金钱草各15g，水煎服。

　　3. 蛔虫　萹蓄十斤，打细粉，水煎去渣后煎浓浸膏。空腹服。

　　4. 外阴瘙痒　萹蓄适量，煎水外洗。

【使用禁忌】

　　脾胃虚弱及阴虚患者慎服。

薏苡仁

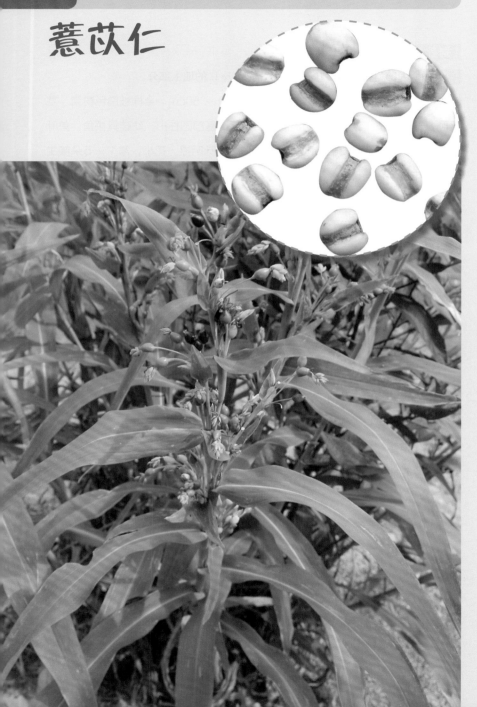

【别名】 薏仁、苡仁、水玉米。

【来源】 为禾本科植物薏苡 *Coix lacryma-jobi* L. var *ma-yuen* (Roman.) **Stapf.** 的成熟种仁。

【野外识别特征】一年或多年生草本，高1～1.5m。须根较粗，直径3mm。秆直立，约具十节。叶片线状披针形，长可达30cm，宽1.5～3cm，边缘粗糙，中脉粗厚，于背面凸起。总状花序腋生成束；雌小穗位于花序的下部，外面包以骨质念珠状的总苞，约与小穗等长。颖果外包坚硬的总苞，卵形或卵状球形。花期7～9月，果期9～10月。生于屋旁、荒野、河边、溪涧或阴湿山谷中。全国各地均有分布或栽培。

【药材性状】种仁呈宽卵形或长椭圆形，长4～8mm，宽3～6mm。表面乳白色，光滑，偶有残存的黄褐色种皮。一端钝圆，另端较宽而微凹，有一淡棕色点状种脐。背面圆凸，腹面有1条较宽而深的纵沟。质坚实，断面白色，粉质。气微，味微甜。

【性味功效】甘、淡，凉。利水渗湿，健脾止泻，除痹，排脓，解毒散结。内服煎汤9～30g。

【常见病配伍】

1.水肿、小便不利 常配伍茯苓同用。

2.脾虚湿盛所致食少泄泻 常与党参、白术、山药同用，如参苓白术散。

3.肠痈 可配伍附子、败酱草等，如薏苡附子败酱散。

【验方精选】

1.阑尾周围脓肿 薏苡仁30g，附子6g，败酱草15g，水煎服。

2.乳腺癌 延胡索、薏苡仁各15g，黄酒煎，空腹服。

3.丘疹性荨麻疹 薏苡仁、赤小豆各50g，大枣15g，红糖30g。水煎服。

4.水肿气喘 郁李仁60克，研末，滤汁后煮薏苡仁与饭同食用。

【其他功用】薏苡的叶、根均入药。叶可暖胃益气；根可清热通淋、利湿杀虫。

【使用禁忌】

脾虚无湿，大便燥结者及孕妇慎服。

瞿麦

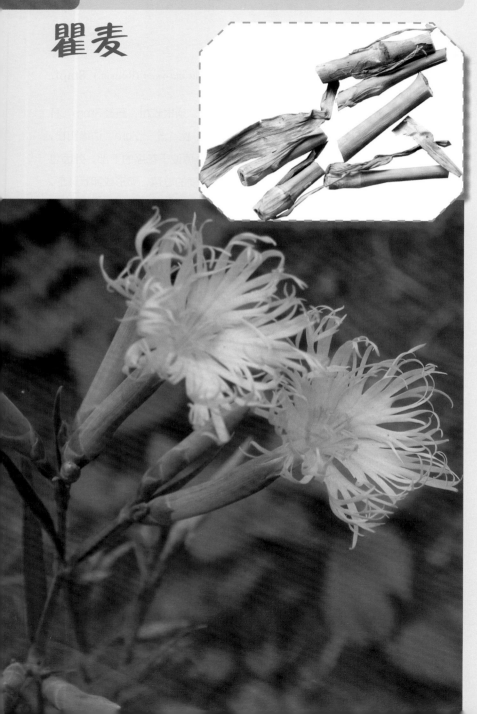

【别名】 山瞿麦、竹节草、剪绒花。

【来源】 为石竹科植物瞿麦 *Dianthus superbus* L. 的地上部分。

【野外识别特征】 多年生草本，高达1m。茎丛生，直立，无毛，上部二歧分枝，节明显。叶对生，线形或线状披针形，长1.5～9cm，先端渐尖，基部成短鞘状抱茎，全缘，两面均无毛。两性花；花单生或数朵集成疏歧式分枝的圆锥花序；花梗长达4cm；花瓣5，淡红色、白色或淡紫红色，先端深裂成细线状，基部有长爪。蒴果长圆形。种子黑色。花期8～9月，果期9～11月。生于山坡、草地、路旁或林下。全国大部分地区有分布。

【药材性状】 茎圆柱形，上部有分枝，长30～60cm；表面淡绿色或黄绿色，光滑无毛，节明显，略膨大，断面中空。叶对生，多皱缩，展平叶片呈条形至条状披针形。枝端具花及果实。花瓣棕紫色或棕黄色，卷曲，先端深裂成丝状。蒴果长圆形。种子细小，多数。气微，味淡。

【性味功效】 苦，寒。利尿通淋，活血通经。内服煎汤9～15g。

【常见病配伍】 热淋　常配木通、车前子、萹蓄等，如八正散。

【验方精选】

1. 尿结石　瞿麦30g，车前45g，葳蕤30g，滑石45g。水煎服。

2. 小便不利　瞿麦30g，栝楼根60g，茯苓、薯蓣各90g，附子一枚。研末，做丸服。

3. 尿道感染、大小便出血　山栀子15g，瞿麦30g，炙甘草1g，灯心草五十根、生姜5片，葱根少许，水煎服。

4. 食管癌、直肠癌　鲜瞿麦30～60g，水煎服。

5. 经血不通　瞿麦、木通、大黄各60g，水煎温服。

注：同属植物石竹 *Dianthus chinensis* L. 的地上部分也可作中药瞿麦用。

【使用禁忌】

下焦虚寒、妊娠、新产者禁服。

七、温里药

丁香

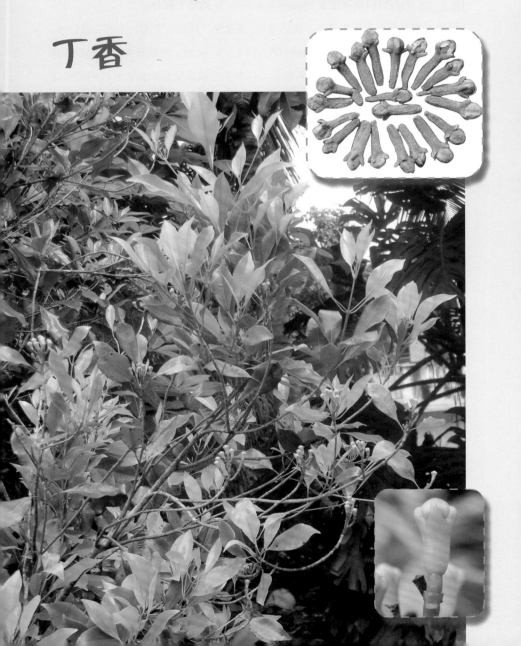

【别名】丁子香、公丁香、百里馨。

【来源】为桃金娘科植物丁香 *Eugenia caryophyllata* Thunb. 的花蕾。

【野外识别特征】常绿乔木，高达10cm。叶片长方卵形，长5～10cm，宽2.5～5cm，先端渐尖，基部狭窄常下展成柄，全缘。花芳香，组成顶生聚伞圆锥花序；花萼肥厚，绿色后变紫色，长管状；花冠白色，稍带紫色，短管状。浆果红棕色，长方椭圆形，长1～1.5cm，直径5～8mm。种子长方形。广东、广西、海南、云南均有栽培。

【药材性状】花蕾略呈研棒状，长1～2cm。花冠圆球形，直径0.3～0.5cm，花瓣4，覆瓦状抱合，棕褐色或黄褐色；萼管圆柱状，略扁，有点稍弯曲，长0.7～1.4cm，直径0.3～0.6cm，红褐色或棕褐色，上端有4片三角形萼片。质坚实，富油性。气芳香浓烈，味辛辣、有麻舌感。

【性味功效】辛，温。温中降逆，散寒止痛，补肾助阳。内服煎汤1～3g。

【常见病配伍】

1. 胃寒呕吐　可与半夏、生姜等同用。

2. 胃寒呃逆　常配伍人参、生姜、柿蒂等，如丁香柿蒂汤。

3. 脘腹冷痛　常配伍高良姜、小茴香等，如丁香止痛散。

4. 肾虚阳痿　与附子、肉桂、淫羊藿等同用。

【验方精选】

1. 胃寒呕吐　丁香、生姜各6g，柿蒂9g，人参3g，水煎服。

2. 手足冰冷、脸唇乌黑　丁香、高良姜、肉桂各4.5g，煎汤，胡椒五十粒研末，药汤冲服。

3. 牙龈肿痛　丁香、花椒等份，冰片少许，共研末，敷患处。

4. 乳头破裂　丁香适量，研末，干敷患处。

【其他功用】丁香的树根、果实、挥发油亦供药用。根可散热拔毒；果实温中散寒、理气止痛；油可暖胃、温肾止痛。

【使用禁忌】

阴虚内热者禁服。不宜与郁金同用。

八角茴香

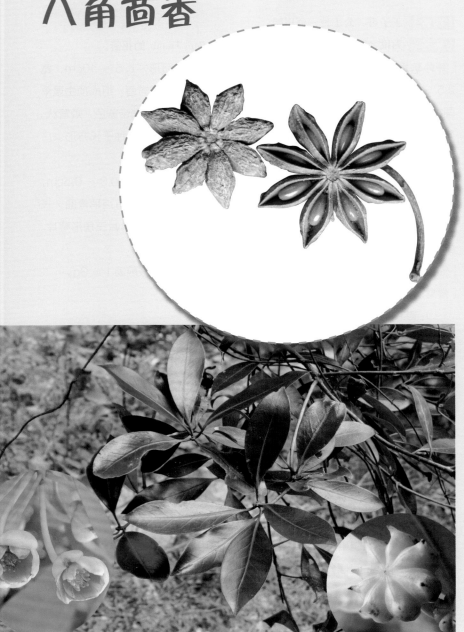

【别名】 大茴香、舶上茴香、舶茴香。

【来源】 为八角科八角茴香 *Illicium verum* Hook.f. 的成熟果实。

【野外识别特征】常绿乔木，高 10 ~ 20m。树皮灰色至红褐色，有不规则裂纹。枝密集。单叶互生或 3 ~ 6 簇生于枝顶；叶柄粗壮，长约 1cm；叶片革质，长椭圆形或椭圆状披针形，长 6 ~ 12cm，宽 2 ~ 4cm，全缘，上面深绿色，有光泽和油点，下面浅绿色，疏生柔毛。花两性，单生于叶腋。聚合果，多由 8 个蓇葖果放射状排列成八角形，直径 3.5 ~ 4cm，红褐色，木质，成熟时沿腹缝线开裂。种子 1，扁卵形，亮棕色。花期春、秋两季，果期秋季至翌年春季。生于气候温暖、潮湿、土壤疏松的山地，野生或栽培。分布于华南、西南地区。

【药材性状】聚合果多由 8 个蓇葖果组成，放射状排列于中轴上，蓇葖果长 1 ~ 2cm，宽 0.3 ~ 0.5cm，高 0.6 ~ 1cm；外表面红棕色，有不规则皱纹，顶端呈鸟喙状，上侧多开裂；内表面淡棕色，光滑，有光泽；质硬而脆。果梗长 3 ~ 4cm，连于果实基部中央，弯曲，常脱落。每个蓇葖果含种子 1 粒，扁卵圆形，长约 6mm，红棕色或黄棕色，光亮，尖端有种脐；胚乳白色，富油性。气芳香，味辛、甜。

【性味功效】辛、甘，温。温阳散寒，理气止痛。内服煎汤 3 ~ 6g。

【常见病配伍】

1. 小肠气坠　可与小茴香、乳香等配用。
2. 疝气偏坠　可与小茴香等配用。

【验方精选】

1. 小肠气胀痛　八角茴香、杏仁各 30g，葱白 15g，研末，空腹以温酒调服。
2. 妇女小腹疼痛不止　八角茴香 15g，橘皮 60g，白豆蔻 15g，研末，加酒煎，滤渣服。
3. 腰刺痛　八角茴香，研末，饭前盐汤送服。加糯米 50g，炒热，袋装敷于患处。

【使用禁忌】

阴虚火旺者慎服。

小茴香

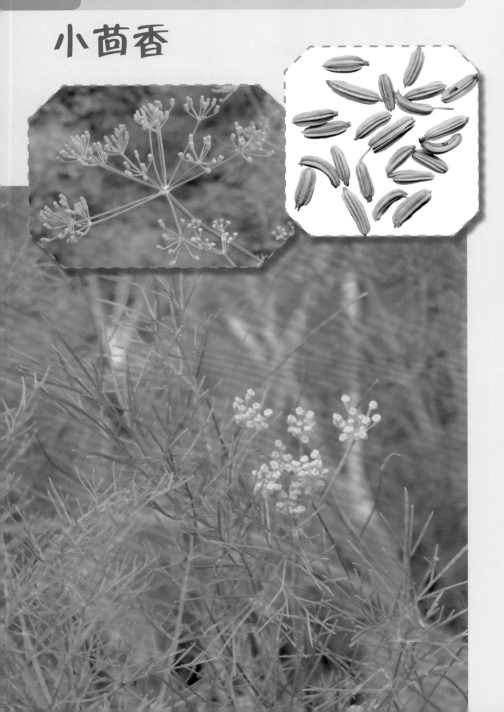

【别名】茴香子、土茴香、野茴香。

【来源】为伞形科植物茴香 *Foeniculum vulgare* Mill. 的成熟果实。

【野外识别特征】多年生草本，高0.4 ~ 2m，全株表面有粉霜，具强烈香气。茎直立，上部分枝开展，表面有细纵沟纹。茎生叶互生，叶片轮廓为阔三角形，长约30cm，宽约40cm，四至五回羽状全裂；末回裂片丝状，长0.5 ~ 5cm，宽0.5 ~ 1mm。复伞形花序顶生或侧生，径3 ~ 15cm，花序梗长达25cm；花小，花瓣黄色，倒卵形或近倒卵形。双悬果长圆形，具5棱。花期5 ~ 6月，果期7 ~ 9月。全国各地均有栽培。

【药材性状】双悬果，呈圆柱形，有的稍弯曲，长4 ~ 8mm，直径1.5 ~ 2.5mm。表面黄绿色或淡黄色，两端略尖，顶端残留有黄棕色突起的柱基，基部有时有小果梗。分果呈长椭圆形，背面隆起，有纵棱5条，接合面平坦而较宽。横切面略呈五边形，背面的四边约等长。气特异而芳香，味微甜、辛。

【性味功效】辛，温。散寒止痛，理气和胃。内服煎汤6g；外用适量。

【常见病配伍】

1. 寒疝腹痛　常配伍乌药、木香、川楝子等，如天台乌药散。

2. 肝郁气滞，睾丸偏坠胀痛　可与橘核、山楂等同用。

3. 胃寒气滞　可与干姜、木香等同用。

【验方精选】

1. 腹痛致晕　小茴香、枳壳各30g，没药15g。研末，热酒调下。

2. 睾丸偏坠　小茴香15g，橘核、山楂肉各30g，研末。空腹，温酒调服。

3. 小便不通　小茴香、马兰花、葶苈子等份。研末，空腹温酒调服。

4. 遗尿　小茴香6g，桑螵蛸15g。装入猪尿泡内，焙干为末服用。

5. 牙龈肿痛　小茴香、桔梗焙干为末，加油调敷。

【使用禁忌】

阴虚火旺者禁服。

花椒

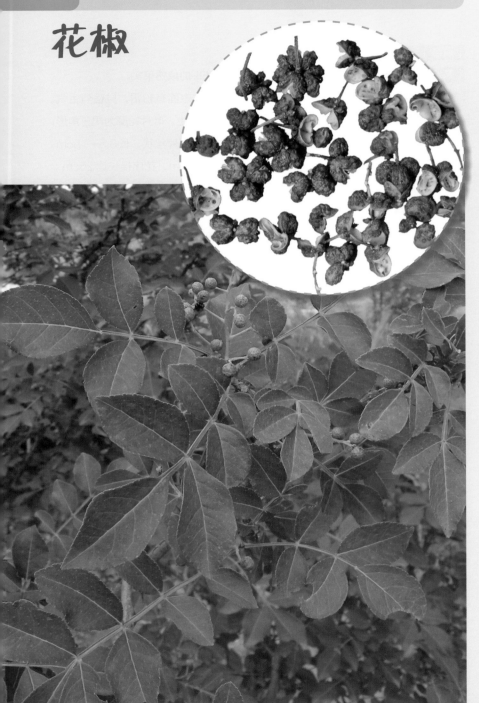

【别名】 川椒、红椒、大红袍。

【来源】 为芸香科花椒 *Zanthoxylum bungeanum* Maxim. 的果皮。

【野外识别特征】落叶灌木或小乔木，高3～7m。茎干通常有增大的皮刺。奇数羽状复叶互生。聚伞圆锥花序顶生。蓇葖果球形，红色或紫红色。花期4～6月，果期9～10月。喜生于阳光充足、温暖的路旁、山坡灌丛处。主要分布于我国北部至华南地区，各地均有栽培。

【药材性状】多为1～2个球形的蓇葖果，每一蓇葖果自顶端沿腹背缝线开裂，呈基部相连的两瓣状，直径4～5mm。果实外表面紫红色或棕红色，极皱缩，散有多数疣状突起的油点，直径0.5～1mm，对光观察半透明；内果皮光滑，表面淡黄色。气香浓，味麻辣而持久。

【性味功效】辛，温。温中止痛，杀虫止痒。内服煎汤4.5～9g；外用适量。

【常见病配伍】

　　1. 中寒腹痛　常与干姜、人参等配伍使用。

　　2. 寒湿吐泻　常与肉豆蔻配伍使用。

　　3. 虫积腹痛，湿疹，阴痒　常与乌梅、干姜、黄柏等配伍使用。

【验方精选】

　　1. 中阳虚衰，脘腹剧痛　花椒6g，干姜12g，人参6g，水煎服。

　　2. 暑湿泄泻　花椒30g，肉豆蔻15g，研末制丸服。

　　3. 蛔厥　花椒120g，乌梅480g，细辛180g，干姜300g，黄连480g，当归120g，附子180g，桂枝180g，人参180g，黄柏180g，研末制蜜丸服。

注：同属植物青椒 *Zanthoxylum schinifolium* Sieb. et Zucc. 的果皮也作中药花椒用。

【使用禁忌】

　　阴虚火旺者禁服，孕妇慎服。

荜茇

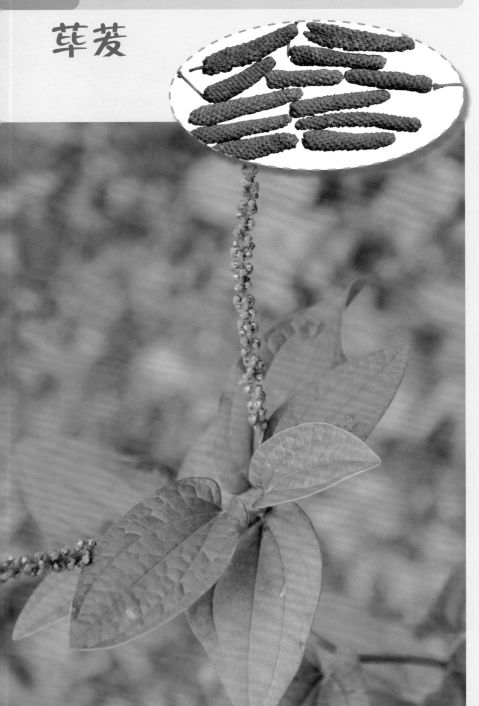

【别名】 荜拔、毕勃、鼠尾。

【来源】 为胡椒科植物荜茇 *Piper longum* L. 的果穗。

【野外识别特征】多年生草质藤本。根状茎直立，多分枝。茎下部匍匐，枝横卧，质柔软，有纵棱和沟槽，幼时被粉状短柔毛。叶互生；下部叶卵圆形，叶柄较长，上部叶渐成卵状长圆形，柄较短，顶端叶无柄，抱茎；掌状脉7条，全部基出。花单性，异株，无花被；穗状花序与叶对生；雄花序长4～5cm，雌花序长1.5～2.5cm。浆果，下部与花序轴合生，先端有脐状凸起，直径约2mm。花期春季，果期7～10月。生于海拔约600m的疏林中。分布于云南东南至西南部，福建、广东和广西也有栽培。

【药材性状】呈圆柱形，稍弯曲，有多数小浆果集合而成，长1.5～3.5cm，直径0.3～0.5cm，表面黑褐色或棕色，有倾斜排列整齐的小突起，基部有果穗梗残存或脱落。质硬而脆，易折断，断面不整齐，颗粒状，小浆果球形，直径约0.1cm。有特异香气，味辛辣。

【性味功效】辛，热。温中散寒，下气止痛。内服煎汤1～3g；外用适量。

【常见病配伍】

1. 胃寒腹痛，呕吐，呃逆　常与干姜、厚朴、附子等配伍使用。

2. 泄泻　常与白术、干姜、肉豆蔻等配伍使用。

【验方精选】

1. 脘腹冷痛　荜茇30g，诃子30g，干姜30g，人参30g，桂枝15g，白茯苓15g，胡椒15g，研末制蜜丸服。

2. 腹痛泄泻　荜茇15g，肉豆蔻30g，干姜15g，诃黎勒30g，白术0.9g，甘草15g，木香30g，研末制散服。

【其他功用】根能温中行气，降逆消食，散寒止痛，截疟。

【使用禁忌】
阴虚火旺者禁服。

荜澄茄

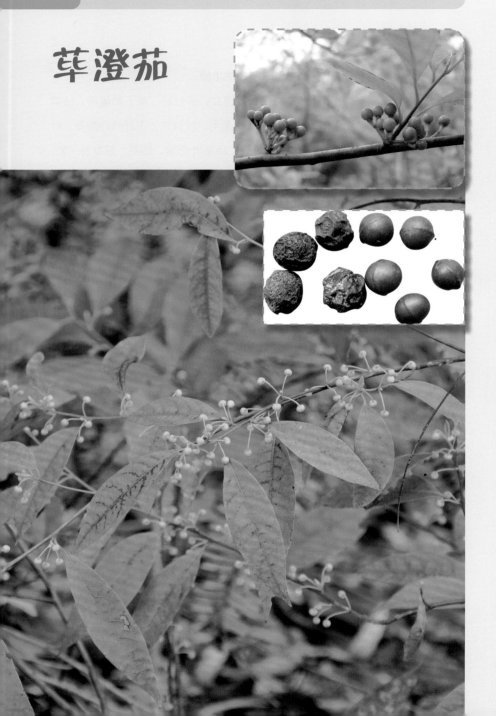

【别名】山鸡椒、山苍子、臭樟子。

【来源】为樟科植物山鸡椒 *Litsea cubeba* (Lour.) Pers. 的果实。

【野外识别特征】落叶灌木或小乔木，高可达10m。叶和果实有芳香气。根圆锥形，灰白色；幼树树皮黄绿色，老树树皮灰褐色。叶膜质，互生；叶片披针形或长椭圆形，长4～11cm，宽1.2～2.5cm，先端渐尖，基部楔形。花先叶开放，雌雄异株；伞形花序单生或簇生，总苞片4，上有4～6朵小花，淡黄色。浆果状核果近球形，幼时绿色，成熟时黑色。花期2～4月，果期6～8月。生于向阳山坡、丘陵、林缘灌丛或疏林中。分布于西南、华南及安徽、江苏、西藏等地。

【药材性状】呈类球形，直径4～6mm。表面棕褐色至黑褐色，有网状皱纹。基部偶有宿萼和细果梗。除去外皮可见硬脆的果核，种子1，子叶2，黄棕色，富油性。气芳香，味稍辣而微苦。

【性味功效】辛，温。温中散寒，行气止痛。内服煎汤1～3g；外用适量。

【常见病配伍】

1. 胃寒腹痛，呕吐，呃逆　常与高良姜、丁香、厚朴等配伍使用。

2. 寒疝腹痛　常与吴茱萸、香附、木香等配伍使用。

3. 小便不利　常与茯苓、乌药等配伍使用。

【验方精选】

1. 心腹痛　荜澄茄15g，良姜60g，神曲30g，青皮30g，官桂30g，阿魏15g，研末制丸服。

2. 胃寒痛，疝气　荜澄茄1.5～3g，开水泡服。

【其他功用】叶能理气散结，解毒消肿，止血。

【使用禁忌】

实热及阴虚火旺者忌用。

胡椒

【别名】味履支、浮椒、玉椒。

【来源】为胡椒科植物胡椒 *Piper nigrum* L. 的果实。

【野外识别特征】攀援状藤本，长达5m。节显著膨大。常生须根。叶互生，叶片厚革质，倒卵形或卵状长圆形，长9～15cm，宽5～9cm，先端短尖，基部圆。花通常单性，雌雄同株，无花被；穗状花序与叶对生，比叶短或近等长。浆果球形，直径3～6mm，成熟时红色，未成熟时干后黑色。花期6～10月。原产东南亚，现广植于热带地区。

【药材性状】呈球形，直径3.5～5mm，表面黑褐色，具隆起网状皱纹，顶端有细小花柱残迹，基部有白果轴脱落的疤痕，质硬，外果皮可剥离，内果皮灰白色或淡黄色。断面黄白色，粉性，中有空隙。气芳香，味辛辣。

【性味功效】辛，热。温中散寒，下气，消痰。内服煎汤0.6～1.5g；外用适量。

【常见病配伍】

1. 胃寒腹痛，呕吐泄泻　常与荜茇等配伍使用。

2. 癫痫　常与荜茇等配伍使用。

【验方精选】

1. 脾胃虚寒　胡椒60g，荜茇60g，款冬花60g，甘草60g，干姜60g，陈皮60g，白术75g，细辛60g，高良姜60g，研末制蜜丸服。

2. 癫痫　胡椒、荜茇各0.8g，研末制散服。

【使用禁忌】

热病及阴虚有火者禁服，孕妇慎服。

高良姜

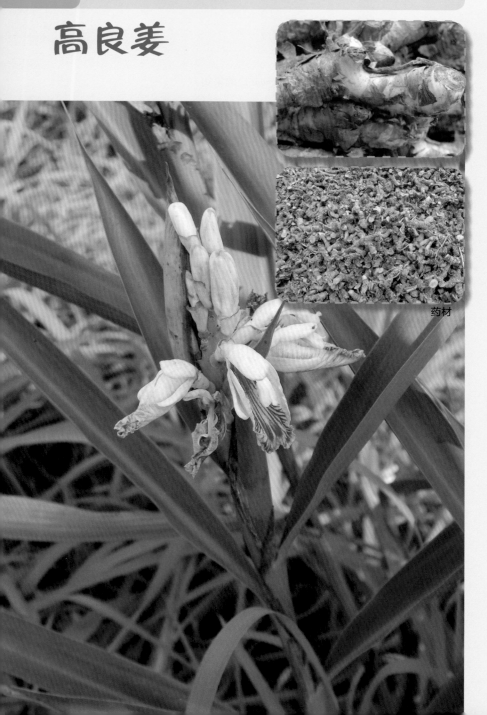

药材

【别名】 高凉姜、良姜、蛮姜。

【来源】 为姜科植物高良姜*Alpinia officinarum* Hance . 的根茎。

【野外识别特征】多年生草本，高30～110cm。根茎圆柱形，横生，棕红色。直径1～1.5cm，具节，节上有环形膜质鳞片，节上生根。茎丛生，直立。叶无柄或近无柄小叶；叶片线状披针形，长15～30cm，宽1.5～2.5cm，先端渐尖或尾尖；叶鞘开放，抱茎；叶舌膜质，长2～3cm，不开裂。总状花序顶生，直立，长6～15cm，花序轴被绒毛。蒴果球形，被绒毛，熟时橙红色。花期4～9月，果期8～11月。生于荒坡灌丛或疏林中。分布于华南地区。

【药材性状】呈圆柱形，多弯曲，有分枝，长5～9cm，直径1～1.5cm。表面棕红色至暗褐色，有细密的纵皱纹和灰棕色的波状环节，节间长0.2～1cm，一面有圆形的根痕。质坚韧，不易折断，断面灰棕色或红棕色，纤维性，中柱约占1/3。气香，味辛辣。

【性味功效】辛，热。温胃止呕，散寒止痛。内服煎汤3～6g；外用适量。

【常见病配伍】

1. 脘腹冷痛　常与厚朴、当归、桂心等配伍使用。

2. 胃寒呕吐　常与半夏、生姜等配伍使用。

【验方精选】

1. 心腹绞痛，两胁支满　高良姜15g，厚朴6g，当归9g，桂心9g，水煎服。

2. 呕吐　高良姜3g，生姜3g，水煎服。

【使用禁忌】
阴虚有热者禁服。

八、理气药

刀豆

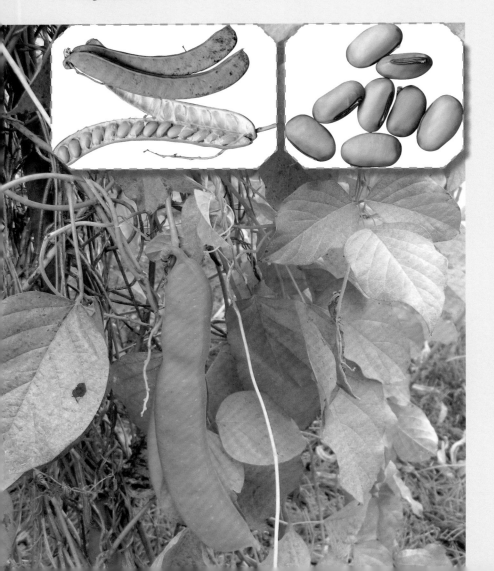

【别名】刀豆子、大刀豆、大弋豆。

【来源】为豆科植物刀豆 *Canavalia gladiata* (Jacq.) DC. 的种子。

【野外识别特征】一年生缠绕草质藤本，长达3m。三出复叶，顶生小叶宽卵形，长8～20cm，宽5～16cm，侧生小叶偏斜，基部圆形。总状花序腋生，花疏；花萼钟状，二唇形，上萼2裂片大而长，下萼3裂片小而不明显；花冠蝶形，淡红色或淡紫色。荚果大而扁，被伏生短细毛。花期6～7月，果期8～10月。北京及长江以南地区均有栽培。

【药材性状】呈扁卵圆形或扁肾形，长2～3.5cm，宽1～2cm，厚0.5～1.2cm。表面淡红色至红紫色，微皱缩，略有光泽。边缘具眉状黑色种脐，长约2cm，上有白色细纹3条。质硬，难破碎。种皮革质，内表面棕绿色而光亮；子叶2，黄白色，油润。气微，味淡，嚼之有豆腥味。

【性味功效】甘，温。温中，下气，止呃。内服煎汤6～9g；外用适量。

【常见病配伍】

1. 呃逆，呕吐　常与丁香、柿蒂等配伍使用。

2. 肾虚腰痛　常与杜仲、桑寄生、牛膝等配伍使用。

【验方精选】

1. 气滞呃逆　老刀豆文火焙干为末，每服9g。

2. 腰膝酸软　刀豆子2粒，包于猪腰子内，外裹叶，烧熟食。

【其他功用】果壳：通经活血，止泻。根：散瘀止痛。

【使用禁忌】

胃热患者禁服。

川楝子

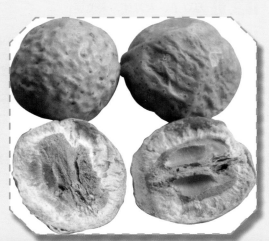

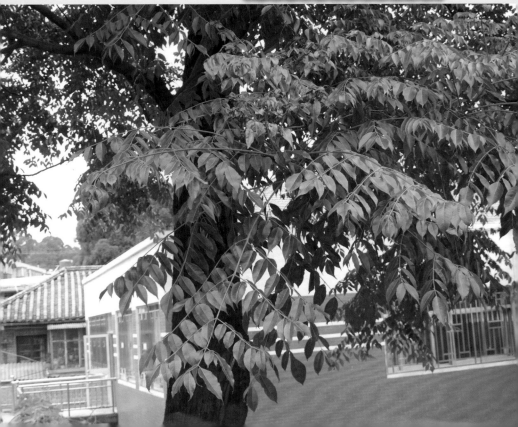

【别名】 棟实、棟子、苦棟子。

【来源】 为棟科植物川棟 *Melia toosendan* Sieb.et Zucc.的果实。

【野外识别特征】乔木，高达10m。树皮灰褐色；幼嫩部分密被星状鳞片。二至三回奇数羽状复叶。圆锥花序腋生；花瓣5～6，淡紫色。核果大，椭圆形或近球形，长约3cm，黄色或栗棕色。种子长椭圆形，扁平。花期3～4月，果期9～11月。生于海拔500～2100m的杂林或疏林中或平坝、丘陵地带湿润处。分布于河南、湖北、湖南、广西、四川、贵州等地。

【药材性状】呈类球形，直径2～3.2cm。表面金黄色至棕黄色，微有光泽，少数凹陷或皱缩，具深棕色小点。顶端有花柱残痕，基部凹陷，有果梗痕。外果皮革质，与果肉间常成空隙，果肉松软，淡黄色，遇水润湿显黏性。果核球形或卵圆形，质坚硬，两端平截，有6～8室，每室含黑棕色长圆形的种子1粒。气特异，味酸、苦。

【性味功效】苦，寒；有小毒。疏肝泄热，行气止痛，杀虫。内服煎汤5～10g；外用适量。

【常见病配伍】

1.肝郁化火诸痛证　常与小茴香、木香、吴茱萸等配伍使用。

2.虫积腹痛　常与槟榔、使君子等配伍使用。

【验方精选】

1.寒疝疼痛　川棟子12g，木香9g，茴香6g，吴茱萸3g，水煎服。

2.阴道滴虫　川棟子、苦参、蛇床子等量研末，用棉纱包裹纳入阴道中。

【其他功用】川棟皮能杀虫，疗癣。

【使用禁忌】

脾胃虚寒者禁服。内服不宜用量过大及久服，以免引起恶心、呕吐，甚至死亡等毒副作用。

广陈皮

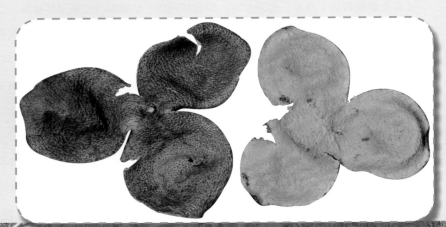

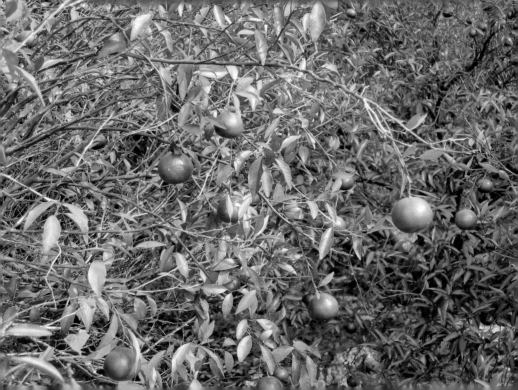

【别名】广橘皮、橘子皮。

【来源】为芸香科植物茶枝柑 Citrus reticulata 'Chachiensis'. 的果皮。

【野外识别特征】常绿小乔木；枝扩展或下垂，有刺。叶互生，单身复叶，叶片近革质，椭圆形、卵形或披针形，长4～8cm，宽2.5～3cm，顶端钝，常凹陷，基部楔尖，边缘多少有圆齿或钝齿，很少全缘；叶脉至叶片顶部凹缺处常叉状分枝，侧脉清晰；羽叶狭长或仅有痕迹，与叶片相连处有关节。花白色，两性，1～3朵腋生。果期11～12月。广东新会、四会有栽培。

【药材性状】常3瓣相连，形状整齐，厚度均匀，约1mm。点状油室较大，对光照视，透明清晰。质较柔软。

【性味功效】苦、辛，温。理气健脾，燥湿化痰。内服煎汤3～10g；外用适量。

【常见病配伍】

1. 脾胃气滞证　常与苍术、厚朴等配伍使用。

2. 呕吐，呃逆　常与生姜、竹茹、大枣等配伍使用。

3. 湿痰，寒痰咳嗽　常与半夏、茯苓等配伍使用。

4. 胸痹　常与枳实、生姜等配伍使用。

【验方精选】

1. 中焦寒湿　苍术9g，厚朴6g，陈皮9g，甘草3g，水煎服。

2. 呕吐　橘皮12g，竹茹12g，大枣5枚，生姜9g，甘草6g，人参3g，水煎服。

3. 咳嗽　半夏15g，橘红15g，白茯苓9g，甘草4.5g，生姜7片，乌梅1个，水煎服。

4. 胸痹　橘12g，枳实2.5g，生姜6g，水煎服。

【其他功用】种子能补胃阳。

【使用禁忌】

气虚证、阴虚燥咳、吐血证及舌赤少津、内有实热者慎服。

天仙藤

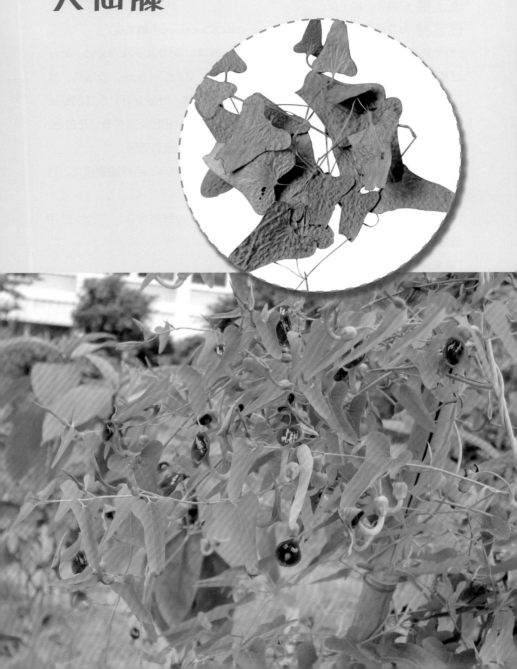

【别名】兜铃苗、青木香藤、香藤。

【来源】为马兜铃科植物马兜铃 *Aristolochia debilis* Sieb.et Zucc.的地上部分。

【野外识别特征】草质藤本。根圆柱形。茎柔弱，无毛。叶互生；叶柄柔弱；叶片卵状三角形、长圆状卵形或戟形，先端钝圆或短渐尖，基部心形；基出脉 5 ~ 7 条。花单生或2朵聚生于叶腋，黄绿色，口部有紫斑。蒴果近球形，先端圆形而微凹，具6棱，成熟时由基部向上沿室间6瓣开裂。花期7 ~ 8月，果期9 ~ 10月。生于山谷、沟边阴湿处或山坡灌丛中。分布于山东、河南及长江以南各地。

【药材性状】茎呈细长圆柱形，略弯曲，直径1 ~ 3mm；表面黄绿色或淡黄褐色，有纵棱及节，节间不等长；质脆，易折断，断面有数个大小不等的维管束。叶互生，多皱缩、破碎，完整叶片展平后呈三角状狭卵形或三角状宽卵形，基部心形，暗绿色或淡黄褐色，基生叶脉明显，叶柄细长。气清香，味淡。

【性味功效】苦，温。理气，祛湿，活血止痛。内服煎汤3 ~ 6g；外用适量。

【常见病配伍】

1. 胃脘痛，疝气痛，产后腹痛　常与木香、香附、川楝子、乌药等配伍使用。

2. 妊娠水肿　常与香附、陈皮、乌药等配伍使用。

3. 风湿痹痛　常与独活、威灵仙、五加皮等配伍使用。

4. 癥瘕积聚　常与乳香、没药、延胡索等配伍使用。

【验方精选】

1. 疝气痛　天仙藤30g，好酒一碗，煮至半碗服之。

2. 妇人两腿足浮肿　天仙藤1.5g，香附子1.5g，陈皮1.5g，甘草1.5g，乌药1.5g，生姜3片，木瓜3片，苏叶3片，水煎服。

3. 毒蛇咬伤，痔疮肿痛　天仙藤鲜品捣烂，敷患处。

【其他功用】根能行气止痛，解毒消肿，平肝降压。

注：马兜铃科植物北马兜铃 *A. contorta* Bge.的地上部分也作天仙藤用。

【使用禁忌】

体虚者慎服。

化橘红

化橘红
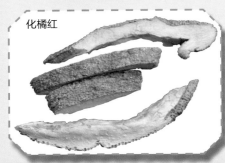

橘红胎
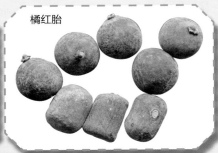

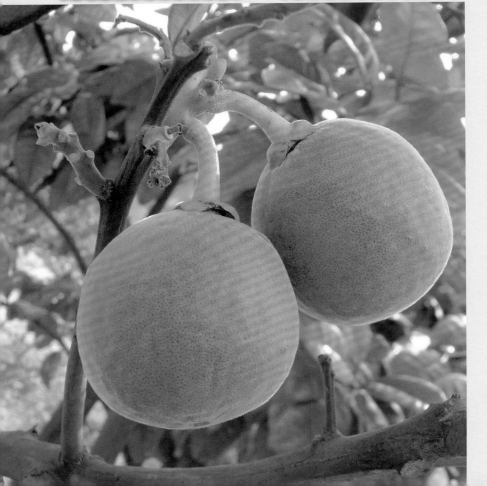

【别名】 化皮、化州橘红、柚皮橘红。

【来源】 为芸香科植物化州柚 *Citrus grandis* 'Tomentosa' 未成熟或近成熟的外层果皮。

【野外识别特征】常绿乔木，高5～10m。小枝扁，幼枝及新叶被短柔毛，有刺或有时无刺。单身复叶，互生；叶柄有倒心形宽叶翼；叶片长椭圆形或阔卵形，长6.5～16.5cm，宽4.5～8cm，先端钝圆或微凹，基部钝圆，边缘浅波状或有钝锯齿，叶背主脉有短柔毛，有半透明油腺点。花单生或总状花序，腋生，白色；花瓣4～5，长圆形，肥厚。柑果梨形、倒卵形或扁圆形，柠檬黄色。花期4～5月，果期10～11月。栽培于广东化州、廉江、遂溪、徐闻，广西南宁及博白等地。

【药材性状】呈对折的七星或展平的五角星状，单片呈柳叶形。完整者展平后直径15～28cm，厚0.2～0.5cm。外表面黄绿色，有脉络纹。质脆，易折断，断面不整齐，外缘有一列不整齐下凹的油室，内侧稍柔而有弹性。气芳香，味苦、微辛。

【性味功效】辛、苦，温。理气宽中，燥湿化痰。内服煎汤3～6g；外用适量。

【常见病配伍】

痰喘　常与半夏、川贝、杏仁等配伍使用。

【验方精选】

1. 支气管炎　过江龙30g，化橘红15g，杏仁9g，水煎服。

2. 咳嗽气喘　化橘红15g，半夏15g，川贝9g，水煎服。

【其他功用】幼小果实能降逆和胃，理气宽胸，消瘿，醒酒，解鱼蟹毒。

注：同属植物柚 *Citrus grandis* (L.) Osbeck. 的外层果皮也作中药化橘红用。

【使用禁忌】

气虚、阴虚及燥咳痰少者禁服。

乌药

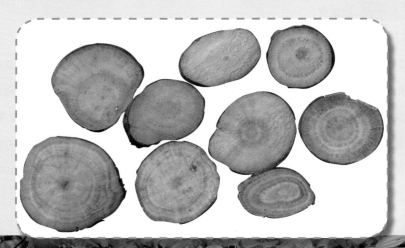

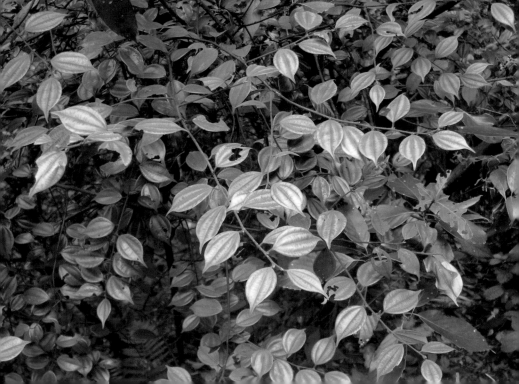

【别名】旁其、天台乌药、矮樟根。

【来源】为樟科植物乌药 Lindera aggregata (Sims) Kosterm. 的块根。

【野外识别特征】常绿灌木，高达 4 ~ 5m。根略成连珠状。树皮灰绿色。幼枝密生锈色毛，老时几无毛。叶互生，革质；叶片椭圆形或卵形，长 3 ~ 7.5cm，宽 1.5 ~ 4cm，全缘，上面有光泽，仅中脉有毛，下面有灰白色柔毛，三出脉，中脉直达叶尖。花单性，异株；伞形花序腋生；花被片 6，黄绿色。核果椭圆形或圆形，熟时紫黑色。花期 3 ~ 4 月，果期 9 ~ 10 月。生于向阳山坡灌木林及林缘、山麓、旷野等地。分布于浙江、安徽、福建、江西、湖南以及华南地区。

【药材性状】多呈纺锤形，略弯曲，有的中部收缩成连珠状，长 6 ~ 15cm，直径 1 ~ 3cm。表面黄棕色或黄褐色，有纵皱纹及稀疏的细根痕。质坚硬。切片厚 0.2 ~ 2mm，切面黄白色或淡黄棕色，射线放射状，可见年轮环纹，中心颜色较深。气香，味微苦、辛，有清凉感。

【性味功效】辛，温。行气止痛，温肾散寒。内服煎汤 6 ~ 10g；外用适量。

【常见病配伍】

　　1. 寒凝气滞，胸腹诸痛证　常与木香、青皮、莪术、陈皮等配伍使用。

　　2. 尿频，遗尿　常与益智仁、山药等配伍使用。

【验方精选】

　　1. 寒疝腹痛　乌药 12g，木香 6g，小茴香 6g，青皮 6g，高良姜 9g，槟榔 9g，川楝子 12g，巴豆 12g，研末制散服。

　　2. 遗尿　乌药 6g，益智仁 9g，研末制丸服。

【使用禁忌】

　　气虚及内热证患者禁服；孕妇体虚者慎服。

佛手

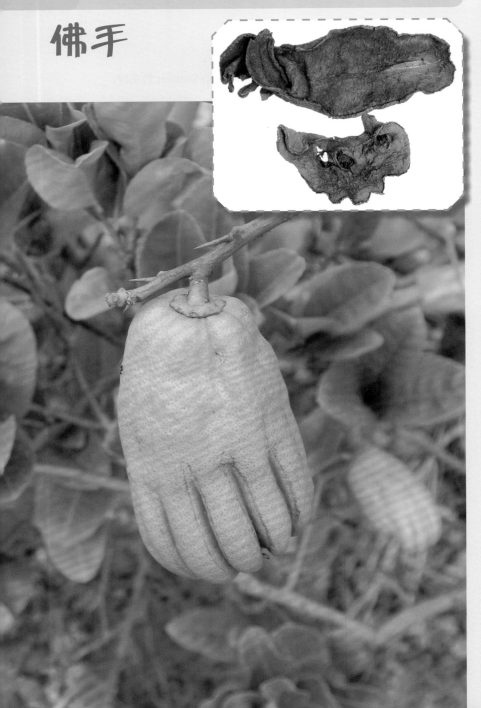

【别名】 佛手柑、蜜罗柑、五指柑。

【来源】 为芸香科植物佛手 *Citrus medica* L.var. *sarcodactylis* Swingle 的果实。

【野外识别特征】 常绿小乔木或灌木。老枝灰绿色，幼枝略带紫红色，有短而硬的刺。单叶互生；叶柄短，无翼叶，无关节；叶片革质，长椭圆形或倒卵状长圆形，长5～16cm，宽2.5～7cm，先端钝，有时微凹，基部近圆形或楔形。花单生或为总状花序；花瓣5，内面白色，外面紫色。柑果卵形或长圆形，先端分裂如拳状，或张开似指尖。花期4～5月，果期10～12月。分布于热带、亚热带。

【药材性状】 呈类椭圆形或卵圆形的薄片，常皱缩或卷曲，长6～10cm，宽3～7cm，厚0.2～0.4cm。顶端稍宽，常有3～5个手指状的裂瓣，基部略窄，有的可见果梗痕。外皮黄绿色或橙黄色，有皱纹和油点。果肉浅黄白色，散有凹凸不平的线状或点状维管束。质硬而脆，受潮后柔韧。气香，味微甜后苦。

【性味功效】 辛、苦、酸，温。疏肝解郁，理气和中，燥湿化痰。内服煎汤3～10g；外用适量。

【常见病配伍】

　　1. 肝郁胸胁胀痛　常与柴胡、香附、郁金等配伍使用。

　　2. 气滞脘腹疼痛　常与木香、香附、砂仁等配伍使用。

　　3. 久咳痰多，胸闷作痛　常与丝瓜络、瓜蒌皮、陈皮等配伍使用。

【验方精选】

　　1. 肝胃气滞，胸胁胀痛　佛手焙干研末，烧酒送服9g。

　　2. 咳嗽痰多　佛手6～9g，水煎服。

【其他功用】 花和花蕾能疏肝理气，和胃；果实的蒸馏液（佛手露）能行气解郁。

【使用禁忌】

阴虚有火、无气滞者慎服。

沉香

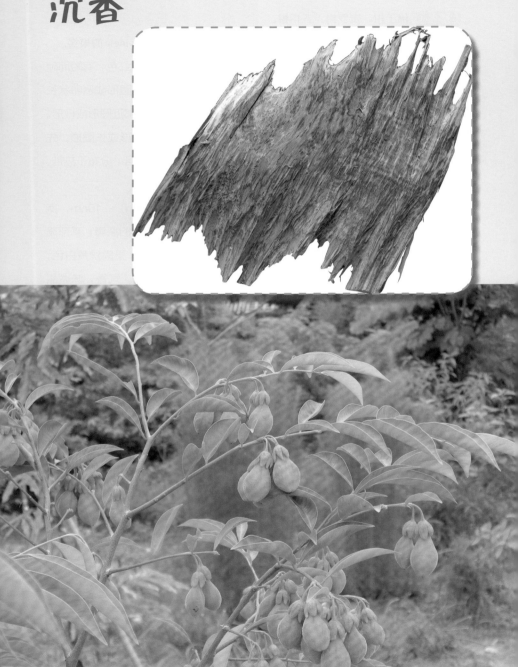

【别名】女儿香、沉水香、土沉香。

【来源】为瑞香科植物白木香 *Aquilaria sinensis* (Lour.) Gilg. 含有树脂的木材。

【野外识别特征】常绿乔木，高达15m。树皮灰褐色。叶互生，叶片革质，长卵形、倒卵形或椭圆形，长5～14cm，宽2～6cm，全缘。伞形花序顶升和腋生；花黄绿色，被绒毛；花被钟形，5裂。蒴果倒卵形，木质，扁压状，密被灰白色毛。种子黑棕色，基部延长为角状附属物，红棕色。花期4～5月，果期7～8月。生于平地、丘陵的疏林或荒山中。分布于广东、广西、海南、台湾等地。

【药材性状】呈不规则块、片状或盔帽状，有的为小碎块。表面凹凸不平，有刀痕，偶有孔洞，可见黑褐色树脂与黄白色木部相间的斑纹，孔洞及凹窝表面多呈朽木状。质较坚实，断面刺状。气芳香，味苦。

【性味功效】辛、苦，微温。行气止痛，温中止呕，纳气平喘。内服煎汤1～5g；外用适量。

【常见病配伍】

　　1.胸腹胀痛　常与肉桂、干姜、附子、高良姜等配伍使用。

　　2.胃寒呕吐　常与丁香、木香、肉豆蔻等配伍使用。

　　3.虚喘证　常与肉桂、附子、补骨脂等配伍使用。

【验方精选】

　　1.脘腹冷痛　沉香、附子、干姜、良姜、官桂、茴香、川乌头、吴茱萸各30g，研末制丸服。

　　2.呕吐　沉香15g，丁香15g，木香15g，槟榔15g，桂心30g，诃黎勒皮30g，川大黄15g，肉豆蔻15g，麝香0.3g，研末制丸服。

　　3.肾虚气喘　沉香、附子、胡芦巴、阳起石、茴香、破故纸、肉豆蔻、金铃子、木香各30g，肉桂15g。研末制丸服。

【使用禁忌】

　　阴虚火旺，气虚下陷者慎服。

青皮

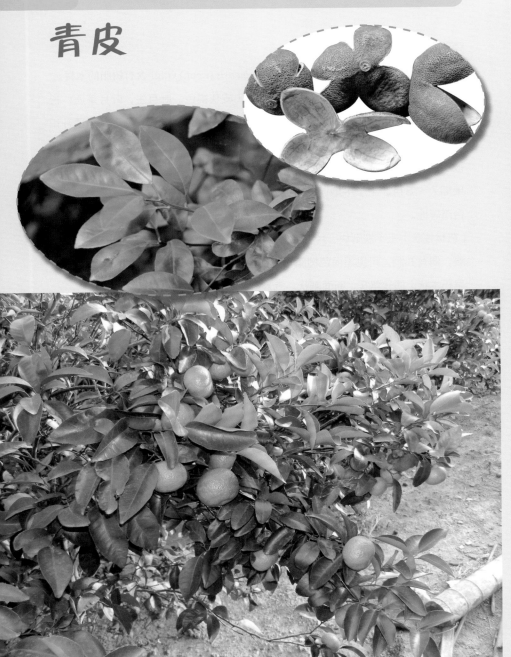

橘树

【别名】青橘皮、青柑皮。

【来源】为芸香科植物橘 *Citrus reticulata* Blanco 及其栽培变种的未成熟果实的果皮。

【野外识别特征】常绿小乔木或灌木，高3～4m。枝细，多有刺。叶互生；叶柄有窄翼；叶片披针形或椭圆形，长4～11cm，宽1.5～4cm，具不明显的钝锯齿，有半透明腺点。花单生或数朵丛生于枝端或叶腋；花瓣5，白色或带淡红色。柑果近圆形或扁圆形，果皮薄而宽，容易剥离。花期3～4月，果期10～12月。栽培于丘陵、低山地带及江河湖泊沿岸。在江苏、安徽及华南各地均有栽培。

【药材性状】果皮通常剖成4裂片，裂片长椭圆形，长4～6cm，厚0.1～0.2cm。外表面灰绿色或黑绿色，密生多数油室；内表面类白色或黄白色，粗糙，附黄白色或黄棕色小筋络。质稍硬，易折断，断面外缘有油室1～2列。气香，味苦、辛。

【性味功效】苦、辛，温。疏肝破气，消积化滞。内服煎汤3～10g；外用适量。

【常见病配伍】

　　1. 肝郁气滞证　常与香附、乌药、没药等配伍使用。

　　2. 气滞脘腹疼痛　常与桂枝、陈皮、大腹皮等配伍使用。

　　3. 食积腹痛　常与山楂、神曲、麦芽等配伍使用。

　　4. 癥瘕积聚，久疟痞块　常与三棱、莪术、丹参等配伍使用。

【验方精选】

　　1. 脘腹胀痛　青皮、穿山甲、白芷、甘草、贝母各2.4g，水煎服。

　　2. 乳房内有核如指头，不痛不痒　青皮12g，水煎服。

【其他功用】内层果皮（橘白）能和胃化湿；果皮的内层筋络（橘络）能通络，理气，化痰。

【使用禁忌】

　　气虚者慎服。

玫瑰花

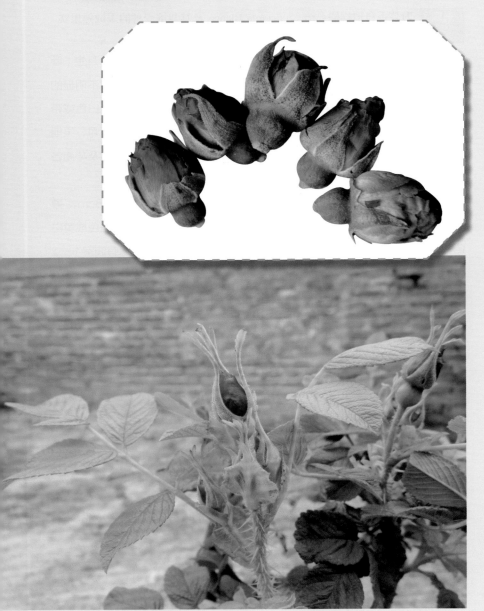

【别名】徘徊花、笔头花、湖花。

【来源】为蔷薇科植物玫瑰 *Rosa rugosa* Thunb. 的花蕾。

【野外识别特征】直立灌木，高约2m。枝干粗壮，有皮刺和刺毛，小枝密生绒毛。羽状复叶；叶柄及叶轴上有绒毛及疏生小皮刺和刺毛；小叶5～9，椭圆形或椭圆状倒卵形，长2～5cm，宽1～2cm，边缘有钝锯齿，质厚，上面光亮，无毛，下面苍白色。花单生或3～6朵聚生，紫红色或白色，芳香。果扁球形，红色，平滑。花期5～6月，果期8～9月。原产中国北部，现全国均有栽培，以山东、江苏、浙江及广东最多。

【药材性状】花蕾呈半球形或不规则团块，直径0.7～1.5cm。残留花梗上被细柔毛，花托半球形，与花萼基部合生；萼片5，披针形，黄绿色或棕绿色，被有细柔毛；花瓣多皱缩，展平后宽卵形，呈覆瓦状排列，紫红色，有的黄棕色；雄蕊多数，黄褐色；花柱多数，柱头在花托口集成头状，略突出，短于雄蕊。体轻，质脆。气芳香浓郁，味微苦涩。

【性味功效】甘、微苦，温。疏肝解郁，活血止痛。内服煎汤3～6g；外用适量。

【常见病配伍】

1. 肝胃气痛　常与香附、佛手、砂仁等配伍使用。

2. 月经不调，经前乳房胀痛　常与当归、川芎、白芍等配伍使用。

3. 跌打伤痛　常与当归、川芎、赤芍等配伍使用。

【验方精选】

1. 胁肋胀痛，嗳气少食　玫瑰花6g，佛手10g，沸水浸泡后，代茶饮。

2. 月经不调　玫瑰花根6～9g，水煎服。

3. 外伤血瘀胀痛　玫瑰花9g，全当归6g，红花3g，水煎服。

【其他功用】玫瑰花的蒸馏液（玫瑰露）能和中，养颜润发；根能活血，调经，止带。

【使用禁忌】

阴虚有火者勿用。

荔枝核

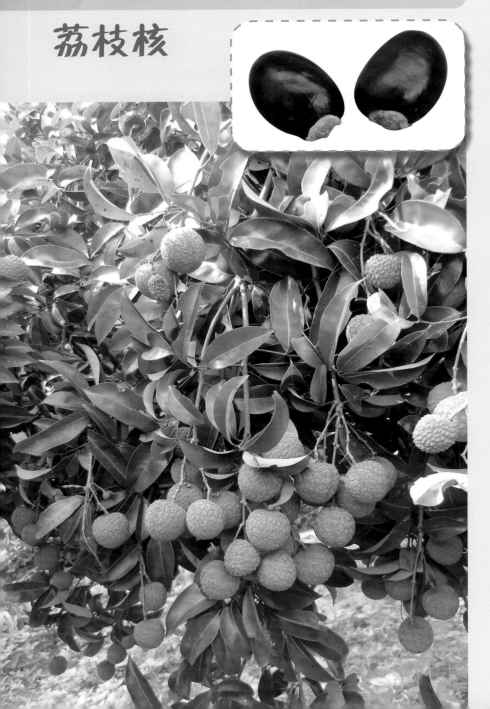

【别名】 荔核、荔仁、枝核。

【来源】 为无患子科植物荔枝 *Litchi chinensis* Sonn. 的成熟种子。

【野外识别特征】常绿乔木，高10～15m。偶数羽状复叶，互生，叶连柄长10～25cm，或过之；小叶2或3对，叶片披针形或卵状披针形，长6～15cm，宽2～4cm，薄革质或革质。圆锥花序顶生，阔大，多分枝；花单性，雌雄同株；花瓣5，基部内侧有阔而生厚毛的鳞片。果卵圆形至近球形，成熟时通常暗红色至鲜红色。花期春季，果期夏季。分布于华南和西南等地，尤以广东和福建南部、台湾栽培最盛。

【药材性状】呈长圆形或卵圆形，略扁，长1.5～2.2cm，直径1～1.5cm。表面红棕色或紫棕色，平滑，有光泽，略有凹陷及细波纹，一端有类圆形黄棕色的种脐，直径约7mm。质硬。子叶2，黄棕色。气微，味微甘、苦、涩。

【性味功效】甘、微苦，温。行气散结，祛寒止痛。内服煎汤5～10g；外用适量。

【常见病配伍】

1. 疝气痛，睾丸肿痛　常与青皮、吴茱萸、小茴香等配伍使用。

2. 胃脘久痛，痛经，产后腹痛　常与木香、香附、益母草等配伍使用。

【验方精选】

1. 睾丸肿痛　荔枝核9g，橘核9g，小茴香4.5g，水煎服。

2. 胃脘久痛　荔枝核、木香等份，研末制散服。

【其他功用】假种皮或果实能养血健脾，行气消肿；荔枝壳能除湿止痢，止血；荔枝根能理气止痛，解毒消肿。

柿蒂

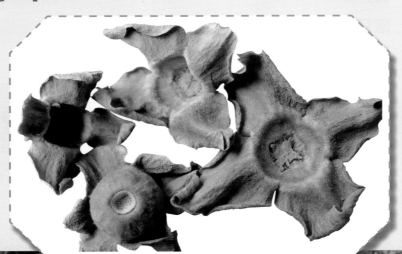

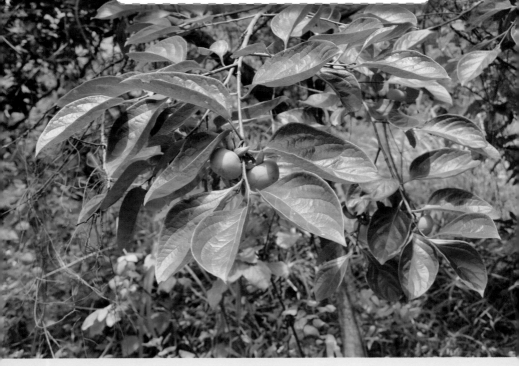

【别名】 柿钱、柿丁、柿子把。

【来源】 为柿树科植物柿 *Diospyros kaki* Thunb. 的宿萼。

【野外识别特征】落叶高大乔木，高达14m。树皮深灰色至灰黑色，长方块状开裂；枝开展，有深棕色皮孔，嫩枝有柔毛。单叶互生；叶片卵状圆形或近圆形，长5～18cm，宽2.8～9cm，先端渐尖或钝，基部阔楔形，全缘，上面深绿色，沿脉密被褐色绒毛。花杂性，雄花成聚伞花序，雌花单生叶腋。浆果形状种种，多为卵圆球形。花期5月，果期9～10月。多为栽培种。分布于华东、中南及河北、山西、辽宁、陕西、甘肃等地。

【药材性状】呈扁圆形，直径1.5～2.5cm。中央较厚，微隆起，有果实脱落后的圆形疤痕，边缘较薄，4裂，裂片多反卷，易碎；基部有果梗或圆孔状的果梗痕。外表面黄褐色或红棕色，内表面黄棕色，密被细绒毛。质硬而脆。气微，味涩。

【性味功效】苦、涩，平。降逆止呃。内服煎汤5～10g；外用适量。

【常见病配伍】

呃逆 常与丁香、半夏、陈皮、厚朴、生姜等配伍使用。

【验方精选】

胸脘痞闷 丁香6g，柿蒂9g，人参3g，生姜6g，水煎服。

【其他功用】果实能清热，润肺，生津，解毒；柿的果实制成柿饼时外表所生的白色粉霜（柿霜）能润肺止咳，生津利咽，止血。

香附

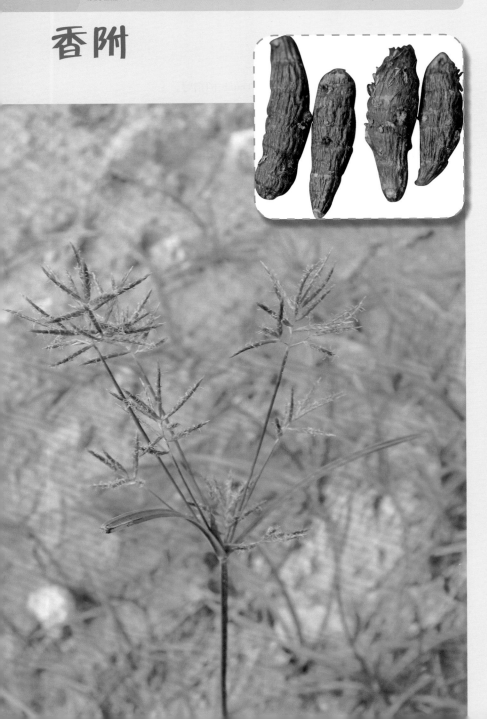

【别名】 香附子、香附米、三棱草根。

【来源】 为莎草科植物莎草 *Cyperus rotundus* L. 的根茎。

【野外识别特征】 多年生草本，高 15 ~ 95cm。茎直立，三棱形；根茎匍匐延长，部分膨大呈纺锤形，有时数个相连。叶丛生于茎基部；叶片线性，长 20 ~ 60cm，宽 2 ~ 5mm，全缘，具平行脉，主脉于背面隆起。花序复穗状。小坚果圆状倒卵形。花期 5 ~ 8 月。果期 7 ~ 11 月。生于山坡、耕地、路旁、水边潮湿处。分布于华东、中南、西南及北部地区。

【药材性状】 多呈纺锤形，有的略弯曲，长 2 ~ 3.5cm，直径 0.5 ~ 1cm。表面棕褐色或黑褐色，有纵皱纹，并有 6 ~ 10 个略隆起的环节，节上有未除净的棕色毛须和须根断痕；去净毛须者较光滑，环节不明显。质硬，经蒸者断面黄棕色或红棕色，角质样；生晒者断面色白而显粉性，内皮层环纹明显，中柱色较深，点状维管束散在。气香，味微苦。

【性味功效】 辛、微苦、微甘，平。疏肝解郁，理气调中，调经止痛。内服煎汤 6 ~ 10g；外用适量。

【常见病配伍】

1. 肝郁气滞胁痛、腹痛 常与柴胡、川芎、小茴香、吴茱萸等配伍使用。

2. 月经不调，痛经，乳房胀痛 常与柴胡、川芎、当归等配伍使用。

3. 气滞腹痛 常与乌药、砂仁、甘草等配伍使用。

【验方精选】

1. 胁肋胀痛 陈皮 6g，柴胡 6g，川芎 4.5g，枳壳 4.5g，芍药 4.5g，甘草 1.5g，香附 4.5g，水煎服。

2. 脾胃气滞 香附子 32g，砂仁 8g，研末制散服。

【其他功用】 茎、叶能行气开郁，祛风止痒，宽胸利痰。

【使用禁忌】

气虚无滞，阴虚、血热者慎服。

桂花

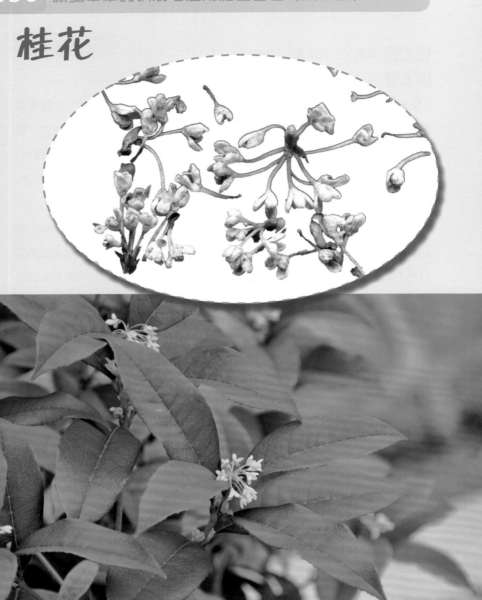

木犀

【别名】九里香、岩桂、木犀花。

【来源】为木犀科植物木犀 *Osmanthus fragrans* (Thunb.) Lour. 的花。

【野外识别特征】常绿乔木或灌木，最高可达18m。树皮灰褐色。小枝黄褐色。叶对生，叶片革质，椭圆形或椭圆状披针形，长7～14.5cm，宽2.6～4.5cm，全缘或上半部具细锯齿，腺点在两面连成小水泡状突起。聚伞花序簇生于叶腋，花极芳香，花冠裂片4，黄白色、淡黄色或橘红色。果歪斜，椭圆形，紫黑色。花期9～10月，果期翌年3月。全国各地有栽培。

【药材性状】花小，具细柄；花萼细小，浅4裂，膜质；花冠4裂，裂片矩圆形，多皱缩，长3～4mm，淡黄色至黄棕色。气芳香，味淡。

【性味功效】辛，温。温肺化饮，散寒止痛。内服煎汤3～9g。

【常见病配伍】

　　1.脾胃虚寒　常与高良姜、小茴香、生姜等配伍使用。

　　2.血瘀经闭　常与益母草、香附、艾叶等配伍使用。

【验方精选】

　　1.胃寒气痛　桂花3g，香附9g，高良姜9g，砂仁6g，水煎服。

　　2.胃寒腹痛　桂花4.5g，高良姜4.5g，小茴香3g，水煎服。

　　2.经闭腹痛　桂花12g，对月草12g，倒竹散12g，益母草12g，艾叶9g，月季花6g，水煎服。

檀香

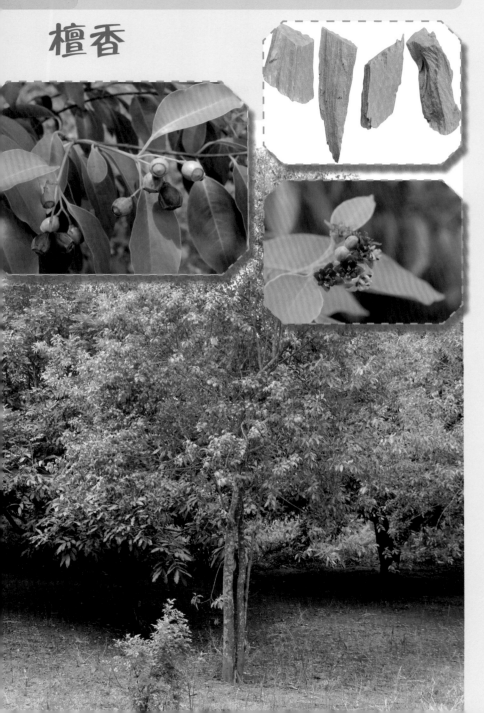

【别名】 白檀、檀香木、真檀。

【来源】 为檀香科植物檀香 *Santalum album* L. 树干的心材。

【野外识别特征】 常绿寄生小乔木，高约10m。枝条具条纹，有多数皮孔和半圆形的叶痕。叶片椭圆状卵形，膜质，长4 ~ 8cm，宽2 ~ 4cm，背面有白粉。三歧聚伞式圆锥花序腋生或顶生，花被管钟状，淡绿色；花被4裂，内部初时绿黄色，后呈深棕红色。核果。花期5 ~ 6月，果期7 ~ 9月。野生或栽培。分布于澳大利亚、印度尼西亚和南亚等地。

【药材性状】 呈长短不一的圆柱形木段，有的略弯曲，一般长约1m，直径10 ~ 30cm。外表面灰黄色或黄褐色，光滑细腻，有的具疤节或纵裂，横断面呈棕黄色，显油迹；棕色年轮明显或不明显，纵向劈开纹理顺直。质坚实，不易折断。气清香，燃烧时香气更浓；味淡，嚼之有辛辣感。

【性味功效】 辛，温。行气止痛，散寒调中。内服煎汤2 ~ 5g；外用适量。

【常见病配伍】

胸腹寒凝气滞　常与白豆蔻、砂仁、丁香等配伍使用。

【验方精选】

胸腹冷痛　沉香0.3g，人参0.3g，丁香0.9g，藿香叶30g，檀香15g，甘草15g，白豆蔻仁15g，木香15g，缩砂仁15g，白术15g，肉桂15g，乌药15g，水煎服。

【其他功用】 檀香的心材经蒸馏所得的挥发油（檀香油）能降逆和胃，行气止痛。

【使用禁忌】

阴虚火盛之证禁服。

九、消食药

山楂

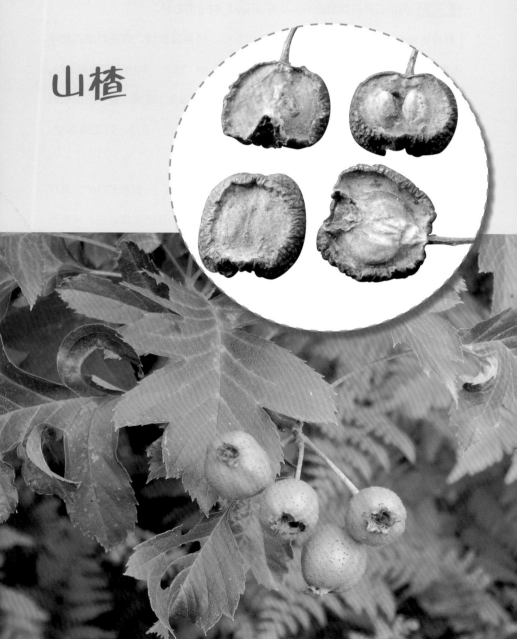

【别名】鼠楂、山里红果、山里果子。

【来源】为蔷薇科植物山楂 *Crataegus pinnatifida* Bge. 的果实。

【野外识别特征】落叶乔木，高达6m。枝刺长1～2cm，或无刺。单叶互生；叶片宽卵形或三角状卵形，长6～12cm，宽5～8cm，有2～4对羽状裂片，边缘有不规则重锯齿。伞房花序，直径4～6cm，花冠白色，花瓣5。梨果近球形，深红色。花期5～6月，果期8～10月。生于溪边、山谷、林缘或灌木丛中。分布于东北、华北地区。

【药材性状】呈圆形片，皱缩不一，直径1～2.5cm，厚0.2～0.4cm。外皮红色，具皱纹，有灰白色小斑点。果肉深黄色至浅棕色。中部横切片具5粒浅黄色果核，但多脱落而中空。有的片上可见短而细的果梗或花萼残迹。气微清香，味酸、微甜。

【性味功效】酸、甘，微温。消食健胃，行气散瘀，化浊降脂。内服煎汤9～12g；外用适量。

【常见病配伍】

　　1.饮食积滞　常与莱菔子、神曲等配伍使用。

　　2.泻痢腹痛、疝气痛　常与木香、槟榔、橘核等配伍使用。

　　3.瘀阻胸腹痛，痛经　常与当归、香附、红花等配伍使用。

【验方精选】

　　1.食肉不消　山楂肉120g，水煎服。

　　2.痢疾初起　山楂30g，红蔗糖15g，白蔗糖15g，水煎冲细茶5g饮服。

　　3.产后面紫，痛经　当归尾9～15g，山楂6g，香附6g，红花6g，乌药3～6g，青皮4.5g，木香2.1g，泽泻4.5g，水煎服。

【其他功用】叶能活血化瘀，理气通脉。

注：同属植物山里红 *Crataegus pinnatifida* Bge. var. *major* N.E.Br. 的果实也作中药山楂用。

【使用禁忌】

　　脾胃虚弱及孕妇慎服。

鸡屎藤

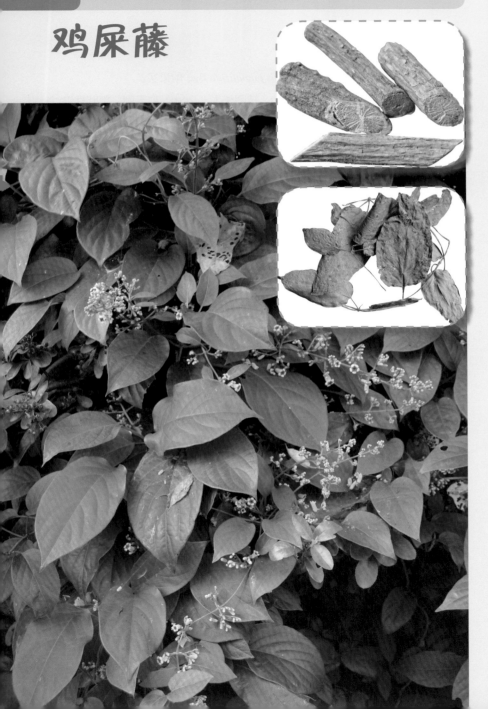

【别名】鸡矢藤、臭屎藤、臭藤。

【来源】为茜草科植物鸡屎藤 *Paederia scandens* (Lour.) Merr. 的全草或根。

【野外识别特征】多年生草质藤本，长3～5m。基部木质，多分枝。叶对生，托叶三角形，早落，叶片卵形、椭圆形、长圆形至披针形，长5～15cm，宽1～6cm，先端急尖或渐尖，基部宽楔形；叶纸质，新鲜者揉之有臭气。聚伞花序排成顶生的带叶的大圆锥花序或腋生而疏散少花；花紫色，几无梗，花冠筒长7～10mm，先端5裂。浆果球形，草黄色。花期7～8月，果期9～10月。生于溪边、河边、路边及灌木丛林中。广布于长江流域及其以南各地。

【药材性状】茎呈扁圆柱形，稍扭曲，无毛或近无毛，老茎灰棕色，直径3～12mm，栓皮常脱落，有纵皱纹及叶柄断痕，易折断，断面平坦，灰黄色；嫩茎黑褐色，直径1～3mm，质韧，不易折断，断面纤维性，灰白色或浅绿色。叶对生，多皱缩或破碎，完整者展平后呈宽卵形或披针形，先端尖，全缘，绿褐色。聚伞花序顶生或腋生，前者多带叶，后者疏散少花，花序轴及花均被疏柔毛，花淡紫色。气特异，味微苦、涩。

【性味功效】甘、苦，微寒。祛暑利湿，消积，解毒。内服煎汤10～15g；外用适量。

【常见病配伍】

1. 饮食积滞，小儿疳积　常与山楂、神曲、麦芽等配伍使用。

2. 热痰咳嗽　常与瓜蒌皮、胆南星、枇杷叶等配伍使用。

3. 热毒泻痢，咽喉肿痛，痈疮疖肿，烫火伤　常与黄芩、金银花等配伍使用。

【验方精选】

1. 食积腹泻　鸡矢藤30g。水煎服。

2. 妇女虚弱咳嗽　矢藤根120g，红小芭煎头120g。炖鸡服。

3. 背疽　鸡矢藤60g。酒煎搽洗患处。

【其他功用】果能解毒生肌。

莱菔子

萝卜

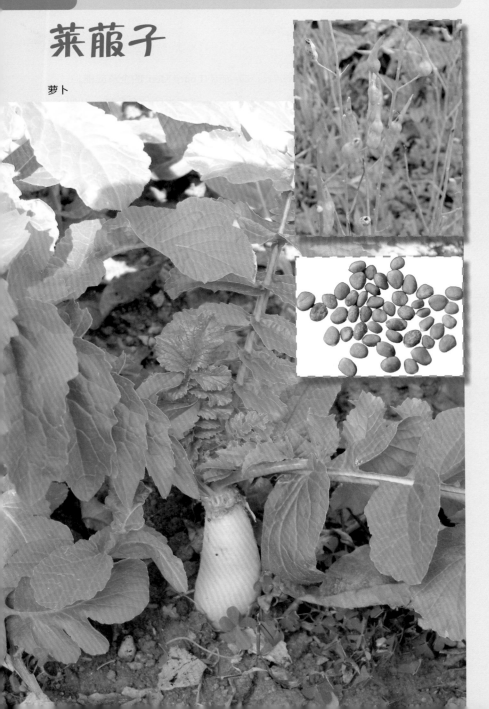

【别名】萝卜子、芦菔子。

【来源】为十字花科植物萝卜 *Raphanus sativus* L. 的种子。

【野外识别特征】两年生或一年生草本，高30～100cm。直根，肉质，长圆形、球形或圆锥形，外皮绿色、白色或红色。茎有分枝，无毛，稍具粉霜。基生叶和下部茎生叶大多羽状半裂，长8～30cm，宽3～5cm，顶裂片卵形，侧裂片4～6对。总状花序顶生或腋生；花瓣4，白色、紫色或粉红色，倒卵形，具紫纹。长角果圆柱形，在种子间处缢缩。花期4～5月，果期5～6月。原产我国，全国各地均有栽培。

【药材性状】呈类卵圆形或椭圆形，稍扁，长2.5～4mm，宽2～3mm。表面黄棕色、红棕色或灰棕色。一端有深棕色圆形种脐，一侧有数条纵沟。种皮薄而脆，子叶2，黄白色，有油性。气微，味淡、微苦辛。

【性味功效】辛、甘，平。消食除胀，降气化痰。内服煎汤5～12g；外用适量。

【常见病配伍】

1. 食积气滞　常与山楂、神曲、陈皮等配伍使用。

2. 咳喘痰多，胸闷食少　常与白芥子、苏子等配伍使用。

【验方精选】

1. 饮食积滞　山楂15g，神曲15g，半夏15g，茯苓15g，陈皮10g，连翘10g，莱菔10g，研末制水丸服。

2. 咳嗽气喘　莱菔子2.5g，白芥子2.5g，苏子2.5g，水煎服。

【其他功用】鲜根能消食，下气，化痰，止血；叶能消食理气，利咽，消肿。

【使用禁忌】

无食积痰滞及中气虚弱者慎服。

稻芽

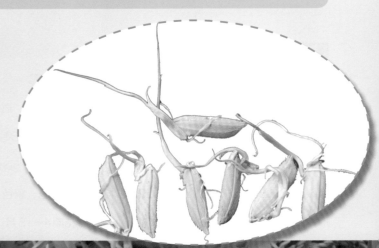

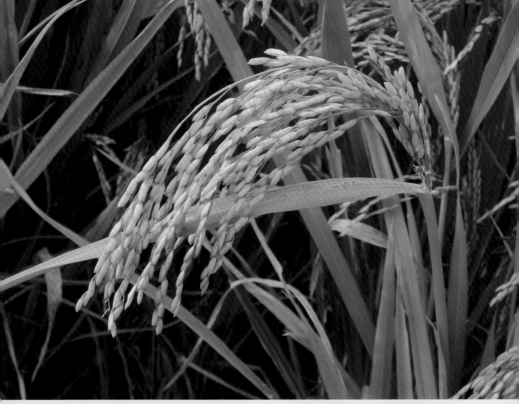

【别名】 稻牙、谷蘖、稻蘖。

【来源】 为禾本科植物稻 *Oryza sativa* L.的成熟果实经发芽干燥而得。

【野外识别特征】 一年生栽培植物。高20～70cm。茎纤细，中空有节；叶片扁平，披针形至线状披针形，长10～45cm，宽5～33mm，先端尖，基部钝圆。圆锥花序紧密，呈圆柱形；小穗卵形或卵状披针形，黄色、褐色或紫色。颖果平滑。花果期6～10月。我国南北各地均有栽培。

【药材性状】 呈扁长椭圆形，两端略尖，长7～9mm，直径约3mm。外稃黄色，有白色细茸毛，具5脉。一端有2枚对称的白色条形浆片，长2～3mm，于一个浆片内侧伸出弯曲的须根1～3条，长0.5～1.2cm。质硬，断面白色，粉性。气微，味淡。

【性味功效】 甘，温。消食和中，健脾开胃。内服煎汤9～15g；外用适量。

【常见病配伍】

1. 积滞不消及脾虚食少消化不良　常与麦芽、砂仁、白术、炙甘草等配伍使用。

2. 脾胃虚弱泄泻　常与茯苓、芡实、建曲、扁豆、泽泻、炙甘草等配伍使用。

【验方精选】

启脾进食　稻芽120g，研为末，加少量姜汁、盐，和做饼，焙干。加炙甘草、砂仁、白术各30g，研为末，白汤送服。

【使用禁忌】
胃下垂者忌用。

十、驱虫药

土荆芥

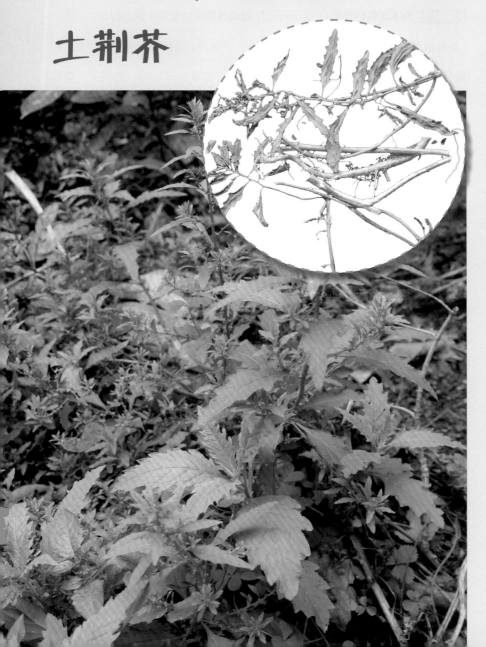

【别名】臭草、杀虫草、虱子草。

【来源】为藜科植物土荆芥 *Chenopodium ambrosioides* L.的带果穗全草。

【野外识别特征】一年生或多年生直立草本，高50～80cm，有强烈气味。茎直立，有棱。单叶互生，叶片披针形至长圆状披针形，长3～16cm，宽达5cm，揉之有一种特殊的香气。穗状花序腋生，分枝或不分枝；花小，绿色，花被5裂，3～5朵簇生于叶腋。胞果扁球形，黑色或暗红色。花期8～9月，果期9～10月。生于旷野、路旁和溪边。分布于华东、中南、西南等地。

【药材性状】全草黄绿色，茎上有柔毛。叶皱缩破碎，叶缘常具稀疏不整齐的钝锯齿；上表面光滑，下表面可见散生油点；叶脉有毛。花着生于叶腋。胞果扁球形，外被一薄层囊状的宿萼，种子黑色或暗红色。具强烈而特殊的香气。味辣而微苦。

【性味功效】辛、苦，微温；有毒。祛风除湿，杀虫止痒，活血消肿。内服煎汤3～9g；外用适量。

【常见病配伍】

1. 蛔虫病　常与牡荆、香薷等配伍使用。

2. 湿疹　常与地榆、野菊花、金银花、茅根等配伍使用。

【验方精选】

1. 胆道蛔虫病　土荆芥鲜叶6g，牡荆根、香薷各15g，鬼针草30g。水煎服。

2. 湿疹　土荆芥鲜全草适量。水煎，洗患处。

【使用禁忌】

不宜多服、久服、空腹服。服前不宜用泻药。

苦楝皮

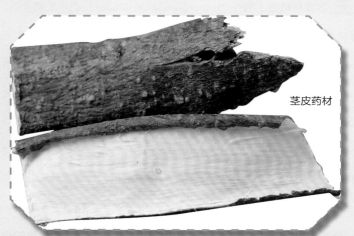

茎皮药材

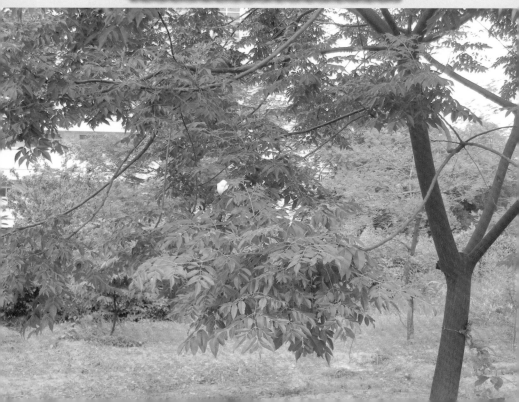

【**别名**】 楝木皮、苦楝树皮、苦楝根皮。

【**来源**】 为楝科植物楝 *Melia azedarach* L. 的树皮和根皮。

【**野外识别特征**】落叶乔木，高 15 ~ 20m。树皮暗褐色，纵裂，老枝紫色，有多数细小皮孔。二至三回奇数羽状复叶互生；小叶卵形至椭圆形，长 3 ~ 7cm，宽 2 ~ 3cm，边缘有钝锯齿。圆锥花序顶生或腋生；花被紫色，花瓣 5。核果圆卵形或近球形。花期 4 ~ 5 月，果熟期 10 ~ 11 月。生于旷野或路旁。分布于华北至西南各地。

【**药材性状**】呈不规则板片状、槽状或半卷筒状，长宽不一，厚 2 ~ 6mm。外表面灰棕色或灰褐色，粗糙，有交织的纵皱纹和点状灰棕色皮孔，除去粗皮者淡黄色；内表面类白色或淡黄色。质韧，不易折断，断面纤维性，呈层片状，易剥离。气微，味苦。

【**性味功效**】苦，寒；有毒。杀虫疗癣。内服煎汤 3 ~ 6g；外用适量。

【**常见病配伍**】

1. 蛔虫病，蛲虫病，钩虫病 常与使君子、大黄、槟榔等配伍使用。

2. 疥癣，湿疮 常与野菊花等配伍使用。

【**验方精选**】

1. 蛲虫病 苦楝皮与百部、乌梅同煎，取浓液于晚间作保留灌肠。

2. 顽固性湿癣 楝根皮，洗净晒干烧灰，调茶油涂抹患处。

3. 疥疮风虫 楝根皮、皂角等份研末，用猪脂调涂患处。

【**使用禁忌**】
体弱及肝肾功能障碍者、孕妇及脾胃虚寒者均慎服。亦不宜持续和过量服用。

使君子

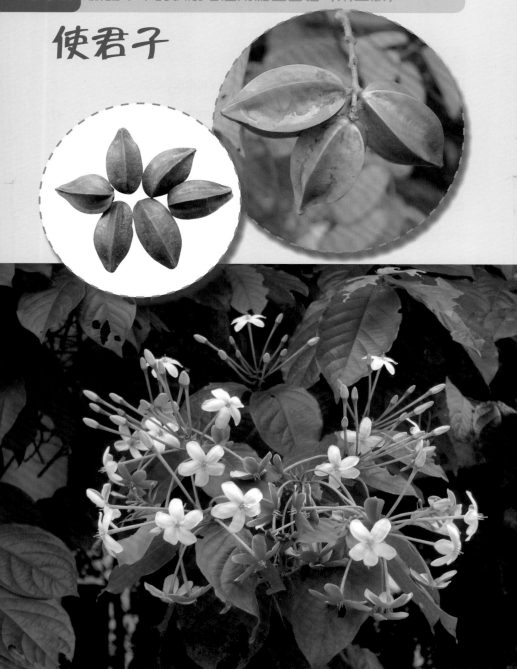

【别名】 史君子、五棱子、索子果。

【来源】 为使君子科植物使君子*Quisqualis indica* L.的果实。

【野外识别特征】落叶攀援状灌木,高2～8m。叶对生或近对生;叶片膜质,卵形或椭圆形,长5～11cm,宽2.5～5.5cm,背面有时疏被棕色柔毛。顶生穗状花序组成的伞房状花序;花瓣5。果卵形,短尖,具明显的锐棱角5条。花期5～9月,果期秋末。生于平地、山坡、路旁等向阳灌木丛中。分布于西南及华南地区。

【药材性状】呈椭圆形或卵圆形,具5条纵棱,偶有4～9棱,长2.5～4cm,直径约2cm。表面黑褐色至紫黑色,平滑,微有光泽。顶端狭尖,基部钝圆,有明显圆形的果梗痕。质坚硬,横切面多呈五角星状,棱角处壳较厚,中间呈类圆形空腔。种子长椭圆形或纺锤形,长约2cm,直径约1cm;表面棕褐色或黑褐色,有多数纵皱纹;种皮薄,易剥离;子叶2,黄白色,有油性,断面有裂隙。气微香,味微甜。

【性味功效】甘,温;有毒。杀虫消积。内服煎汤9～12g;外用适量。

【常见病配伍】

　　1. 蛔虫病,蛲虫病　常与苦楝皮、槟榔、大黄等配伍使用。

　　2. 小儿疳积　常与槟榔、神曲、麦芽等配伍使用。

【验方精选】

　　1. 小儿腹中蛔虫攻痛,口吐涎沫　使君子6～15g,研末制散服。

　　2. 小儿疳积　肉豆蔻50g,木香20g,六神曲100g,麦芽50g,胡黄连100g,槟榔50g,使君子仁100g,研末制蜜丸服。

【使用禁忌】

　　服量过大或与热茶同饮,可引起呃逆、眩晕、呕吐等反应。

南瓜子

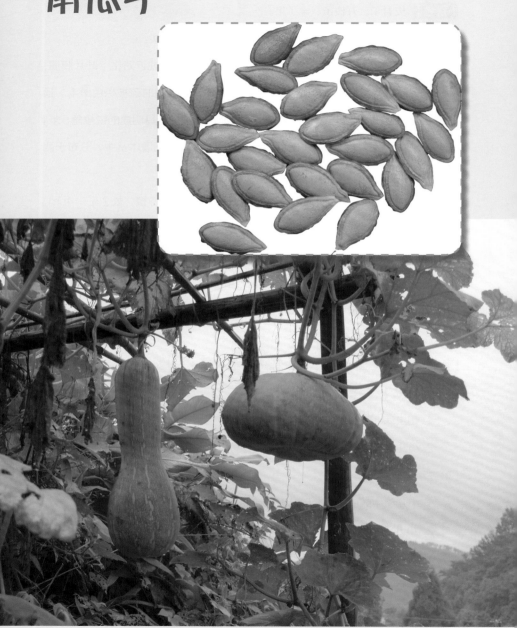

【别名】南瓜仁、白瓜子、倭瓜子。

【来源】为葫芦科植物南瓜 *Cucurbita moschata* Duch.ex Poir. 的种子。

【野外识别特征】一年生蔓生草本，茎长达2～5m。常节部生根，密被白色刚毛。单叶互生；叶柄粗壮，长8～19cm，被刚毛；叶片宽卵形或卵圆形，有5角或5浅裂，长12～25cm，宽20～30cm，先端尖，基部深心形，上面绿色，下面深绿色，两面均被刚毛和茸毛。卷须稍粗壮，被毛。花单性，雌雄同株；雄花单生，花萼筒钟形，花冠黄色；雌花单生，花柱短，柱头3，膨大。瓠果性状多样，外面常有纵沟。花期6～7月，果期8～9月。全国各地普遍栽培。

【药材性状】种子扁圆形，长1.2～1.8cm，宽0.7～1cm。表面淡黄白色至淡黄色，两面平坦而微隆起，边缘稍有棱，一段略尖，先端有珠孔，种脐稍突起或不明显。除去种皮，有黄绿色薄膜状胚乳。子叶2枚，黄色，肥厚，有油性。气微香，味微甘。

【性味功效】甘，平。杀虫。内服煎汤30～60g；外用适量。

【常见病配伍】

绦虫病　常与槟榔、使君子等配伍使用。

【验方精选】

绦虫病　研末，冷开水调服60～120g，两小时后服槟榔60～120g的水煎剂，再过半小时，服玄明粉15g，即可促使虫体排除。

【其他功用】根能利湿热，通乳汁；花能清湿热，消肿毒；南瓜蒂能解毒，利水，安胎。

蛇床子

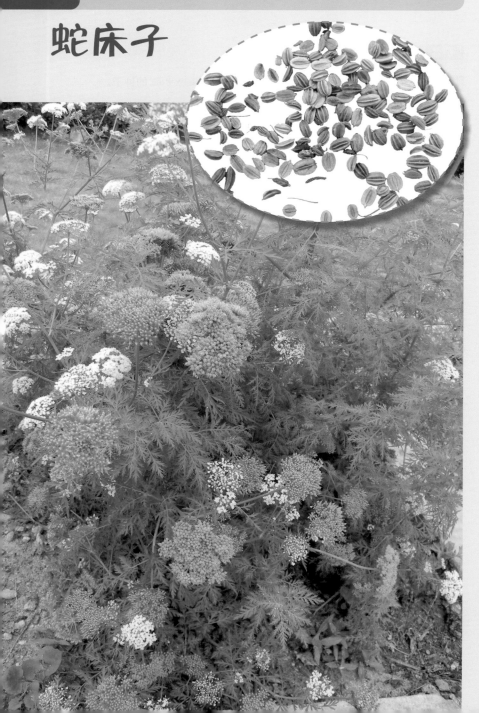

【别名】野茴香、蛇床实、蛇米。

【来源】为伞形科植物蛇床 *Cnidium monnieri* (L.) Cuss. 的成熟果实。

【野外识别特征】一年生草本，高20～80cm。根细长，圆锥形。茎直立或斜上，圆柱形，多分枝，中空，表面有深纵条纹，棱上常具毛。基生叶具短柄，上部叶几全部简化成鞘状。叶片轮廓卵形至三角状卵形，长3～8cm，宽2～5cm，2～3回羽状全裂，末回裂片线状披针形，具小尖头，边缘及脉上粗糙。复伞形花序顶生或侧生，直径2～3cm；小伞形花序具花15～20；花瓣白色。双悬果长圆形，长1.3～3mm，宽1～2mm，横剖面近五角形，主棱5，均扩展成翅状。花期4～6月，果期5～7月。生于低山坡、田野、路旁、沟边等湿地。分布几遍全国各地。

【药材性状】双悬果呈椭圆形，长2～4mm，直径约2mm。表面灰黄色或灰褐色，顶端有2枚向外弯曲的柱基，基部偶有细梗。分果瓣的背面有薄而突起的纵棱5条，接合面平坦，有2条棕色略突起的纵棱线。果皮松脆，揉搓易脱落。种子细小，灰棕色，显油性。气香，味辛凉，有麻舌感。

【性味功效】辛、苦，温；有小毒。燥湿祛风，杀虫止痒，温肾壮阳。内服煎汤3～10g；外用适量。

【常见病配伍】

1. 阴部湿疹，湿痒，疥癣　常与苦参、黄柏、白矾等配伍使用。

2. 寒湿带下，湿痹腰痛　常与山药、杜仲、牛膝等配伍使用。

3. 肾虚阳痿，宫冷不孕　常与当归、枸杞、淫羊藿等配伍使用。

【验方精选】

1. 耳内湿疮　蛇床子，黄连各3g，轻粉0.3g，研末，吹入患处。

2. 阳痿　熟地250g，白芍250g，当归180g，枸杞180g，杜仲120g，仙茅120g，巴戟肉120g，山茱萸120g，淫羊藿120g，肉苁蓉120g，韭子120g，蛇床子60g，附子60g，肉桂60g，研末制蜜丸服。

【使用禁忌】

下焦湿热或肾虚者禁服。

榧子

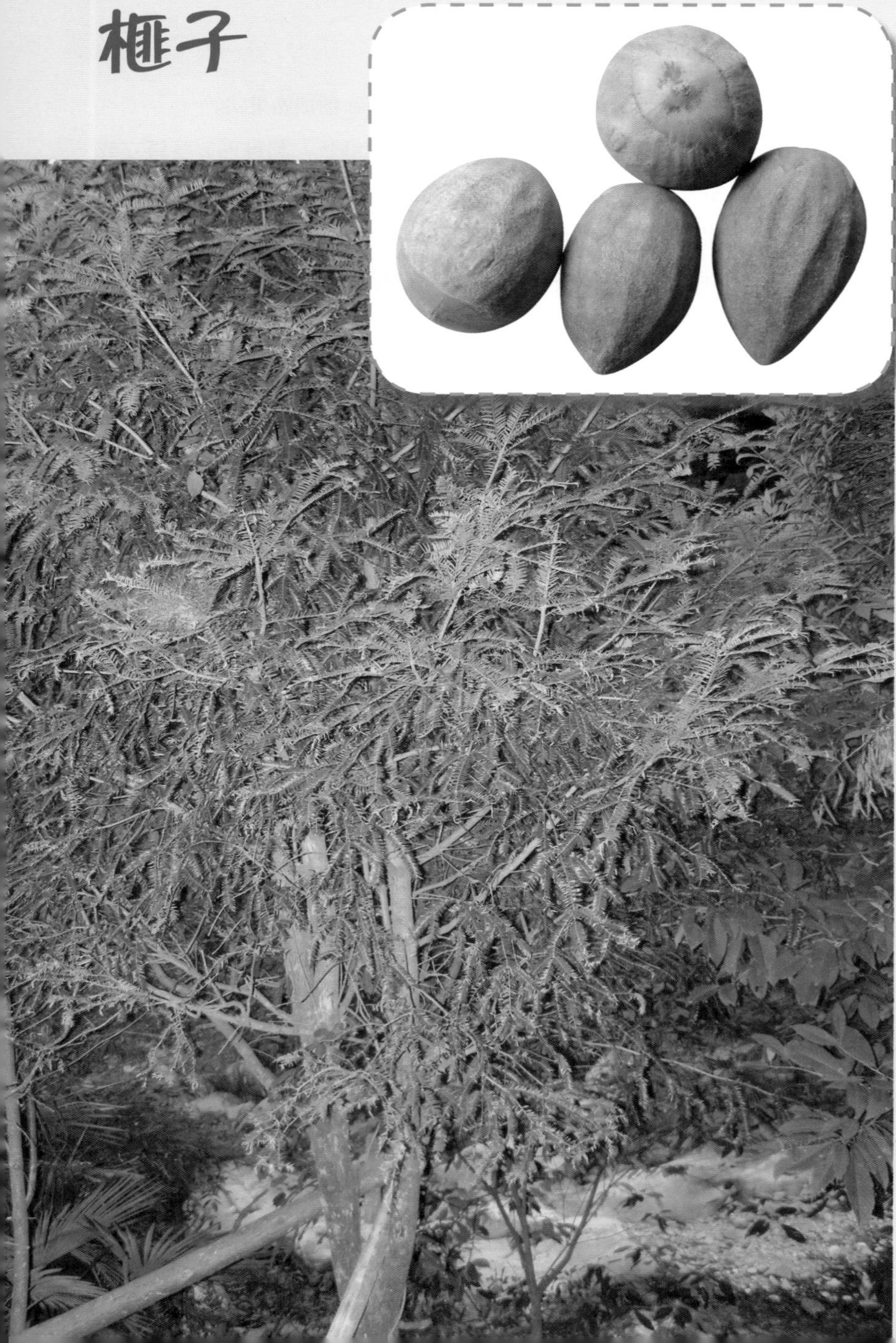

【别名】 榧实、香榧、玉榧。

【来源】 为红豆杉科植物榧 *Torreya grandis* Fort. 的种子。

【野外识别特征】 常绿乔木，高达25m，胸径55cm。树皮淡灰黄色、深灰色
或灰褐色，不规则纵裂。小枝近对生或轮生。叶条形，长1.1～2.5cm，宽
2.5～4mm，先端凸尖或具刺状短尖头，基部圆，上面光绿色，有2条明显的
纵槽，下面淡绿色。雌雄异株，雄球花单生叶腋，雌球花成对生于叶腋。种子
椭圆形、卵圆形或长椭圆形，熟时假种皮淡紫褐色，有白粉。花期4月，种子
翌年10月成熟。混生于温暖湿润的森林中。分布于长江流域及其以南地区。

【药材性状】 呈卵圆形或长卵圆形，长2～3.5cm，直径1.3～2cm。表面灰
黄色或淡黄棕色，有纵皱纹，一端钝圆，可见椭圆形的种脐，另一端稍尖。种
皮质硬，厚约1mm。种仁表面皱缩，外胚乳灰褐色，膜质；内胚乳黄白色，肥
大，富油性。气微，味微甜而涩。

【性味功效】 甘，平。杀虫消积，润肺止咳，润肠通便。内服煎汤9～15g；外
用适量。

【常见病配伍】

　　1. 虫积腹痛　常与槟榔、南瓜子等配伍使用。

　　2. 肠燥便秘　常与郁李仁、瓜蒌仁、大麻仁等配伍使用。

　　3. 肺燥咳嗽　常与瓜蒌仁、炙桑叶、沙参、川贝母等配伍使用。

【验方精选】

　　1. 肠道寄生虫病　榧子30g，使君子30g，大蒜30g，水煎服。

　　2. 便秘　单用炒熟嚼服。

【使用禁忌】

　　脾虚泄泻及滑肠大便不实者慎服。

槟榔

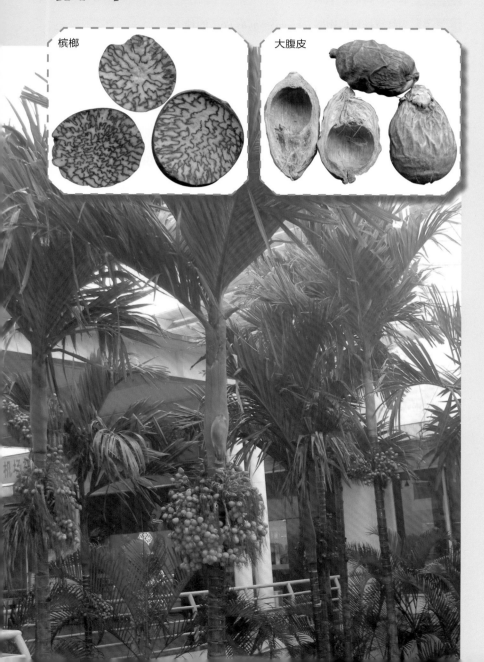

槟榔

大腹皮

【别名】 白槟榔、大腹槟榔、槟榔玉。

【来源】 为棕榈科植物槟榔 *Areca catechu* L. 的种子。

【野外识别特征】乔木，高达10～18m。羽状复叶，丛生于茎顶端，长 1.3～2m，光滑，叶轴三棱形。花序着生于最下一叶的基部，有佛焰苞状苞片，长倒卵形；花单性同株；雄花多数，小；雌花较大而少，无梗，着生于花序轴或分枝基部。坚果卵圆形或长圆形，熟时红色。每年开花两次，花期 3～8月，冬花不结果；果期12月至翌年6月。原产于马来西亚，我国华南地区有栽培。

【药材性状】呈扁球形或圆锥形，高1.5～3.5cm，底部直径1.5～3cm。表面淡黄棕色或淡红棕色，具稍凹下的网状沟纹，底部中心有圆形凹陷的珠孔，其旁有一明显疤痕状种脐。质坚硬，不易破碎，断面可见棕色种皮与白色乳胚相间的大理石样花纹。气微，味涩、微苦。

【性味功效】苦、辛，温。杀虫，消积，行气，利水，截疟。内服煎汤 3～10g；外用适量。

【常见病配伍】

1. 肠道寄生虫病　常与南瓜子、苦楝皮、使君子等配伍使用。

2. 食积气滞，泻痢后重　常与木香、青皮、黄连、大黄等配伍使用。

3. 水肿，脚气肿痛　常与商陆、泽泻、木通、木瓜等配伍使用。

4. 疟疾　常与常山、草果等配伍使用。

【验方精选】

1. 绦虫病　槟榔、木香等份研末，每服9g。

2. 腹胀便秘　木香50g，槟榔50g，枳壳50g，陈皮50g，青皮50g，香附150g，三棱50g，莪术50g，黄连50g，黄柏150g，大黄150g，牵牛子200g，芒硝100g，研末制水丸服。

3. 脚气　槟榔10g，陈皮30g，木瓜30g，吴茱萸6g，桔梗15g，生姜15g，紫苏9g，水煎服。

4. 疟疾　草果、槟榔、陈皮、青皮、厚朴、常山、甘草各6g，水煎服。

【其他功用】果皮（大腹皮）能下气宽中，行水消肿。

【使用禁忌】

气虚下陷者禁服。

十一、止血药

大蓟

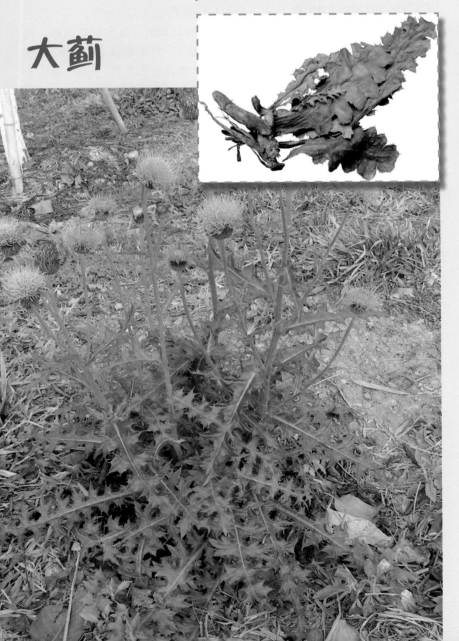

【别名】刺蓟、野刺菜、虎蓟。

【来源】为菊科植物蓟 *Cirsium japonicum* Fisch.ex DC.的地上部分。

【野外识别特征】多年生草本。块根纺锤形或萝卜状。茎直立，枝条有条棱，被长毛。基生叶有柄，叶片倒披针形或倒卵状椭圆形，长8～20cm，宽2.5～8cm，羽状深裂或几全裂。头状花序直立，单一或数个生于枝端集成圆锥花序；全为管状花，花冠紫色或紫红色。瘦果长椭圆形。花期5～8月，果期6～8月。生于山坡、草地、路旁。分布于华北、长江流域及华南地区。

【药材性状】茎呈圆柱形，基部直径可达1.2cm；表面绿褐色或棕褐色，有数条纵棱，被丝状毛；断面灰白色，髓部疏松或中空。叶皱缩，多破碎，完整叶片展平后呈倒披针形或倒卵状椭圆形，羽状深裂，边缘具不等长的针刺；上表面灰绿色或黄棕色，下表面色较浅，两面均具灰白色丝状毛。花序顶生，球形或椭圆形，总苞黄褐色，羽状冠毛灰白色。气微，味淡。

【性味功效】甘、苦，凉。凉血止血，散瘀解毒消痈。内服煎汤9～15g；外用适量。

【常见病配伍】

1. 血热出血证　常与小蓟配伍使用。

2. 热毒痈肿　常与野菊花、金银花等配伍使用。

【验方精选】

1. 热结血淋　大蓟鲜根30～90g，水煎服。

2. 汤火烫伤　大蓟新鲜根，捣烂，包麻布炖热，绞汁，涂抹患处。

【使用禁忌】

虚寒出血、脾胃虚寒者禁服。

小蓟

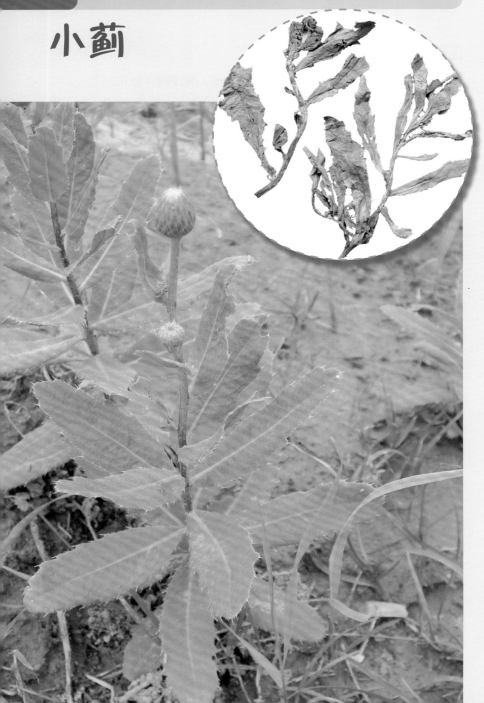

【别名】猫蓟、千针草、小刺盖。

【来源】为菊科植物刺儿菜 *Cirsium setosum* (Willd.) MB. 的地上部分。

【野外识别特征】多年生草本。根状茎长，茎直立，高30 ~ 80cm，茎无毛或被蛛丝状毛。基生叶花期枯萎；下部叶长7 ~ 15cm，宽1.5 ~ 10cm，通常无叶柄，上部茎叶渐小。头状花序单生于茎端，雌雄异株；雄花序总苞长约18mm，雌花序总苞长约25mm；花冠紫红色。瘦果椭圆形或长卵形，冠毛羽状。花期5 ~ 6月，果期5 ~ 7月。生于山坡、河旁或荒地、田间。分布于除广东、广西、云南、西藏以外的全国各地。

【药材性状】茎呈圆柱形，有的上部分枝，长5 ~ 30cm，直径0.2 ~ 0.5cm；表面灰绿色或带紫色，具纵棱及白色柔毛；质脆，易折断，断面中空。叶互生，有柄短或无柄；叶片皱缩或破碎，完整者展平后呈长椭圆形或长圆状披针形，长3 ~ 12cm，宽0.5 ~ 3cm；全缘或微齿裂至羽状深裂，齿尖具针刺；上表面深褐色，下表面灰绿色，两面均具白色柔毛。头状花序单个或数个顶生；花紫红色。气微，味微苦。

【性味功效】甘、苦，凉。凉血止血，散瘀解毒消痈。内服煎汤5 ~ 12g；外用适量。

【常见病配伍】

1. 血热出血证　常与大蓟、侧柏炭、茅根、茜草等配伍使用。

2. 热毒痈肿　常与乳香、没药等配伍使用。

【验方精选】

1. 出血证　大蓟、小蓟、荷叶、侧柏叶、茅根、茜根、山栀、大黄、牡丹皮、棕榈皮各9g，研末调服。

2. 疮疡肿痛　鲜小蓟捣烂敷患处。

【使用禁忌】

虚寒出血及脾胃虚寒者禁服。

艾叶

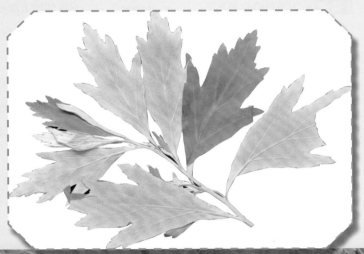

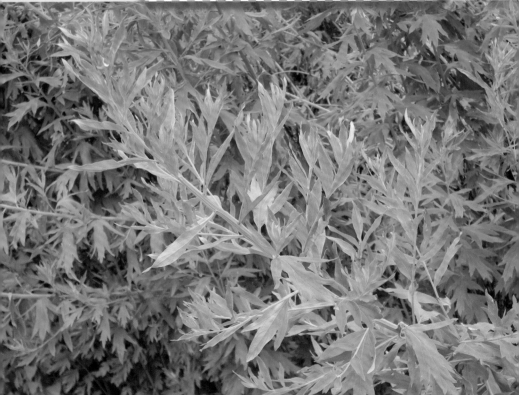

【别名】 艾蒿、蕲艾、艾蓬。

【来源】 为菊科植物艾 *Artemisia argyi* Levl.et Vant. 的叶。

【野外识别特征】多年生草本，高50～120cm。全株密被白色茸毛，中部以上或仅上部有开展及斜生的花序枝。叶互生，下部叶在花期枯萎；中部叶卵状三角形或椭圆形，长6～9cm，宽4～8cm；叶片羽状或浅裂。头状花序多数，排列成复总状，花带红色，多数。瘦果，无毛。花期7～10月。生于荒地林缘。分布于全国大部分地区。

【药材性状】多皱缩、破碎，有短柄。完整叶片展平后呈卵状椭圆形，羽状深裂，裂片椭圆状披针形，边缘有不规则的粗锯齿；上表面灰绿色或深黄绿色，有稀疏的柔毛和腺点；下表面密生灰白色绒毛。质柔软。气清香，味苦。

【性味功效】辛、苦，温；有小毒。温经止血，散寒止痛，安胎；外用祛湿止痒。内服煎汤3～9g；外用适量。

【常见病配伍】

1. 出血证　常与生地、生荷叶、生柏叶等配伍使用。

2. 月经不调，痛经　常与香附、川芎、白芍、当归等配伍使用。

3. 胎动不安　常与阿胶、桑寄生等配伍使用。

【验方精选】

1. 崩漏　阿胶、川芎、甘草、艾叶、当归、芍药、干地黄各3g，水煎服。

2. 月经不调　艾叶120g，香附240g，吴茱萸80g克，肉桂20g，当归120g，川芎80g，白芍80g，地黄40g，黄芪80g，续断60g，研末制蜜丸服。

【使用禁忌】

阴虚血热者慎服。

仙鹤草

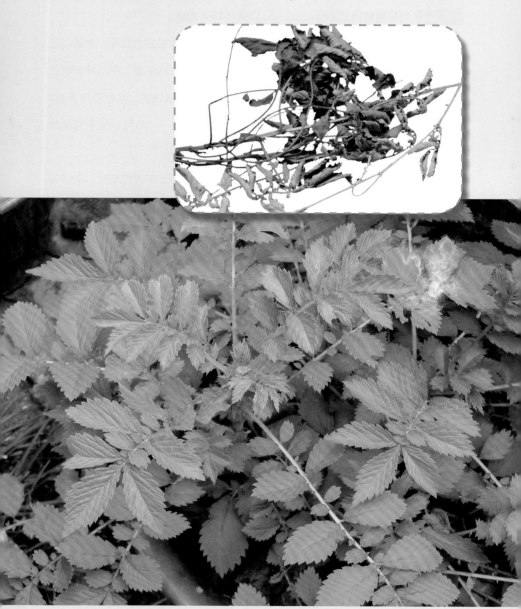

龙芽草

【别名】 狼牙草、龙牙草、金顶龙芽。

【来源】 为蔷薇科植物龙牙草 *Agrimonia pilosa* Ledeb. 的地上部分。

【野外识别特征】多年生草本，高30～120cm。根茎短，基部常有一或数个地下芽。茎被疏柔毛及短柔毛。奇数羽状复叶互生，倒卵形至倒卵状披针形，长1.5～5cm，宽1～2.5cm，边缘有急尖至圆钝锯齿。总状花序单一或2～3个生于茎顶，花序轴和花梗被柔毛；花瓣5，长圆形，黄色。瘦果倒卵圆锥形，幼时直立，成熟时向内靠合。花、果期5～12月。生于溪边、路旁、草地、灌丛、林缘及疏林下。我国南北各地均有分布。

【药材性状】长50～100cm，全体被白色柔毛。茎下部圆柱形，红棕色，上部方柱形，四面略凹陷，绿褐色，有纵沟和棱线，有节；体轻，质硬，易折断，断面中空。单数羽状复叶互生，暗绿色，皱缩卷曲；质脆，易碎；叶片有大小两种，相间生于叶轴上，顶端小叶较大，完整小叶展平后呈卵形或长椭圆形，先端尖，基部楔形，边缘有锯齿；托叶抱茎。总状花序细长，花萼下部呈筒状，萼筒上部有钩刺，花瓣黄色。气微，味微苦。

【性味功效】苦、涩，平。收敛止血，截疟，止痢，补虚。内服煎汤6～12g；外用适量。

【常见病配伍】

1. 出血证　常与生地黄、侧柏叶、艾叶、炮姜等配伍使用。

2. 腹泻、痢疾　常与白头翁，蒲公英等配伍使用。

3. 脱力劳伤　常与党参、熟地、龙眼肉等配伍使用。

【验方精选】

1. 虚损唾血，咯血　仙鹤草18g，红枣5枚，水煎服。

2. 赤白痢及咯血、吐血　仙鹤草9～18g，水煎服。

3. 盗汗　仙鹤草30g，白芍15g，甘草6g，生地12g，麦冬12g，柏子仁15g，茯苓10g，大枣3枚，水煎服。

【使用禁忌】

外感初起，泄泻发热者忌用。

白及

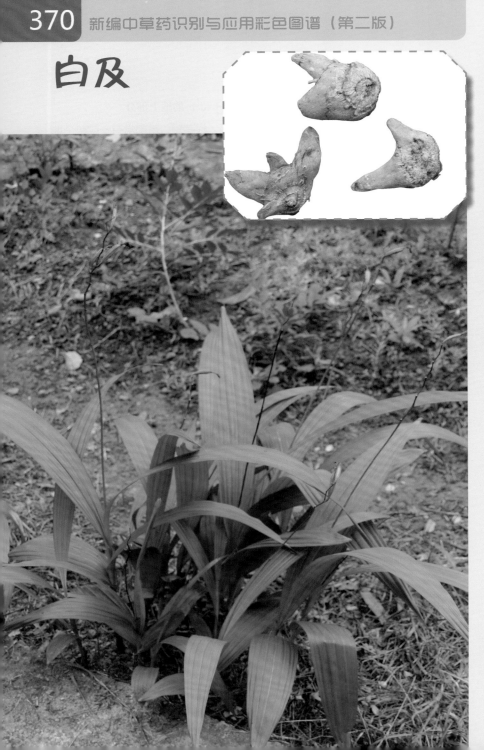

【别名】 甘根、白给、君求子。

【来源】 为兰科植物白及 *Bletilla striata* (Thunb.) Reichb.f. 的块茎。

【野外识别特征】多年生草本，高15～70cm。块茎肉质，肥厚，富黏性，三角状扁球形或不规则菱形，常数个相连。茎直立。叶片3～5，披针形或宽披针形，长8～30cm，宽1.5～4cm，先端渐尖，基部下延成长鞘状。总状花序顶生，有花3～8朵，唇瓣倒卵形，白色或具紫纹。蒴果圆柱形，两端稍尖。花期4～5月，果期7～9月。生于山野、山谷较潮湿处。分布于华东、华北及华南地区。

【药材性状】呈不规则扁圆形，多有2～3个爪状分枝，长1.5～5cm，厚0.5～1.5cm。表面灰白色或黄白色，有数圈同心环节和棕色点状须根痕，上面有突起的茎痕，下面有连接另一块茎的痕迹。质坚硬，不易折断，断面类白色，角质样。气微，味苦，嚼之有黏性。

【性味功效】苦、甘、涩、寒。收敛止血，消肿生肌。内服煎汤6～15g；外用适量。

【常见病配伍】

1. 出血证　常与茜草、阿胶、生地、白蔹、龙骨等配伍使用。

2. 痈肿疮疡，手足皲裂，水火烫伤　常与金银花、皂刺、黄连、贝母等配伍使用。

【验方精选】

1. 吐血　白及30g，枇杷叶15g，藕节15g，研末制丸服。

2. 冬天手足皲裂　白及研末，水调敷患处。

【使用禁忌】
外感及内热壅盛者禁服。不可与乌头配伍使用。

白茅根

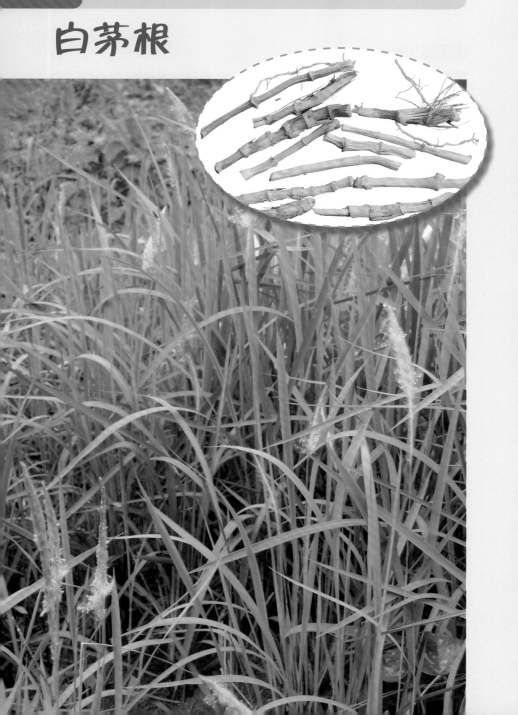

【别名】茅根、茅草根、甜草根。

【来源】为禾本科植物白茅 *Imperata cylindrica* Beauv. var. *major* (Nees) C. E. Hubb. 的根茎。

【野外识别特征】多年生草本，高20～100cm。根茎白色，匍匐横走，密被鳞片。秆丛生，直立，圆柱形，光滑无毛。叶线形或线状披针形；根出叶长几与植株等长；茎生叶较短；叶鞘褐色，具短叶舌。圆锥花序紧缩呈穗状，顶生，圆筒状。颖果椭圆形，暗褐色，成熟时果序被白色长柔毛。花期5～6月，果期6～7月。

【药材性状】呈长圆柱形，长30～60cm，直径0.2～0.4cm。表面黄白色或淡黄色，微有光泽，具纵皱纹，节明显，稍突起，节间长短不等，通常长1.5～6cm。体轻，质略脆，断面皮部白色，多有裂隙，放射状排列，中柱淡黄色，易于皮部剥离。气微，味微甜。

【性味功效】甘，寒。凉血止血，清热利尿，清肺胃热。内服煎汤9～30g；外用适量。

【常见病配伍】

1. 血热出血证　常与藕、生地等配伍使用。

2. 水肿，热淋，黄疸　常与茵陈、山栀等配伍使用。

3. 胃热呕吐，肺热咳喘　常与葛根、桑白皮等配伍使用。

【验方精选】

1. 咯血　鲜茅根120g，鲜藕120g，水煎服。

2. 热淋，小便不利　鲜茅根120g，水煎服。

3. 呕吐　茅根、葛根各100g，水煎服。

【其他功用】花穗能止血，定痛；初生未开放花序能止血，解毒。

【使用禁忌】
虚寒出血、呕吐、溲多不渴者禁服。

地榆

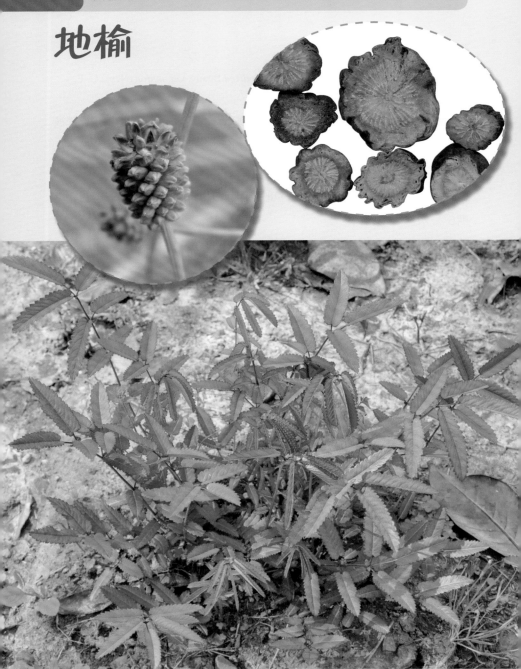

【别名】 野升麻、红地榆、黄瓜香。

【来源】 为蔷薇科植物地榆Sanguisorba officinalis L.的根。

【野外识别特征】 多年生草本，高50～150cm。根茎粗壮，着生多数暗棕色厚肥的纺锤形根。茎直立，有细棱，无毛，上部分枝。基生叶为奇数羽状复叶，小叶9～13片，卵圆形或长圆状卵形，边缘有具芒尖的粗锯齿；茎生小叶长圆形至长圆状披针形。穗状花序，数个疏生于茎顶；花小，密集成近球形或短圆柱形，花暗紫红色、紫红色或红色，自花序顶端向下逐渐开放。瘦果暗棕色，包藏于宿存的萼筒内。花期及果期6～9月。生于山坡、林缘、草原、草甸、灌丛及田边。分布于华北、东北、华东、西南及西北地区。

【药材性状】 呈不规则纺锤形或圆柱形，稍弯曲，长5～25cm，直径0.5～2cm。表面灰褐色至暗棕色，粗糙，有纵纹。质硬，断面较平坦，粉红色或淡黄色，木部略呈放射状排列。气微，味微苦涩。

【性味功效】 苦、酸、涩，微寒。凉血止血，解毒敛疮。内服煎汤9～15g；外用适量。

【常见病配伍】

1. 血热出血证　常与生地、黄芩、槐花、牡丹皮等配伍使用。

2. 烫伤，湿疹，疮疡痈肿　常与大黄、黄连、冰片、地榆、煅石膏等配伍使用。

【验方精选】

1. 便血　生地、芍药、甘草、续断、地榆、黄芩、槐花、荆芥穗、乌梅各3g，水煎服。

2. 下血不止多年者　地榆、鼠尾草各60g，水煎服。

3. 湿疹　取本品浓煎外洗患处。

注：同属植物长叶地榆S. officinalis L. var. logifolia (Bert.) Yü et Li.的根也作地榆入药。

【使用禁忌】

脾胃虚寒，中气下陷，冷痢泄泻，崩漏带下，血虚有瘀者均应慎服。

羊蹄

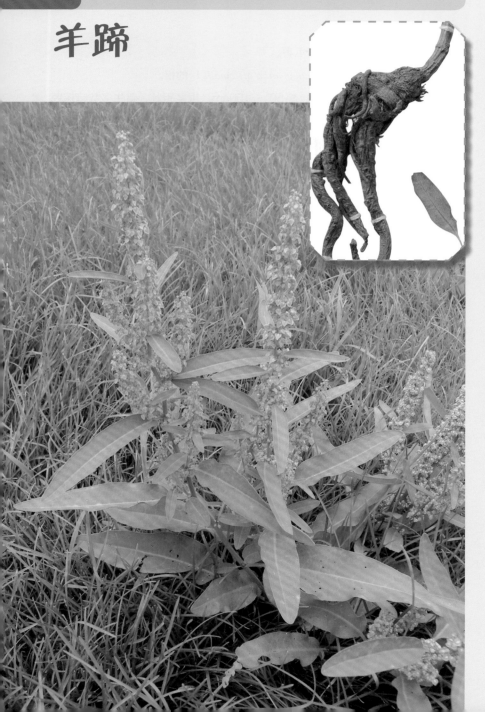

【别名】 败毒菜根、牛舌根、秃菜。

【来源】 为蓼科植物羊蹄 *Rumex japonicus* Houtt. 的根。

【野外识别特征】多年生草本，高60～100cm。根粗大，断面黄色。茎直立，通常不分枝。单叶互生，叶片长圆形至长圆状披针形，基生叶较大，长16～22cm，宽4～9cm。总状花序顶生，每节花簇略下垂，花被片6，淡绿色。瘦果宽卵形，黑褐色，光亮。花期4月，果期5月。生于山野、路旁、湿地。分布于我国华北、东北、华东、中南各地。

【药材性状】根类圆锥形，下部有分枝，根头部具残留茎基及支根痕，具纵皱纹及横向突起的皮孔样瘢痕。质硬易折断，断面灰黄色，颗粒状。气特殊，味微苦涩。

【性味功效】苦，寒；有小毒。凉血止血，解毒杀虫，泻下。内服煎汤9～15g；外用适量。

【常见病配伍】

　　1. 血热出血证　常与麦门冬、地榆、小蓟等配伍使用。

　　2. 疥癣，疮疡，烫伤　常与枯矾配伍使用。

　　3. 大便秘结　常与芒硝配伍使用。

【验方精选】

　　1. 咯血，吐血　羊蹄12g，水煎服。

　　2. 疥癣　羊蹄30g，枯矾5g，研末调敷患处。

　　3. 大便涩结不通　取羊蹄根30g，水煎服。

注：尼泊尔羊蹄 *R. nepalensis* Spreng. 的根也作羊蹄入药。

【使用禁忌】

　　脾胃虚寒，泄泻不食者禁服。

苎麻根

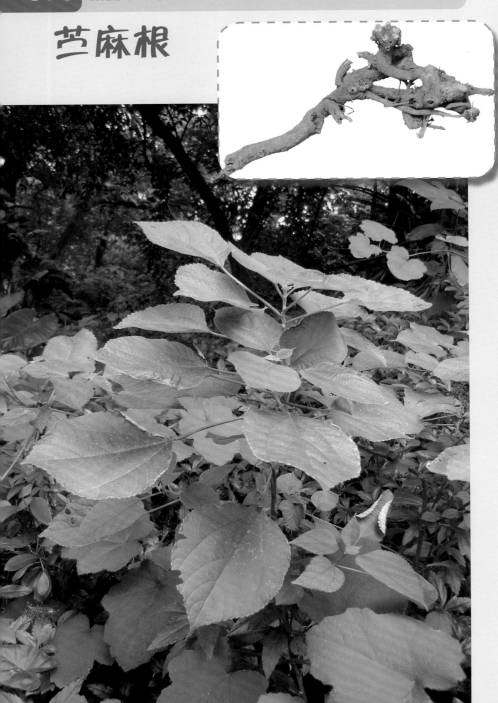

【别名】苎根、野苎根。

【来源】为荨麻科植物苎麻 *Boehmeria nivea* (L.) Gaud. 的根和根茎。

【野外识别特征】多年生半灌木，高1～2m。茎直立，圆柱形，多分枝，青褐色，密生粗长毛。叶互生，叶片宽卵形或卵形，长7～15cm，宽6～12cm，边缘密生齿牙，叶背密生交织的白色柔毛，基出脉三条。花单性，通常雌雄同株，花序呈圆锥状，雄花小，黄白色，雌花淡绿色，簇球形。瘦果小，椭圆形，宿存花被包裹。花期9月，果期10月。在我国山东、河南及陕西以南各地广为栽培，也有野生。

【药材性状】根茎呈不规则圆柱形，稍弯曲，表面灰棕色，有纵纹及多数皮孔，并有多数疣状突起及残留须根；质坚硬，不易折断，折断面纤维性，皮部棕色，木部淡棕色，有的中间有数个同心环纹，中央有髓或中空。根略呈纺锤形，表面灰棕色，有纵皱及横长皮孔；断面粉性。气微，味淡，有黏性。

【性味功效】甘，寒。凉血止血，清热安胎，解毒。内服煎汤5～30g；外用适量。

【常见病配伍】

　　1. 血热出血证　常与地榆、茅根等配伍使用。

　　2. 胎动不安，胎漏下血　常与地黄、阿胶、当归、白芍等配伍使用。

　　3. 热毒痈肿　常与地榆、金银花等配伍使用。

【验方精选】

　　1. 出血不止　苎麻根、人参、白及、蛤粉各10g，研末制散服，每服2g。

　　2. 习惯性流产　苎麻根30g，莲子15g，怀山药15g，水煎服。

　　3. 乳痈初起　苎麻根适量，捣烂敷患处。

【其他功用】叶能凉血止血，散瘀消肿，解毒；花能清心除烦，凉血透疹。

【使用禁忌】

　　无实热者慎服。

降香

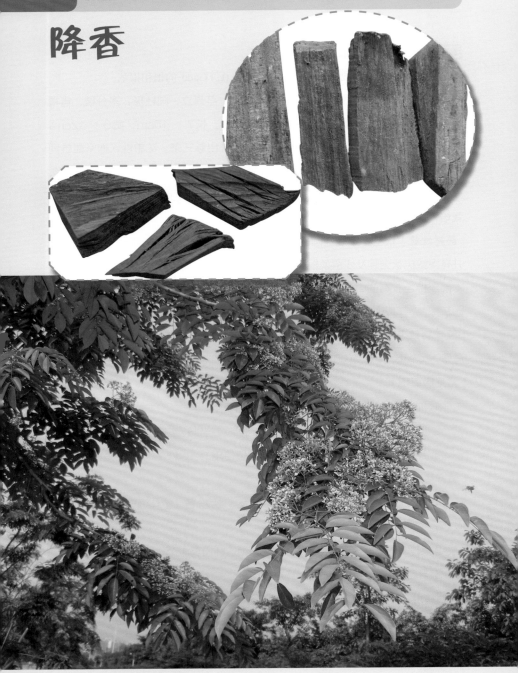

【别名】 降真、降真香、紫藤香。

【来源】 为豆科植物降香檀*Dalbergia odorifera* T.Chen树干和根的心材。

【野外识别特征】乔木，高10～15m。除幼枝部分、花序及子房略被柔毛外，余均无毛。小枝有苍白色、密集的皮孔。奇数羽状复叶，小叶9～13，近革质，卵形或椭圆形。圆锥花序腋生，花小，极多数，花萼钟状，花瓣淡黄色或乳白色。荚果舌状长椭圆形。花期3～4月，果期10～11月。生于山地林中。分布于海南，云南有栽培。

【药材性状】呈类圆柱形或不规则块状。表面紫红色或红褐色，切面有致密的纹理。质硬，有油性。气微香，味微苦。

【性味功效】辛，温。化瘀止血，理气止痛。内服煎汤9～15g。外用适量。

【常见病配伍】

1. 出血证　常与五倍子、丹皮、郁金等配伍使用。

2. 胸胁疼痛，跌损瘀痛　常与五灵脂、川芎、郁金等配伍使用。

3. 呕吐腹痛　常与藿香、木香等配伍使用。

【验方精选】

金刃或跌打损伤，出血不止　降香末、五倍子末拌匀，敷患处。

【使用禁忌】

阴虚火旺，血热妄行者禁服。

茜草

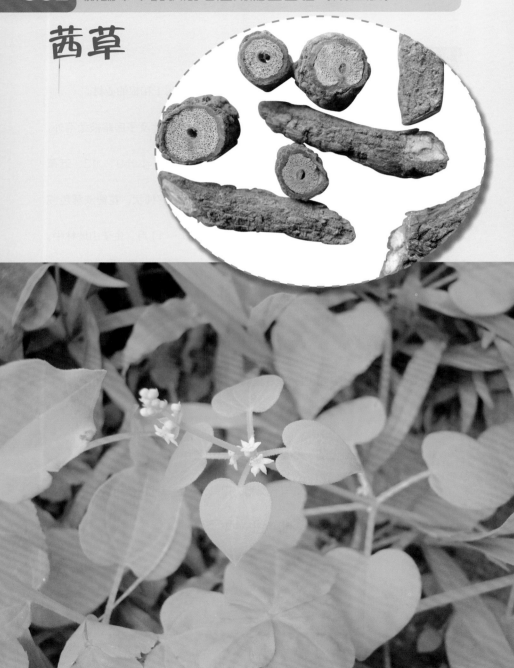

【别名】 红茜根、沙茜秧根、红内消。

【来源】 为茜草科植物茜草 *Rubia cordifolia* L.的根和根茎。

【野外识别特征】多年生攀援草本。根数条至数十条丛生，外皮紫红色或橙红色。茎四棱形，棱上生多数倒生的小刺。叶四片轮生，具长柄，叶片变化较大，长2～6cm，宽1～4cm，基出脉5条。聚伞花序圆锥状，腋生及顶生，花小，黄白色，5裂，辐射状。浆果球形，红色，后转为黑色。花期6～9月，果期8～10月。生于山坡路旁、沟沿、田边、灌丛及林缘。分布于全国大部分地区。

【药材性状】根茎呈结节状，丛生粗细不等的根。根呈圆柱形，略弯曲，长10～25cm，直径0.2～1cm；表面红棕色或暗棕色，具细纵皱纹和少数细根痕；皮部脱落处呈黄红色。质脆，易折断，断面平坦皮部狭，紫红色，木部宽广，浅黄红色，导管孔多数。气微，味微苦，久嚼刺舌。

【性味功效】苦，寒。凉血，祛瘀，止血，通经。内服煎汤6～10g，外用适量。

【常见病配伍】

　　1. 出血证　常与艾叶、生地、茅根、小蓟等配伍使用。

　　2. 血瘀经闭，跌打损伤，风湿痹痛　常与桃仁、红花、三七、当归等配伍使用。

【验方精选】

　　衄血　茜草根30g，艾叶30g，乌梅肉15g，研末制蜜丸服。

【使用禁忌】

　　脾胃虚寒及无瘀滞者慎服。

紫珠

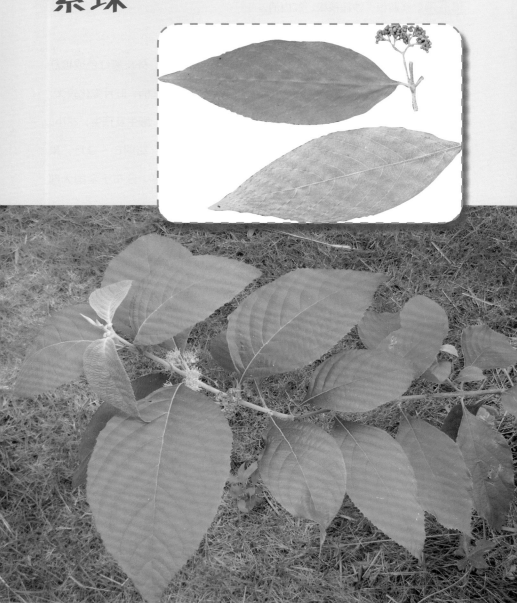

杜虹花

【别名】 紫荆、紫珠草、白毛紫。

【来源】 为马鞭草科植物杜虹花 Callicarpa formosana Rolfe 的叶。

【野外识别特征】灌木，高1～3m。植株密被灰黄色星状毛和分枝毛。单叶对生，叶脉粗壮；叶片卵状椭圆形或椭圆形，边缘有细锯齿。聚伞花序腋生，花冠紫色至淡紫色。果实近球形，紫色。花期5～7月，果期8～11月。生于平地、山坡、溪边林中或灌丛中。分布于华南各地。

【药材性状】多皱缩、卷曲，有的破碎。完整叶展平后呈卵状椭圆形或椭圆形，长4～19cm，宽2.5～9cm。先端渐尖或钝圆，基部宽楔形或钝圆，边缘有细锯齿，近基部全缘。上表面灰绿色或棕绿色，被星状毛和短粗毛；下表面淡绿色或淡棕绿色，密被黄褐色星状毛和金黄色腺点，主脉和侧脉突出，小脉伸入齿端。叶柄长0.5～1.5cm。气微，味微苦涩。

【性味功效】苦、涩，凉。凉血收敛止血，清热解毒。内服煎汤3～15g；外用适量。

【常见病配伍】

　　1.出血证　常与小蓟、白茅根、地榆、槐花等配伍使用。

　　2.烧烫伤，热毒疮疡　常与野菊花、金银花、地榆等配伍使用。

【验方精选】

　　1.胃溃疡出血　紫珠叶120g，水煎服。

　　2.创伤出血　鲜紫珠叶，用冷开水洗净，捣匀后敷疮口；或用干紫珠叶研末撒敷，外用消毒纱布包扎之。

　　3.烧伤　紫珠叶浓煎，浸湿纱布外敷。

注：同属植物紫珠 C. bodinieri levl. 的叶也作紫珠入药。

槐花

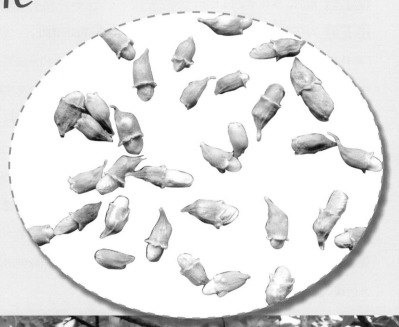

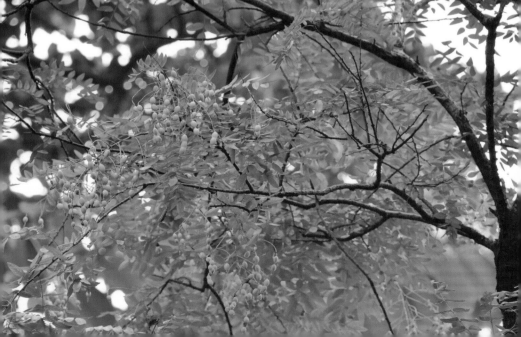

【别名】 豆槐、白槐、细叶槐。

【来源】 为豆科植物槐*Sophora japonica* L.的花及花蕾。

【野外识别特征】 落叶乔木，高8～20m。树皮灰棕色，具不规则纵裂，内皮鲜黄色，具臭味；嫩枝暗绿褐色，近光滑或有短细毛，皮孔明显。奇数羽状复叶，互生，长15～25cm，小叶7～15，卵状长圆形，长2.5～7.5cm，宽1.5～3cm，背面伏生白色短毛。圆锥花序顶生，长15～30cm，花冠蝶形。荚果肉质，串珠状，黄绿色，种子间极缢缩。花期7～8月，果期10～11月。生于山坡、平原，或植于庭院、路边。全国各地普遍栽培。

【药材性状】 皱缩而卷曲，花瓣多散落。完整者花萼钟状，黄绿色，先端5浅裂；花瓣5，黄色或黄白色，一片较大，近圆形，先端微凹，其余4片长圆形。雄蕊10，其中9个基部联合，花丝细长。雌蕊圆柱形，弯曲。体轻。气微，味微苦。

【性味功效】 苦，微寒。凉血止血，清肝泻火。内服煎汤5～10g；外用适量。

【常见病配伍】

1. 血热出血证　常与黄连、地榆、山栀等配伍使用。

2. 目赤，头痛　常与夏枯草、菊花等配伍使用。

【验方精选】

1. 血淋　槐花3g，研末，水调服。

2. 头胀眩晕　单味煎汤代茶饮。

【其他功用】 成熟果实（槐角）能清热泻火，凉血止血。

【使用禁忌】

　　脾胃虚寒及阴虚发热而无实火者慎服。

蒲黄

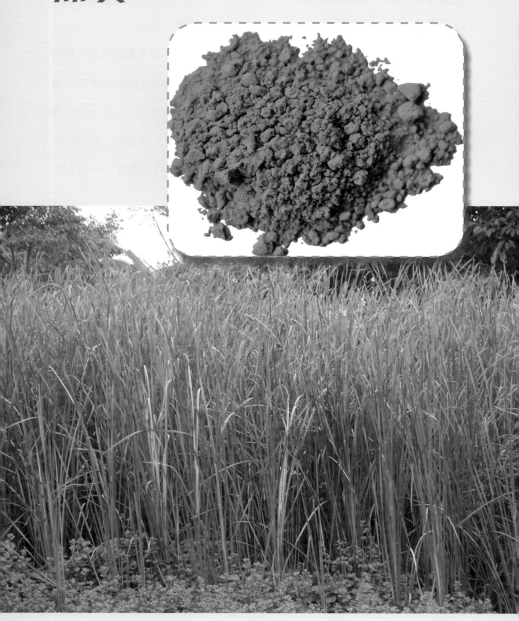

【别名】 蒲花、狭叶香蒲、蒲草黄。

【来源】 为香蒲科植物水烛香蒲 *Typha angustifolia* L. 的花粉。

【野外识别特征】多年生草本，高1.5～3m。根茎匍匐，须根多。叶狭线形，宽5～8mm。花小，单性，雌雄同株；穗状花序离生，雄花序在上部，长20～30cm，雌花序在下部，长9～28cm。果穗直径10～15mm，坚果细小，外果皮不分离。花期6～7月，果期7～8月。生于浅水。分布于东北、华北、华东和华南各地。

【药材性状】呈黄色粉末。体轻，放入水中则漂浮水面。手捻有滑腻感，易附着手指上。气微，味淡。

【性味功效】甘、平。止血，化瘀，利尿。内服煎汤5～10g；外用适量。

【常见病配伍】

1. 出血证　常与艾叶、石榴花、龙骨、仙鹤草等配伍使用。

2. 瘀血疼痛证　常与五灵脂、当归、芍药等配伍使用。

3. 血淋尿血　常与生地、冬葵子等配伍使用。

【验方精选】

1. 月经过多，漏下不止　蒲黄90g，龙骨75g，艾叶30g，研末制丸服。

2. 产后瘀痛，痛经　蒲黄，五灵脂各6g，水煎服。

3. 血淋尿血　干荷叶22.5g，牡丹皮22.5g，延胡索22.5g，生干地黄22.5g，甘草22.5g，蒲黄60g，水煎服。

注：同属植物东方香蒲 *Typha orientalis* Presl 的花粉也作中药蒲黄用。

【使用禁忌】

孕妇慎服。

檵木

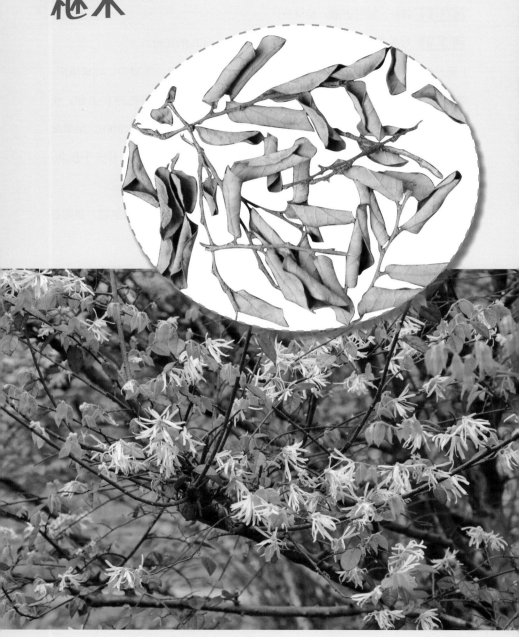

【别名】 檵花根、土降香。

【来源】 为金缕梅科植物檵木 *Loropetalum chinense* (R.Br.) Oliv. 的根。

【野外识别特征】常绿小乔木，高 1 ～ 4m。嫩枝、新叶、花序、花萼和蒴果被有黄色星状毛。树皮深灰色。叶互生，叶片革质，卵圆形或卵状椭圆形，全缘。花 6 ～ 8 朵簇生枝端，花瓣 4，条形，淡黄白色。蒴果球形，褐色。花期 4 ～ 5 月，果期 10 月。生于向阳山坡、路边、灌木林、丘陵地及郊野溪沟边等地。分布于我国中部、南部及西南各地。

【药材性状】叶多少皱卷，展开后完整叶片椭圆形或卵形，长 1.5 ～ 3cm 或过之，宽 1 ～ 2.5cm，顶端锐尖，基部钝，稍偏斜，通常全缘，上面灰绿色或浅棕褐色，下面色较浅，两面被星状毛；叶柄被棕色星状茸毛。气微，味涩、微苦。

【性味功效】苦、涩，平。清热解毒，收敛止血，止泻。内服煎汤 15 ～ 30g；外用适量。

【常见病配伍】

　　1. 出血证　常与地榆、茅根、仙鹤草等配伍使用。

　　2. 水火烫伤　常与野菊花、金银花、地榆等配伍使用。

　　3. 泄泻，痢疾　常与骨碎补、荆芥、青木香等配伍使用。

【验方精选】

　　1. 咯血　檵木根 8g，水煎服。

　　2. 泄泻　檵木根 10g，加糖水煎服。

【其他功用】叶能收敛止血，清热解毒；花能清热止咳，收敛止血。

十二、活血化瘀药

儿茶

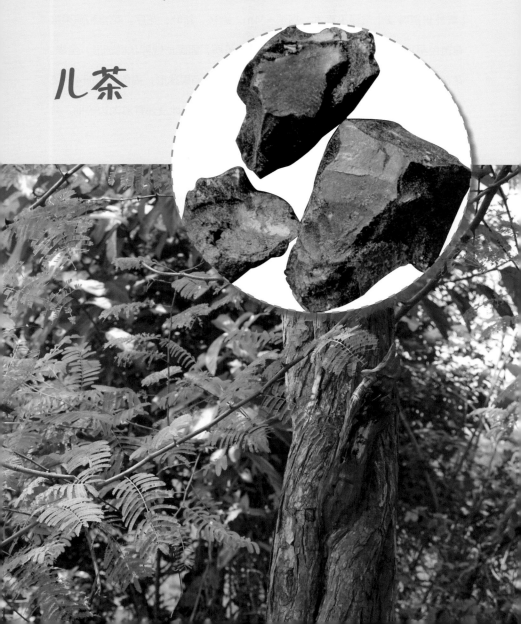

【别名】孩儿茶、儿茶膏、黑儿茶。

【来源】为豆科植物儿茶 *Acacia catechu* (L.f.)Willd. 的去皮枝、干的煎膏。

【野外识别特征】落叶小乔木，高6～13m。树皮棕色，常成条状薄片开裂，但不脱落；小枝被短柔毛。二回羽状复叶，互生，长6～12cm；托叶下常有一对扁平、棕色的钩状刺或无；总叶柄近基部及叶轴顶部数对羽片间有腺体；叶轴被长柔毛；羽片10～30对；小叶20～50对，线性，长2～8mm，宽1～1.5mm。总状花序腋生，花瓣5，黄色或白色，披针形或倒披针形。荚果带状，棕色，先端有喙尖，紫褐色。花期4～8月，果期9月至翌年1月。分布于我国华东、华南地区，除云南有野生外，余均为引种。

【药材性状】呈方形或不规则块状，大小不一。表面棕褐色或黑褐色，光滑而稍有光泽。质硬，易碎，断面不整齐，具光泽，有细孔，遇潮有黏性。气微，味涩、苦，略回甜。

【性味功效】苦、涩，凉。活血疗伤，止血生肌，收湿敛疮，清肺化痰。内服煎汤1～3g；外用适量。

【常见病配伍】

　　1. 跌打伤痛，出血　常与血竭、降香、白及、龙骨、大黄等配伍使用。

　　2. 疮疡，湿疮，牙疳，下疳，痔疮　常与乳香、没药、冰片、血竭、龙骨等配伍使用。

　　3. 肺热咳嗽　常与桑叶、硼砂、苏子等配伍使用。

【验方精选】

　　1. 外伤出血，止血　煅龙骨、象皮、陈石灰、老松香、降香末、血竭、儿茶、白及等份研末，调敷患处。

　　2. 牙疳，口疮　儿茶、硼砂等份研末，搽患处。

　　3. 咳嗽　嫩桑叶30g，儿茶30g，硼砂30g，苏子30g，甘草30g，研末制丸服。

川芎

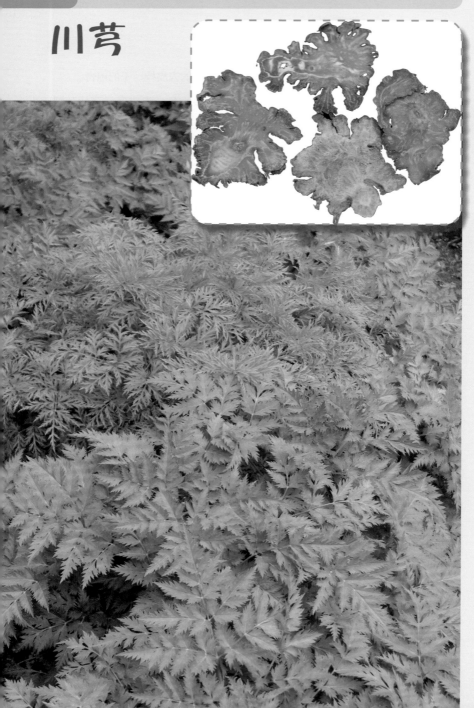

【别名】 山鞠穷、芎䓖、香果。

【来源】 为伞形科植物川芎 Ligusticum chuanxiong Hort. 的根茎。

【野外识别特征】多年生草本。根茎发达，呈不规则的结节状拳形团块。茎直立，圆柱形，具纵条纹，下部茎节膨大成盘状。茎下部叶具柄，基部扩大成鞘；叶片卵状披针形；茎上部叶渐简化。复伞形花序顶生或侧生，花瓣白色。双悬果卵形。花期7~8月，幼果期9~10月。未见野生，主要栽培于西南、西北等地。

【药材性状】根茎为不规则结节状拳形团块，直径2~7cm。表面黄褐色，粗糙皱缩，有多数平行隆起的轮节；顶端有类圆形凹窝状茎痕，下侧及轮节上有多数细小的瘤状根痕。质坚实，不易折断，断面黄白色或灰黄色，散有黄棕色的油点，形成层呈波状环纹。香气浓，味苦辛、微回甜，稍有麻舌感。

【性味功效】辛，温。活血行气，祛风止痛。内服煎汤3~10g。

【常见病配伍】

1. 血瘀经闭、痛经　常与赤芍、桃仁等配伍使用。

2. 外感风寒头痛　常与白芷、细辛等配伍。

3. 风湿痹痛、肢体麻木　常与独活、羌活等配伍。

【验方精选】

1. 胸中血瘀　川芎、桔梗各5g，桃仁12g，红花、当归、生地黄、牛膝各9g，赤芍、枳壳各6g，柴胡、甘草各3g，水煎服。

2. 外感风邪头痛　川芎、荆芥、薄荷各12g，白芷、羌活、甘草各6g，细辛3g，防风4.5g，水煎服。

3. 风湿痹痛　川芎、桂心各2g，秦艽、羌活、独活、乳香、木香各3g，当归、桑枝各9g，海风藤、甘草各6g，水煎服。

【其他功用】苗叶（蘼芜）可祛头风。

【使用禁忌】
阴虚阳亢引起的头痛忌用；多汗、月经过多慎用。

马钱子

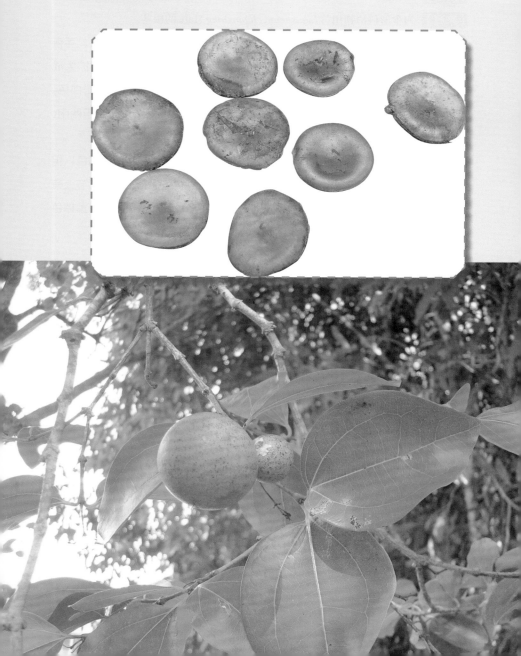

【别名】 番木鳖、苦实、马前。

【来源】 为马钱科植物马钱 Strychnos nux-vomica L. 的成熟种子。

【野外识别特征】乔木。叶对生，纸质，宽椭圆形至卵形；基出脉3～5条，具网状横脉；叶柄长5～12mm。圆锥状聚伞花序腋生，花冠白色；花萼绿色，先端5裂，被短柔毛。浆果圆球状，成熟时橘黄色，内有种子1～4颗。种子扁圆盘状，表面灰黄色。花期春、夏季，果期8月至翌年1月。生长于热带。分布于印度、越南、泰国等地。我国华南和西南南部地区有栽培。

【药材性状】干燥的种子呈扁圆纽扣状，边缘微隆起，常一面稍凹下，另一面稍突起，直径1.5～3cm，厚0.3～0.6cm。表面灰棕色或灰绿色，密生匍匐的银灰色毛茸，呈辐射状排列，有丝光，底面中央有圆点状稍突出种脐，边缘有突起的珠孔。质坚硬，边缘剖开后可见淡黄白色胚乳，角质状。纵切面可见心形的子叶。无臭，味极苦，有毒。

【性味功效】苦，温；有大毒。通络止痛，散结消肿。0.3～0.6g，炮制后入丸散用。

【常见病配伍】

　　1. 风湿痹痛、肢体瘫痪　常与白术、当归等配伍。

　　2. 跌打损伤，血瘀肿痛　常与乳香、没药等配伍。

　　3. 痈疽肿痛　常与炮山甲、白僵蚕等配伍。

【验方精选】

　　1. 肢体痿废　马钱子、当归、乳香、没药、穿山甲各30g，人参90g，白术60g，全蝎蚣5条，捣末炼蜜为丸，每次服6g。

　　2. 跌打损伤　马钱子、麻黄、乳香、没药各120g，共研末，每次服2.1g。

　　3. 疮疡肿痛，贴骨痈疽　马钱子120g，炮山甲、白僵蚕各36g，捣末为丸，每次服1.5g。

【使用禁忌】

　　不宜生用、多服久服。孕妇及体虚者忌服。

牛膝

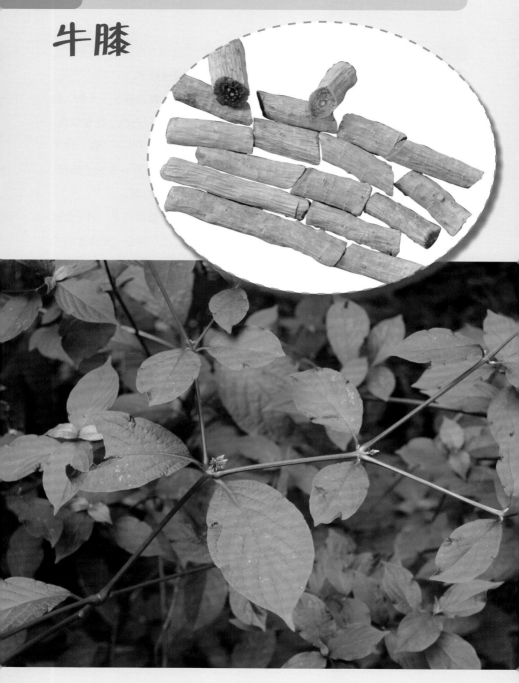

【别名】百倍、怀牛膝、杜牛膝。

【来源】为苋科植物牛膝Achyranthes bidentata Bl.的根。

【野外识别特征】多年生草本，高70～120cm。根圆柱形，土黄色。茎有棱角或四方形，绿色或带紫色，分枝对生。叶对生，有柄；叶片椭圆形或椭圆状披针形，两面有贴生或开展柔毛。穗状花序腋生及顶生，长3～5cm；花多数，密生；花被绿色，5片，披针形，边缘膜质。胞果矩圆形，黄褐色，光滑。种子黄褐色。花期7～9月，果期9～10月。栽培或野生于屋旁、山坡草丛中。除东北以外全国广布。

【药材性状】干燥根呈细长圆柱形，有时稍弯曲，上端较粗，下端较细。表面呈土黄色或淡棕色，具细微的纵皱纹、稀疏的侧根痕及皮孔。质硬脆，易折断，受潮变韧；断面平坦，微呈角质状而油润，中央有黄白色小木心，周围有黄白色小点断续排列成数轮同心环。气微，味微甜而稍苦涩。

【性味功效】苦、酸、甘、平。活血通经，补肝肾，强筋骨，引火（血）下行，利尿通淋。内服煎汤5～12g。

【常见病配伍】

　　1. 风湿痹痛，腰膝酸痛　常与独活、桑寄生等配伍。

　　2. 胃火上炎之牙龈肿痛　常与熟地黄、石膏、知母等配伍。

　　3. 热淋、血淋、石淋　常与归尾、黄芩等配伍。

【验方精选】

　　1. 腰膝酸痛　独活9g，寄生、杜仲、牛膝、细辛、秦艽、茯苓、肉桂心、防风、川芎、人参、甘草、当归、芍药、干地黄各6g，水煎服。

　　2. 胃热之头痛、牙痛　牛膝、知母各5g，生石膏5～30g，熟地黄9～30g，麦冬6g，水煎服。

　　3. 血淋　牛膝、归尾各9g，黄芩4.5g，水煎服。

【其他功用】茎叶可祛寒湿，强筋骨，活血利尿。

【使用禁忌】
　　中气下陷，脾虚泄泻，下元不固，梦遗失精，月经过多者及孕妇均忌服。

丹参

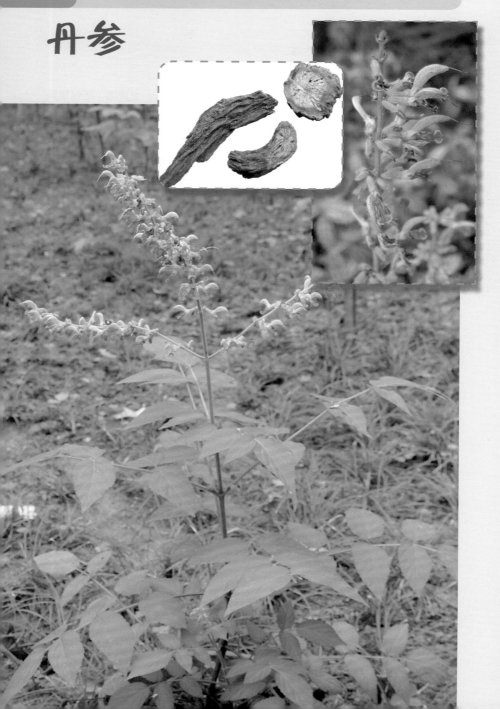

【别名】 赤参、山参、紫丹参。

【来源】 为唇形科植物丹参*Salvia miltiorrhiza* Bge.的根及根茎。

【野外识别特征】多年生直立草本。根肥厚，肉质，外面朱红色，内面白色，疏生支根。茎直立，四棱形，具槽，密被长柔毛。叶对生，奇数羽状复叶；小叶3 ~ 5片，卵圆形或椭圆状卵圆形，边缘具圆锯齿，草质。轮伞花序6花或多花组成具长梗的顶生或腋生总状花序，花梗长3 ~ 4mm；花冠蓝紫色，二唇形。小坚果椭圆形，黑色，长约3.2cm，直径1.5mm。花期4 ~ 8月，花后见果。生于山野阳处。分布华东、西北等地。

【药材性状】干燥根茎粗短，顶部常有茎基残余。根长圆柱形，微弯曲，有时分枝并具长细须根；表面棕红色或暗棕红色，粗糙，具纵皱纹。老根外皮疏松，多呈鳞片状剥落。质坚脆，断面疏松，有裂隙，皮部棕红色，木部灰黄色或紫褐色，放射状排列。气微，味微苦、涩。

【性味功效】苦，微寒。活血祛瘀，通经止痛，凉血消痈，清心除烦。内服煎汤5 ~ 15g。

【常见病配伍】

1. 血瘀经闭、痛经　单方捣末陈酒送服。

2. 血瘀气滞致心胃疼痛　常与檀香、砂仁配伍。

3. 温热病　常与生地黄、玄参等配伍。

【验方精选】

1. 月经不调　丹参适量捣末，每次服6g。

2. 心腹刺痛、胀满痞闷　丹参30g，檀香、砂仁各（代）5g，水煎服。

3. 身热夜甚、烦躁不安　丹参、连翘各6g，犀角（代）30g，生地黄15g，玄参、麦冬、金银花各9g，黄连5g，竹叶3g，水煎服。

【使用禁忌】

无瘀血者慎服。不能与藜芦同用。

北刘寄奴

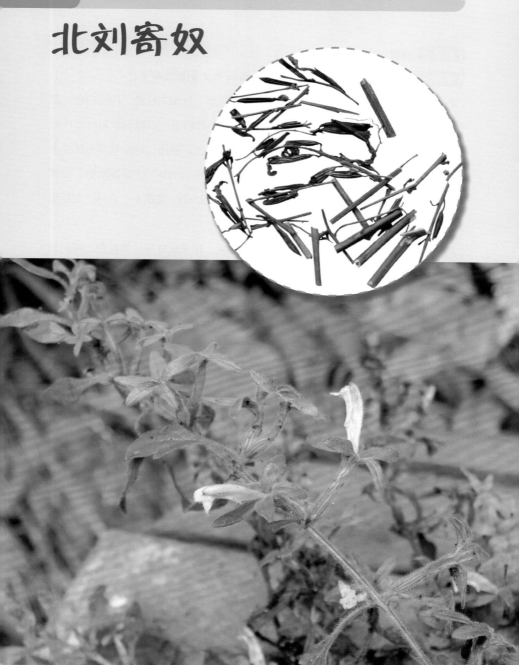

阴行草

【别名】风吹草、随风草、罐儿茶。

【来源】为玄参科植物阴行草 *Siphonostegia chinensis* Benth. 的全草。

【野外识别特征】一年生草本。主根不发达，木质；须根多数，散生。茎直立，上部多分枝，小枝通常对生。叶对生，具短柄，厚纸质，全部为茎出，下部的叶常早枯，上部叶茂密，叶两面及边缘被褐色柔毛及腺毛。花生于枝顶，密集成穗形的总状花序，花无柄或具短柄；花萼膜质，长筒状纺锤形；花冠黄色，唇形，伸出花萼外，上唇红紫色，下唇黄色。蒴果狭长椭圆形，表面黑褐色。种子细小，长卵圆形。花期6～8月。生于山坡、树下、荒地或丘陵草丛中。我国分布甚广。

【药材性状】根短而弯曲，稍有分枝。茎圆柱形，有棱，表面棕褐色或黑棕色；质脆，易折断，断面黄白色，中空。叶对生，多破碎，完整叶羽状深裂，黑绿色。头状花序顶生，花有短梗，花萼长筒状，有明显10条纵棱。蒴果狭卵状椭圆形，棕黑色。气微，味淡。

【性味功效】苦，寒。活血祛瘀，通经止痛，凉血，止血，清热利湿。内服煎汤6～9g。

【常见病配伍】

　　1. 湿热黄疸　常单方煎服。

　　2. 肠炎痢疾　常与委陵菜配伍。

　　3. 跌打损伤，关节炎　常与延胡索、骨碎补配伍。

【验方精选】

　　1. 急性黄疸型肝炎　北刘寄奴30g，水煎服。

　　2. 肠炎、痢疾　北刘寄奴30g，委陵菜15g，水煎服。

　　3. 跌打损伤，瘀肿疼痛　北刘寄奴、延胡索、骨碎补各30g。水煎服。

注：菊科植物奇蒿 *Artemisia anomala* S. Moore 的全草可作中药南刘寄奴用。

【使用禁忌】
　　气血虚弱，脾虚作泄者及孕妇忌服。

延胡索

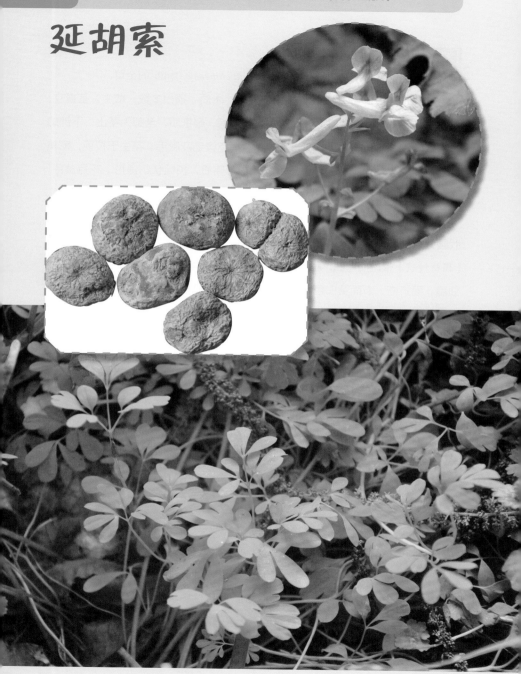

【别名】 延胡、元胡索、玄胡索。

【来源】 为罂粟科紫堇属植物延胡索 *Corydalis yanhusuo* W. T. Wang. 的块茎。

【野外识别特征】 多年生草本，全株无毛。茎直立或倾斜，常单一，近基部具鳞片1枚，茎节处常膨大成小块茎，小块茎生新茎，常3～4个成串。基生叶2～4枚；叶片轮廓三角形，二回三出全裂，一回裂片具柄，末回裂片近无柄，裂片披针形至长椭圆形，全缘；茎生叶常2枚，互生，较基生叶小而同形。总状花序顶生，花3～8朵；花冠淡紫色，花瓣4，2轮。蒴果条形。花期3～4月，果期4～5月。生于低海拔旷野草地、丘陵林缘。分布于华东、中原地区。

【药材性状】 块茎呈不规则的扁球形，直径0.5～1.5cm；表面黄色或黄褐色，有不规则网状皱纹；顶端有略凹陷的茎痕，底部常有疙瘩状凸起；质硬而脆，断面黄色，角质样，有蜡样光泽；气微，味苦。

【性味功效】 辛、苦，温。活血散瘀，行气止痛。内服煎汤3～10g。

【常见病配伍】

1. 心腹及肢体疼痛　单味用酒送服。

2. 产后恶血不尽，腹内满痛　常与益母草配伍。

3. 血痢疼痛　单味煎服。

【验方精选】

1. 下痢腹痛　延胡索6g，酒送服。

2. 产后心烦腹痛　延胡索30g，益母草15g，捣末，每次服3g。

3. 尿血　延胡索9g，水煎服。

【使用禁忌】
孕妇禁服，体虚者慎服。

血竭

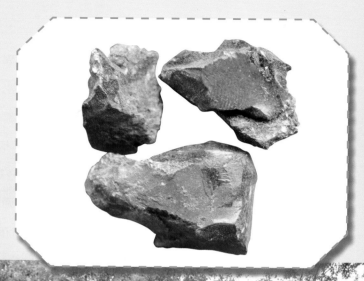

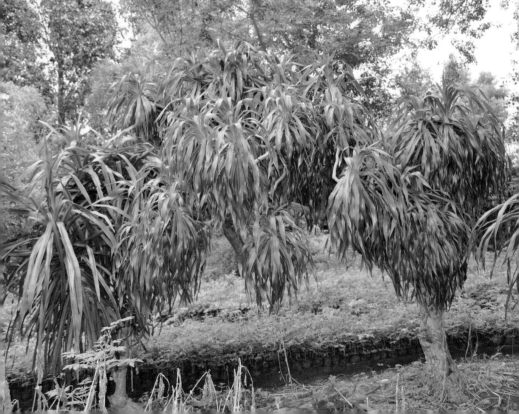

【别名】 龙血竭、木血竭。

【来源】 为龙舌兰科植物剑叶龙血树*Dracaena cochinchinensis* (Lour.) S. C. Chen.的树脂加工制成。

【野外识别特征】乔木，5～15m。树皮灰白色，光滑，老时灰褐色，片状剥落；幼枝有环状叶痕。叶聚生茎或枝顶端，剑形，薄革质，包茎，无柄。圆锥花序轴长40cm以上，密生短柔毛；花每2～5朵簇生，乳白色。浆果近球形，直径8～12mm，橘黄色。花期3月，果期7～8月。生于石灰岩上。分布于广西南部、云南南部。

【药材性状】药材略呈类圆四方形或方砖形，表面暗红色，有光泽，附有因摩擦而成的红粉。质硬而脆，破碎面红色，研粉为砖红色。气微，味淡。在水中不溶，在热水中软化。

【性味功效】甘、咸，平。活血定痛，化瘀止血，敛疮生肌。研末或入丸散1～1.5g。

【常见病配伍】

1. 跌打损伤　常与乳香、没药等配伍。

2. 疮疡不敛　常与铅丹等配伍，研末外敷。

【验方精选】

1. 外伤　血竭30g，朱砂4g，麝香、冰片各0.4g，乳香、红花、没药各5g，儿茶7.5g，研细末，每次服0.22～1.5g。

2. 一切恶疮　血竭30g，炒铅丹15g。捣末，先用盐水洗疮后搽患处。

【使用禁忌】

无瘀积者不必用。

红花

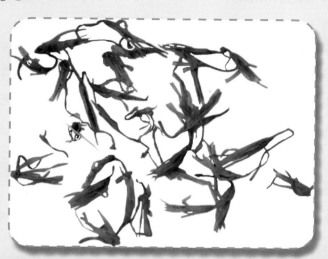

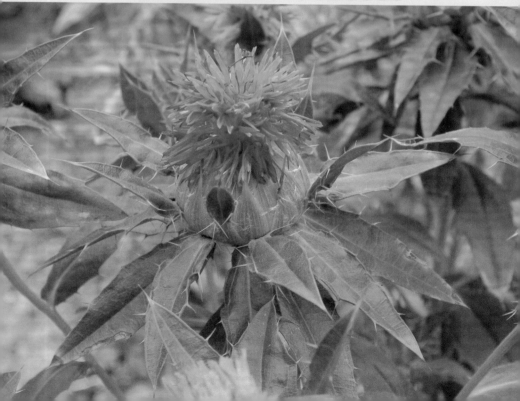

【别名】红蓝花、刺红花、草红花。

【来源】为菊科植物红花 *Carthamus tinctorius* L. 的花。

【野外识别特征】一年生草本。茎直立，上部分枝，全部茎枝白色或淡白色，光滑无毛。叶互生，质硬，革质，两面无毛无腺点，有光泽，基部无柄，半抱茎；叶片卵形或卵状披针形，上部叶逐渐变小，成苞片状。头状花序多数，在茎枝顶端排成伞房花序；小花红色、橘红色，两性。瘦果倒卵形，长5.5mm，宽5mm，乳白色。花果期5～8月。全国各地多有栽培。

【药材性状】干燥的不带子房的管状花，黄红色或红色。花筒呈细管状，先端5裂，裂片狭条形，雄蕊5枚，花药黄白色，聚合成筒状。柱头长圆形，顶端微分叉。质柔软。气微香，味微苦。

【性味功效】辛，温。活血通经，祛瘀止痛。内服煎汤3～10g。

【常见病配伍】

1. 血瘀经闭，痛经　常与桃仁、当归等配伍。

2. 癥瘕积聚　常与三棱、莪术等配伍。

【验方精选】

1. 经期提前，腹痛　红花6g，白芍、川当归、熟地黄、川芎、桃仁各9g（桃红四物汤），水煎服。

2. 跌打损伤，肿块积聚　红花3g，枳壳1.8g，牛膝、当归、苏木、赤芍、三棱、莪术各2.4g，川芎1.5g。水煎服。

【其他功用】苗生用捣碎外敷，可消瘀肿；子可活血解毒。

【使用禁忌】

孕妇及月经过多者忌用。

苏木

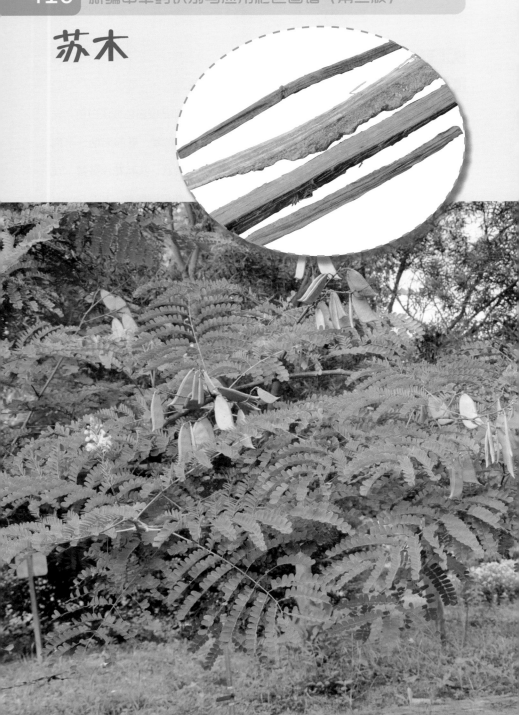

【别名】 苏枋、苏方木、苏方。

【来源】 为豆科植物苏木 *Caesalpinia sappan* L. 的心材。

【野外识别特征】小乔木，高达6m。树干有小刺，小枝灰绿色，具圆形凸出的皮孔，新枝被微柔毛。叶互生，二回羽状复叶；羽片7～13对，对生；小叶10～17对，紧靠，无柄，小叶片纸质，长圆形。圆锥花序顶生或腋生，花梗长15mm，被细柔毛；花黄色，阔倒卵形，长约9mm。荚果近长圆形或长圆形倒卵状，木质，红棕色，不开裂。种子3～4颗，浅褐色。花期5～10月，果期7月至翌年3月。生于山谷丛林中。分布两广、台湾、西南等地。

【药材性状】干燥心材呈圆柱形，连接根部呈不规则稍弯曲的长条状。表面暗红棕色或黄棕色，可见红黄色相间的纵条纹，有刀削痕及细小的油孔。横断面有明显的年轮，中央可见暗棕色的髓，并具点状闪光。质致密，坚硬而重，无臭，味微涩。

【性味功效】甘、咸、辛，平。活血疗伤，祛瘀通经，消肿止痛。内服煎汤3～10g。

【常见病配伍】

1. 跌打损伤，瘀滞疼痛　常与乳香、没药等配伍。

2. 妇产科瘀滞诸证　常与赤芍、当归等配伍。

【验方精选】

1. 跌打损伤　苏木、秦半两、红花、马钱子各3g，乳香、自然铜、没药、血竭各9g，麝香0.3g，丁香1.5g，研末，黄油或童便送服。

2. 产后血瘀　苏木、当归、赤芍、肉桂、陈皮各30g，香附子、甘草各0.3g，水煎服。

【使用禁忌】
血虚无瘀者及孕妇忌服。

连钱草

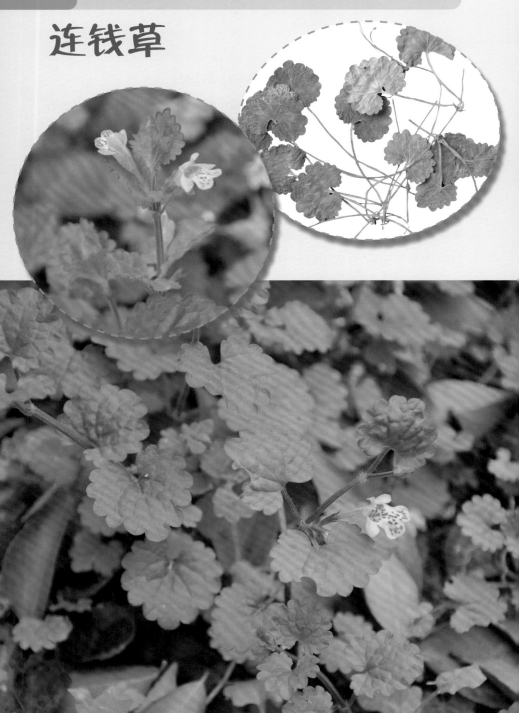

【别名】 金钱草、大叶金钱草、透骨消。

【来源】 为唇形科植物活血丹 *Glechoma longituba* (Nakai) Kupr. 的地上部分。

【野外识别特征】多年生草本。茎细，四棱形，下部匍匐，上部直立。叶对生，肾形至心形，边缘有圆锯齿，两面有毛或近无毛；叶柄长为叶片的1.5倍。轮伞花序腋生，每轮2～6花；苞片刺芒状；花萼钟状，萼齿狭三角状披针形，顶端芒状，外面有毛和腺点；花冠二唇形，淡蓝色至紫色，下唇具深色斑点，中裂片肾形。小坚果长圆形，褐色。花期4～5月，果期5～6月。生于河边、路边、林间草地、山坡林下。除西北地区外，全国各地均产。

【药材性状】药材长10～20cm，疏被短柔毛。茎呈方柱形，细而扭曲；表面黄绿色或紫红色，节上有不定根；质脆，易折断，断面常中空。叶对生，叶片多皱缩，展平后呈肾形或心形，灰绿色或绿褐色。轮伞花序腋生，花冠二唇形。搓之气芳香，味微苦。

【性味功效】辛、微苦，微寒。利湿通淋，清热解毒，散瘀消肿。内服煎汤15～30g。

【常见病配伍】

　　1. 热淋、石淋　常与清热药配伍。

　　2. 黄疸、肺痈　常与利湿药配伍。

【验方精选】

　　1. 膀胱结石　连钱草、龙须草、车前草各15g。水煎服。

　　2. 胆囊炎，胆石症　连钱草、蒲公英各30g，香附子15g。水煎服。

　　3. 湿热黄疸　连钱草60g，婆婆针75g。水煎服。

【使用禁忌】

　　阴疽、血虚及孕妇慎服。

鸡血藤

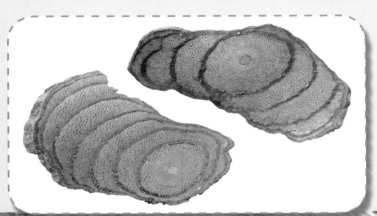

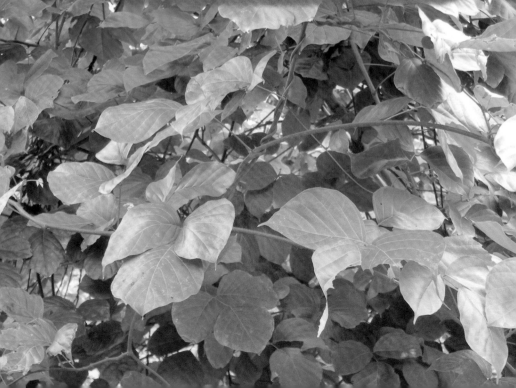

【别名】 血风藤、红藤、活血藤。

【来源】 为豆科植物密花豆*Spatholobus suberectus* Dunn.的藤茎。

【野外识别特征】攀援藤本，幼时呈灌木状。小叶纸质或近革质，异形，顶生的两侧对称，宽椭圆形至近圆形；侧生的两侧不对称，脉腋间有髯毛；小托叶钻状。圆锥花序腋生或生于小枝顶端，长达50cm，花序轴、花梗被黄褐色短柔毛；花瓣白色，旗瓣扁圆形，翼瓣斜楔状长圆形，龙骨瓣倒卵形。荚果近镰形，被棕色绒毛；种子扁长圆形，种皮紫褐色。花期6月，果期11～12月。生于林中或灌丛中。分布广东、广西、云南和福建等地。

【药材性状】藤茎呈扁圆柱形，稍弯曲，厚0.3～1cm。表面灰棕色，栓皮脱落处呈红褐色，有明显的纵沟及小型点状皮孔。横切面可见小型的髓，偏向一侧，木质部淡红色，导管呈孔洞状不规则排列；韧皮部有树脂状分泌物呈红褐色或黑棕色；二者相间排列呈偏心性半圆形的环。质坚实，难折断，折断面呈不整齐的裂片状。气微，味涩。

【性味功效】苦、甘，温。活血补血，调经止痛，舒经活络。内服煎汤10～15g。

【常见病配伍】

1. 血虚、血瘀　常与补血药配伍。

2. 风湿痹痛　常与强筋骨药配伍。

【验方精选】

1. 气血亏虚　鸡血藤、当归、熟地黄各15g，白芍、丹参各9g，桂圆肉6g，水煎服。

2. 手足麻木，关节酸痛　鸡血藤膏粉87.5g，川牛膝23.8g，续断21.2g，红花2g，黑豆5g，熟糯米粉175g，饴糖120g，研碎，水、酒各半炖化送服。

【使用禁忌】
阴虚火亢者慎用。

郁金

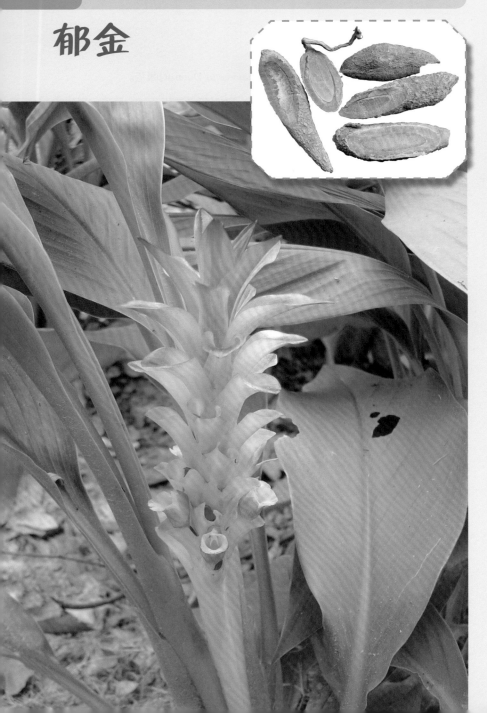

【别名】白丝郁金。

【来源】为姜科植物郁金 *Curcuma aromatica* Salisb. 的块根。

【野外识别特征】多年生宿根草本。根茎肉质，黄色；根末端膨大呈纺锤状。叶基生，叶片长圆形，叶面无毛，叶背被短柔毛；叶柄约与叶片等长。花葶单独由根茎抽出，穗状花序圆柱形；花冠管漏斗形，白色而带粉红，被毛；唇瓣黄色，倒卵形。蒴果3室。花期4～6月。分布与我国东南部至西南部各省。

【药材性状】外形长卵圆形，两端稍尖。断面内心呈白色，内圈与外层之间有1条黄白色的环纹，质地模糊不透明。味微辛，香气稍弱。

【性味功效】辛、苦，寒。活血止痛，行气解郁，凉血清心，利胆退黄。内服煎汤5～12g。

【常见病配伍】

1. 乳胁胀痛，经行腹痛　常与柴胡、栀子等配伍。

2. 湿温病　常与石菖蒲、栀子等配伍。

3. 湿热尿赤口苦　常与利湿药配伍。

【验方精选】

1. 经前腹痛　郁金、柴胡、香附、黄芩、甘草各3g，白芍、当归，丹皮各15g，栀子6g，水煎服。

2. 乙脑高热　郁金、连翘、灯心各6g，石菖蒲、炒栀子、鲜竹叶、牡丹皮各9g，木通4.5g，淡竹沥15g，紫金片1.5g，水煎服。

3. 血淋及尿血　郁金、瞿麦、生干地黄、车前叶、滑石、川芒硝各30g，水煎服。

【其他功用】根茎（莪术）可行气化瘀，清心解郁，利胆退黄。

注：同属植物姜黄 *Curcuma longa* L.、温郁金 *Curcuma wenyujin* Y. H. Chen et C. Ling.、广西莪术 *Curcuma kwangsiensis* S. G. Lee et C. F. Liang.、蓬莪术 *Curcuma phaeocaulis* Val. 的块根均可作中药郁金用。

【使用禁忌】

阴虚失血及无气滞血瘀者忌服，孕妇慎服。不宜与丁香同用。

泽兰

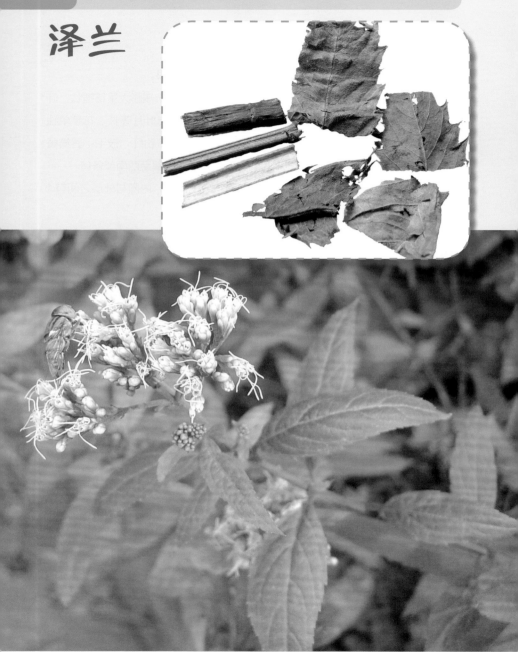

【别名】 虎兰、红梗草、风药。

【来源】 本品为唇形科植物毛叶地瓜儿苗 *Lycopus lucidus* Turcz. var. *hirtus* Regel. 的地上部分。

【野外识别特征】多年生草本。地下茎横走，具节，节上密生须根，先端肥大成圆柱形。茎直立，四棱形，绿色，无毛。叶对生，披针形或长圆状披针形，两面均无毛，下面具凹陷的腺点。轮伞花序腋生，无梗，每轮有6～10花；花冠白色，长5mm，不明显二唇形，上唇近圆形，下唇3裂，外面有腺齿。小坚果倒卵圆状四边形，褐色。花期6～9月，果期8～11月。生于沼泽地、水边；有栽培。产自全国大部分地区。

【药材性状】茎四方形，节明显，表面黄绿色或微带紫色，四面均有浅纵沟。质轻脆，易折断，断面中央有白色的髓或中空。叶对生，多皱缩，披针形，边缘有粗锯齿，暗绿色或微带黄色。有的叶腋间簇生小花，成轮状。气微，味淡。

【性味功效】苦、辛，微温。活血化瘀，通经，利水消肿。内服煎汤10～15g。

【常见病配伍】

1. 产后瘀滞腹痛，恶露不尽　常与当归、生地黄等配伍。

2. 产后水肿，小便不利　常与防己等配伍。

【验方精选】

1. 产后恶露不尽，小腹急痛　泽兰、当归、生地黄各60g，甘草45g，生姜90g，芍药30g，大枣10枚，水煎服。

2. 经闭腹痛　泽兰、铁刺菱各9g，马鞭草、益母草各15g，土牛膝3g。水煎服。

3. 产后水肿，血虚　泽兰、防己等份，研末，每次6g，酸汤送服。

【其他功用】根茎（地笋）可活血，益气，消水。

【使用禁忌】

无瘀血者慎服。

骨碎补

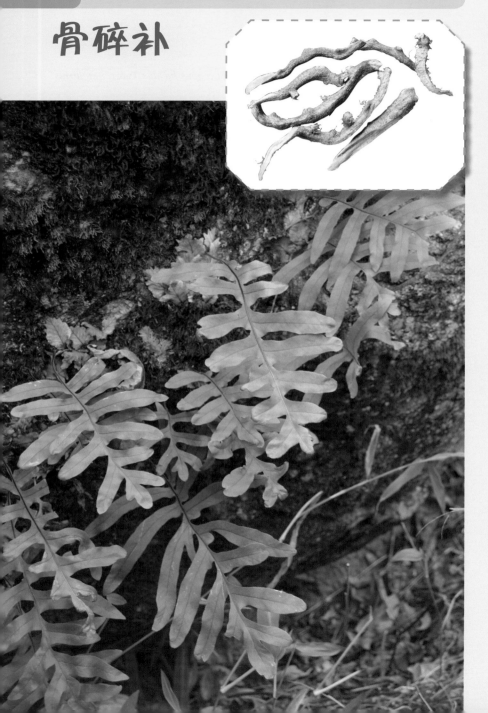

【别名】猴姜、石毛姜、过山龙。

【来源】为水龙骨科植物槲蕨 *Drynaria fortunei* (Kunze) J. Sm. 的根茎。

【野外识别特征】附生草本。根状茎直径1~2cm，密被鳞片。叶二型，基生不育叶圆形，黄绿色或枯棕色，厚干膜质，下面有疏短毛。正常能育叶具明显的狭翅；叶互生，披针形。孢子囊群圆形，着生于内藏小脉的交叉点上，沿着中脉两侧各排成2~4行；混生有大量腺毛。附生于树上、山林石壁上。分布于华中、华南和西南等地区。

【药材性状】干燥根茎呈扭曲的扁平长条状，常弯曲，有分枝，长5~15cm，宽1~1.5cm，厚0.2~0.5cm。表面淡棕色至暗棕色，密被细小鳞片，柔软如毛；用火燎过则残留鳞片成棕褐色或暗褐色，两侧及上表面具突起或凹下的圆形叶痕。质硬脆易折断，断面略平坦，红棕色，有黄白色散在的维管束，成圆圈状排列。无臭，味淡、微涩。

【性味功效】苦，温。活血续筋，补骨强骨。内服煎汤10~15g。

【常见病配伍】

1.筋伤骨折，瘀肿疼痛　常与没药、龟甲等配伍。

2.肾虚腰疼、牙痛　单味煎服。

【验方精选】

1.伤筋断骨　骨碎补、自然铜、虎胫骨（代）、龟甲各15g，没药30g，研细散，每次3g送服。

2.腰背、关节酸痛　骨碎补15~30g，水煎服。

3.牙痛　骨碎补15~30g，打碎，水煎服。

【其他功用】鳞片（骨碎补毛）可疗伤止血。

【使用禁忌】
阻虚内热及无瘀滞者慎服。

姜黄

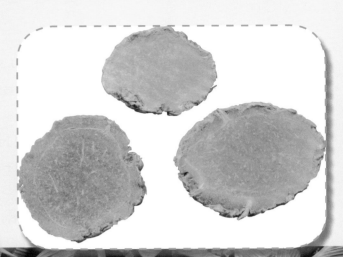

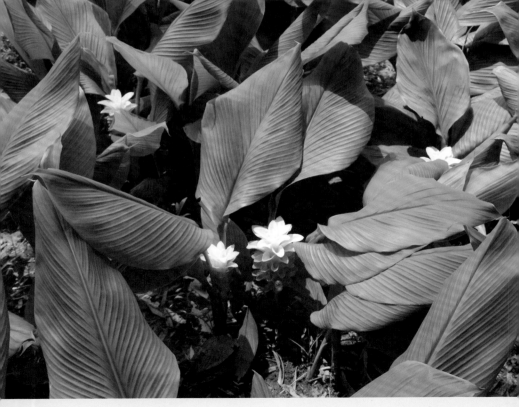

【别名】宝鼎香、黄姜、毛姜黄。

【来源】为姜科植物姜黄 *Curcuma longa* L. 的根茎。

【野外识别特征】多年生草本。根茎发达，分枝呈椭圆形或圆柱形，橙黄色；根粗壮，末端膨大成块根。叶基生，叶片椭圆形或较狭，两面均无毛。穗状花序圆柱状，苞片阔卵圆形，花冠管上部漏斗状，3裂。蒴果膜质，球形，3瓣裂。种子卵状长圆形，具假种皮。花期8月。野生于平原、山间草地或灌木丛中。分布于福建、两广、云南、西藏、台湾等地。

【药材性状】根茎呈圆柱形、卵圆形或纺锤形，形似姜而分叉少。表面深黄棕色，粗糙，多皱缩，并具有明显的环状节及须根残痕。质坚实，难折断，断面棕黄色至金黄色，角质状，有蜡样光泽，近外围有一黄色的环纹，中部常有黄色的筋脉小点。气香特异，味苦、辛。咀嚼时唾液染黄色。

【性味功效】辛、苦，温。破血行气，通络止痛。内服煎汤3～10g。

【常见病配伍】

　　1. 血瘀气滞诸证　常与当归等配伍。

　　2. 风寒湿痹　常与羌活、防风等配伍。

【验方精选】

　　1. 妊娠胎漏，腹痛　姜黄、当归、熟干地黄、艾叶、鹿角胶各30g，生姜15g，枣3枚，水煎服。

　　2. 心痛难忍　姜黄30g，桂枝90g，研末，每次3g，醋汤送服。

　　3. 风寒湿痹肩臂疼痛　川芎、桂心各2g，秦艽、羌活、独活、乳香、木香各3g，当归、桑枝各9g，海风藤、甘草各6g，水煎服。

【其他功用】块根（郁金）可活血止痛，行气解郁，凉血清心，利胆退黄。

【使用禁忌】

　　血虚而无气滞血瘀者忌服。

莪术

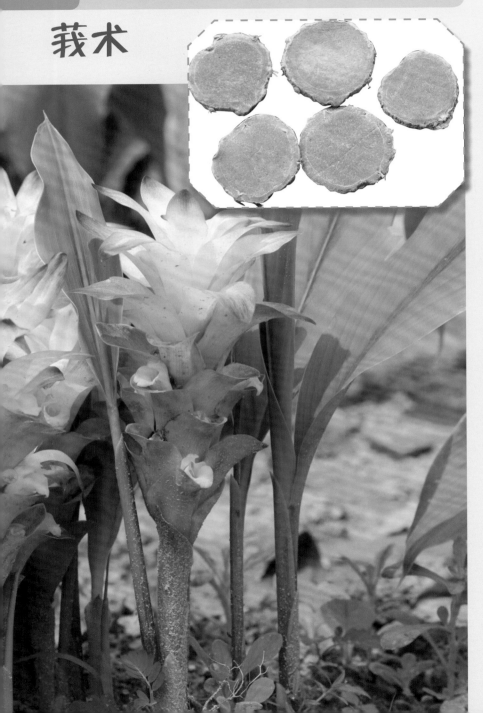

【别名】 蓬术、黑心姜、羌七。

【来源】 为姜科植物广西莪术 *Curcuma kwangsiensis* S.G.Lee et C.F. Liang. 的根茎。

【野外识别特征】多年生草本。主根茎卵圆形，侧根茎指状，断面白色或微黄色；须根末端膨大形成块根。叶基生，长椭圆形，两面被短毛；叶柄为叶片长度的1/4，叶脉中部有紫晕。穗状花序从根茎中抽出；花冠近漏斗形，花瓣3，粉红色。蒴果卵状三角形，光滑。花期5～7月。野生于山坡草丛及灌木丛中。分布于广西。

【药材性状】根茎呈卵圆形或长纺锤形，表面灰黄色至灰棕色，上部环节稍突起；质坚实，断面黄棕色至棕色，皮层与中柱易分离，内皮层环纹黄白色。气微香，味微苦、辛。

【性味功效】辛、苦，温。破血行气，消积止痛。内服煎汤3～10g。

【常见病配伍】

1. 癥瘕积聚、经闭、心腹刺痛　常与三棱配伍。

2. 食积气滞、脘腹胀痛　常与黄连等配伍。

【验方精选】

1. 血滞不行，内有瘀血　莪术、青皮、三棱、北柴胡、半夏、大腹皮、秦艽、香附、陈皮、紫苏、青木香、枳壳、槟榔、甘草各3g。水煎服。

2. 胃酸过多　莪术30g，川黄连、吴茱萸各15g。水煎后，弃去吴茱萸送服。

【其他功用】块根（桂郁金）可行气化瘀，清心解郁，利胆退黄。

注：同属植物蓬莪术 *Curcuma phaeocaulis* Val.、温郁金 *Curcuma wenyujin* Y.H. Chen et C. Ling. 的根茎也可作中药莪术用。

【使用禁忌】

气血两虚，脾胃虚弱无积滞者慎服。孕妇、月经过多者忌服。

桃仁

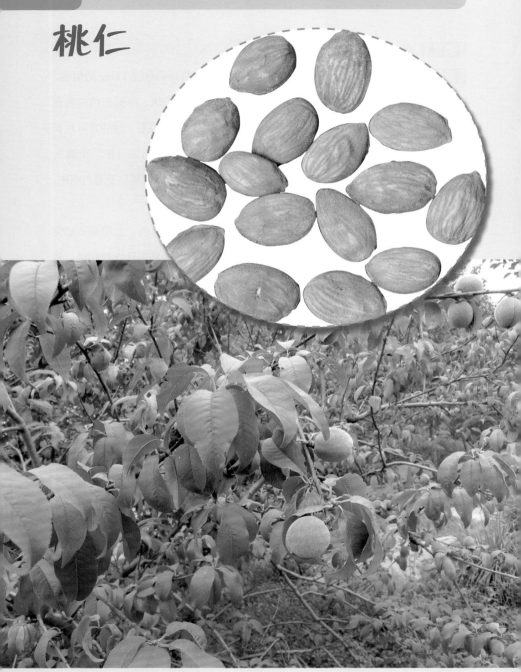

【别名】 桃核仁、毛桃仁、大桃仁。

【来源】 为蔷薇科植物桃 *Prunus persica* (L.) Batsch. 的种子。

【野外识别特征】乔木，高3～8m。小枝绿色或半边红褐色，无毛，有光泽，具大量小皮孔。叶互生，在短枝上呈簇生状；叶片倒卵状披针形，边缘具细锯齿；叶柄具腺点。花单生，花瓣宽倒卵形，粉红色。核果近球形，有短绒毛。种子1枚，扁卵状心形。花期3～4月，果期8～9月。全国各地有栽培。

【药材性状】干燥种子呈扁平长卵形，表面红棕色或黄棕色，密布颗粒状突起；先端尖，中间膨大，基部钝圆而扁斜，自底部散出多数脉纹；脐点位于上部边缘上，深褐色。种皮薄，质脆；子叶2，类白色，富油性。气微，味微苦。

【性味功效】苦、甘，平；有小毒。活血祛瘀，润肠通便，止咳平喘。内服煎汤5～10g。

【常见病配伍】

1. 血瘀痛经、经闭　常与红花、当归等配伍。

2. 产后恶露不尽，小腹冷痛　常与川芎、炮姜等配伍。

3. 肠痈　常与大黄、牡丹皮等配伍。

【验方精选】

1. 经期超前，腹痛　桃仁、白芍、川当归、熟地黄、川芎各9g，红花6g，水煎服。

2. 产后瘀血腹痛　桃仁6g，当归24g，川芎9g，炮姜2g，加黄酒适量，水煎服。

3. 肠痈　桃仁12g，大黄18g，牡丹、芒硝各9g，冬瓜子30g，水煎服。

【其他功用】根及根皮（桃根）可清热利湿，活血止痛，消痈肿；枝可治心腹痛及匿疮；去掉栓皮的树皮（桃茎白皮）可清热利水，解毒，杀虫；叶可清热解毒，杀虫止痒；花可泻下通便，利水消肿；未成熟的果实（碧桃干）可敛汗，止血，止痛；成熟的果实（桃子）可生津润肠，活血消积，丰肌美肤；树脂（桃胶）可治石淋，血淋，痢疾。

注：同属植物山桃 *Prunus davidiana* (Carr.) Franch. 的种子可作中药桃仁用。

【使用禁忌】

　　孕妇忌服。过量可致中毒，出现头晕、心悸，甚至呼吸衰竭而死亡。

凌霄花

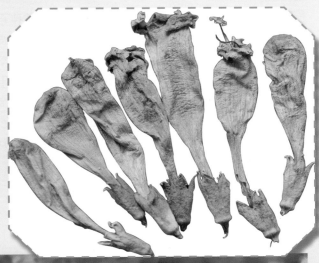

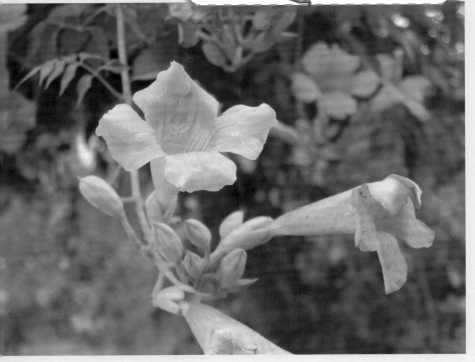

【别名】 芰华、堕胎花、藤萝花。

【来源】 为紫葳科植物美洲凌霄 *Campsis radicans* (L.) Seem. 的花。

【野外识别特征】藤本，具气生根。小叶9～11枚，椭圆形至卵状椭圆形，顶端尾状渐尖，基部楔形，边缘具齿，两面被毛。花萼钟状，长约2cm，5浅裂至萼筒的1/3处，外向微卷；花冠漏斗状，筒部为萼长的3倍。蒴果长圆柱形，具柄，硬壳质。花期5～8月，果期8～10月。多为栽培。我国广西、苏州、浙江、湖南有栽培。

【药材性状】完整花朵长6～7cm；萼筒长1.5～2cm，硬革质，先端5齿裂，裂片短三角状，长约为萼筒的1/3，萼筒外无明显的纵棱；花冠内表面具明显的深棕色脉纹。

【性味功效】辛，微寒。破血通经，凉血祛风。内服煎汤3～10g。

【常见病配伍】

1. 血瘀经闭、月经不调　常与当归等配伍。

2. 风热痒疹　单味研末服用。

【验方精选】

1. 月经不调，发热腹胀　凌霄花、青橘皮、当归各15g，炒麦芽、炒大黄、没药、肉桂、川芎各0.3g，水煎服。

2. 血热风盛的周身痒证　凌霄花9g。水煎服。

注：同属植物凌霄 *Campsis grandiflora* (Thunb.) K. Schum. 的花也作中药凌霄花用。

【使用禁忌】

气血虚弱及孕妇忌服。

益母草

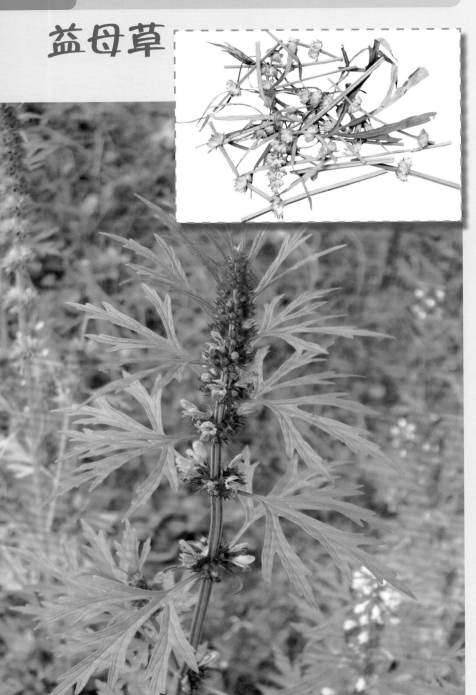

【别名】 萑、茺蔚、大札。

【来源】 为唇形科植物益母草 Leonurus japonicus Houtt. 的地上部分。

【野外识别特征】 一年或两年生草本。茎直立，通常高30～120cm，四棱形，被微毛。叶对生，茎中部的叶有短柄，3全裂，裂片近披针形；中央裂片常3裂，两侧裂片常再1～2裂，最终裂片近线形，最上部的叶不分裂，线形，近无柄，两面均被短柔毛。轮伞花序腋生，轮廓为圆球形，直径2～2.5cm；花冠唇形，淡红色或紫红色，上唇长圆形，全缘，下唇3裂。小坚果褐色，三棱状。花期6～9月，果期9～10月。生于山野、田埂、草地、溪边等处。全国大部分地区均有分布。

【药材性状】 茎方柱形，表面灰绿或黄绿色。质轻而韧，断面中心有白色髓部。叶多皱缩破碎，质薄而脆，灰绿色。轮伞花序腋生，花萼宿存，萼内有小坚果4枚。气微，味微苦。

【性味功效】 苦、辛，微寒。活血调经，利水消肿，清热解毒。内服煎汤10～30g。

【常见病配伍】

　　1. 妇人血瘀经产诸证　常与当归、川芎等配伍。

　　2. 水肿，小便不利　单味药水煎服。

　　3. 疮痈肿毒　单味药煎服。

【验方精选】

　　1. 产后恶露不尽，腹痛　益母草、山楂各4.5g，当归、杜仲、牛膝、丹皮、香附、茯苓、陈皮、砂仁末各3g，川芎1.5g，生姜1片，水煎服。

　　2. 肾炎水肿　益母草30g，水煎服。

　　3. 瘀血结块　益母草30g，水、酒各半煎服。

【其他功用】 花可养血，活血，利水；果实（茺蔚子）可活血调经，清肝明目。

【使用禁忌】
　　阴虚血少者及孕妇忌服。

十三、化痰止咳平喘药

天南星

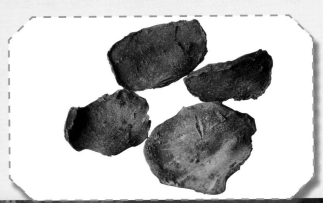

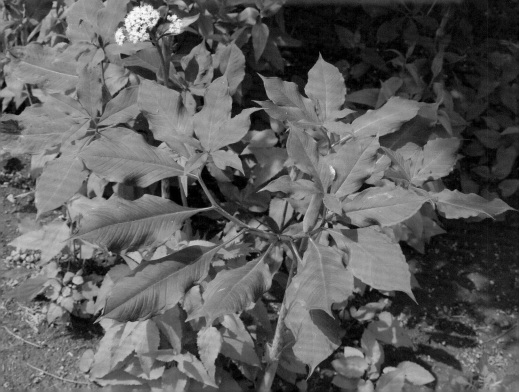

【别名】野芋头、蛇芋。

【来源】为天南星科植物异叶天南星 *Arisaema heterophyllum* Bl. 的块茎。

【野外识别特征】多年生草本。叶柄上部鞘状,下部具膜质鳞叶2～3;叶片鸟足状分裂,线状长圆形。花序柄从叶柄中部分出;佛焰苞管部绿白色,外缘反卷;肉穗花序两性或雄花序单性;两性花序下部雌花序花密,上部雄花序花疏;单性雄花序伸出佛焰苞喉部后呈"之"字形上升。果序近圆锥形,浆果熟时红色。花期4～5月,果期6～9月。生于灌木丛中、草地及林下。分布于除西北和西藏以外的各地。

【药材性状】块茎呈扁圆球形,高1～2cm,直径1.5～6.5cm;表面类白色或淡棕色,较光滑,顶端有凹陷的茎痕,周围有麻点状根痕,有的块茎周边有小扁球状侧芽;质坚硬,不易破碎,断面不平坦,白色,粉性;气微辛,味麻辣。

【性味功效】苦、辛,温。有毒。祛风止痉,化痰散结。内服煎汤3～10g。

【常见病配伍】

1. 顽痰阻肺,咳喘多痰　常与半夏、枳实等配伍。

2. 破伤风　常与白附子、天麻等配伍。

3. 湿痰、寒痰　常与散寒药配伍。

【验方精选】

1. 气滞痰多　天南星、橘红、枳实、茯苓各6g,半夏9g,甘草、生姜各3g,水煎服。

2. 破伤风　天南星、白芷、白附子、天麻、羌活、防风各30g,研末调敷伤处。

3. 痰湿痹痛　天南星、苍术各3g,生姜3片,水煎服。

注:同属植物天南星 *Arisaema erubescens* (Wall.) Schott.、东北天南星 *Arisaema amurense* Maxim. 的块茎也作中药天南星用。

【使用禁忌】

孕妇慎服;生品内服慎用。

白果

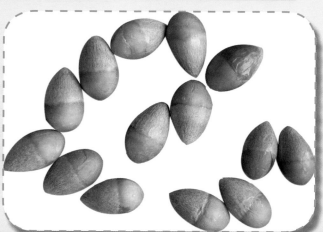

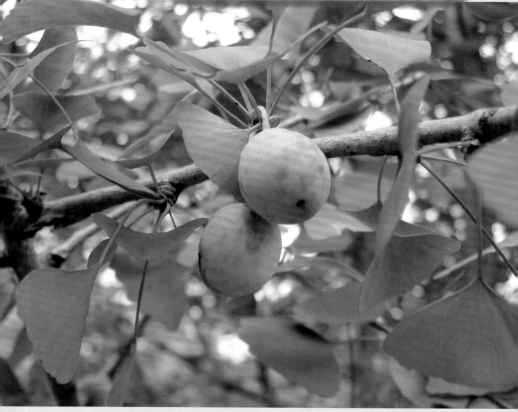

【别名】 灵眼、佛指甲、鸭脚子。

【来源】 为银杏科植物银杏 *Ginkgo biloba* L. 的种子。

【野外识别特征】 乔木，高达40m。树干直立，树皮灰色。枝有长短两种，叶在短枝上簇生，在长枝上互生；叶片扇形，淡绿色，无毛；叶脉平行，叉形分歧。花单性，雌雄异株，生于短枝上的叶腋内，呈簇生状；雄花呈下垂的短柔荑花序，具短梗；雌花每2～3个聚生于短枝上。种子核果状，椭圆形，淡黄色，被白粉状蜡质；外种皮肉质，内种皮灰白色；子叶2。花期3～4月，果期9～10月。全国大部分地区有栽培。

【药材性状】 干燥的种子呈椭圆形，长1.5～2.5cm，宽1～2cm，厚约1cm。外壳(种皮)白色或灰白色，平滑，坚硬，边缘有2条棱线盘绕，顶端渐尖，基部有圆点状种柄痕。壳内有长而扁圆形的种仁，剥落时一端有淡棕色的薄膜。种仁淡黄色或淡绿色，内部白色，粉质；中心有空隙。无臭，味甘、微苦。

【性味功效】 甘、苦、涩，平；有毒。敛肺定喘，止带缩尿。内服煎汤5～10g。

【常见病配伍】

1. 哮喘痰嗽　常与麻黄、黄芩等配伍。

2. 带下、白浊　常与黄柏、车前子等配伍。

【验方精选】

1. 外感风寒、痰热喘咳　白果、麻黄、款冬花、杏仁、桑白皮、半夏各9g，苏子、黄芩各6g，甘草3g，水煎服。

2. 哮喘痰盛　白果21个，半夏、麻黄、款冬花、桑皮、甘草各9g，黄芩、杏仁各4.5g，苏子6g，米壳3g，水煎服。

3. 湿热带下　白果12g，山药、芡实各30g，黄柏6g，车前子3g，水煎服。

【其他功用】 根可益气补虚；树皮调油搽牛皮铜钱癣；叶可益心敛肺，化湿止泻。

【使用禁忌】

有实邪者忌服。生食有毒，忌生食。

白前

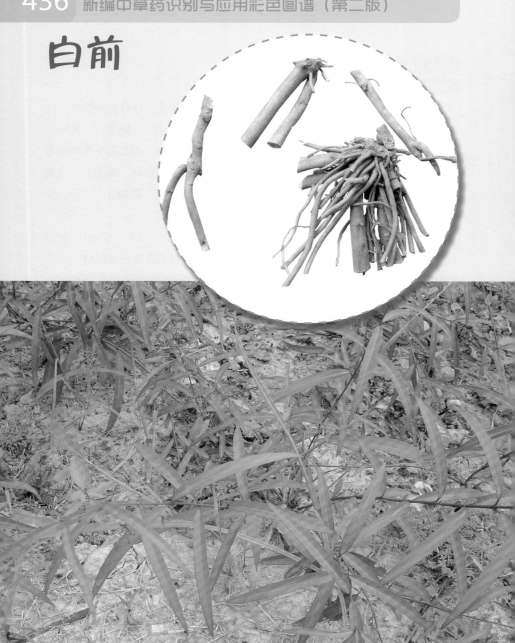

【别名】 鹅管白前、石蓝、嗽药。

【来源】 为萝藦科植物柳叶白前 *Cynanchum stauntonii* (Decne.) Schltr. ex Levl. 的根茎及根。

【野外识别特征】直立半灌木，高约1m，无毛。叶对生，具短柄；叶片披针形至线状披针形，纸质。聚伞花序腋生，花萼绿色，5深裂；花冠紫色，5深裂。蓇葖果角状，长9cm，直径6mm；种子黄棕色。花期5～8月，果期9～10月。生长于溪滩、江边或山谷中阴湿处。分布我国华中、华南、西南等地。

【药材性状】根茎呈细长圆柱形，表面黄白色至黄棕色，节部膨大，常有分歧，并密生须根。质坚脆，易折断，断面类圆形，中空或有膜质的髓。根细长弯曲，多数呈毛须状，表面棕色或紫棕色，有细皱纹。质坚脆，易折断，断面类白色，扩大镜下可见中心木部。气微，味微甜。

【性味功效】辛、苦，微温。降气，消痰，止咳。内服煎汤3～10g。

【常见病配伍】

1. 痰饮内停，身肿胀满　常与半夏、大戟等配伍。

2. 外邪犯肺　常与桔梗等配伍。

【验方精选】

1. 体肿，咳逆　白前6g，紫菀、半夏各9g，大戟3g，水煎服。

2. 久咳嗽兼唾血　白前90g，桑白皮、桔梗各60g，炙甘草30g，水煎服。

注：同属植物芫花叶白前 *Cynanchum glaucescens* (Decne.) Hand. -Mazz. 的根茎及根也作中药白前用。

【使用禁忌】

肺虚干咳者忌用，有胃溃疡和出血倾向者慎用。

半夏

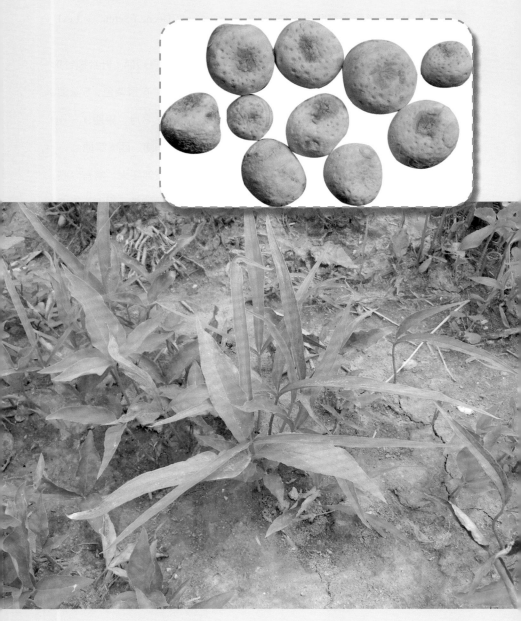

【别名】 地文、水玉、示姑。

【来源】 为天南星科植物半夏 *Pinellia ternate* (Thunb.) Breit. 的块茎。

【野外识别特征】多年生小草本。块茎圆球形，具须根。叶出自块茎顶端，在叶柄下部内侧生一白色珠芽；一年生为单叶，卵状心形；2～3年后为3小叶的复叶，椭圆形至披针形，全缘，两面光滑无毛。肉穗花序顶生，佛焰苞绿色，顶端附属物延伸呈"之"字形弯曲；花单性，雌雄同株；雄花着生在花序上部，白色，雌花着生于雄花的下部，绿色。浆果卵状椭圆形，黄绿色。花期5～7月，果期8月。野生于山坡、溪边阴湿的草丛中或林下。我国大部分地区有分布。

【药材性状】干燥块茎呈圆球形、偏斜状，表面白色或浅黄色。上端多圆平，中心有凹陷的黄棕色的茎痕，周围密布棕色凹点状须根痕，下面钝圆而光滑。质坚实，致密。纵切面呈肾脏形，洁白，粉性。气微，味辛辣、麻舌而刺喉。

【性味功效】辛，温；有毒。燥湿化痰，降逆止呕，消痞散结；外用消肿止痛。内服煎汤3～10g。

【常见病配伍】

1. 湿痰，寒痰　常与祛湿药、温肺药配伍。

2. 胃气上逆呕吐　常与清胃止呕药配伍。

3. 痰湿阻滞证　常与行气药等配伍。

【验方精选】

1. 湿痰　半夏、橘红各15g，白茯苓9g，甘草5g，水煎服。

2. 胃热呕吐　半夏、橘皮、赤茯苓、枇杷叶、麦门冬、青竹茹各30g，人参、甘草各15g，水煎服。

3. 梅核气、胸膈满闷　半夏、茯苓各12g，厚朴、生姜各9g，苏叶6g，水煎服。

【使用禁忌】

阴虚燥咳，血证，热痰，燥痰者慎用。不宜与乌头同用。

百部

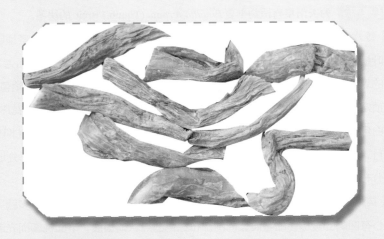

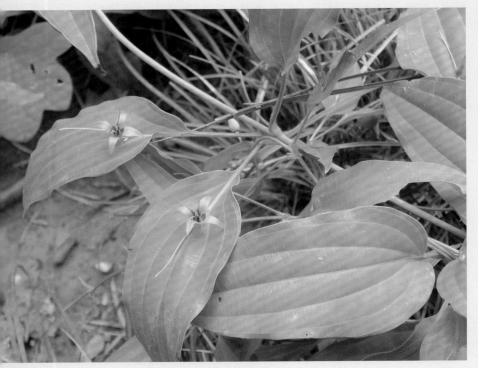

对叶百部

【别名】 蔓生百部、嗽药、玉箫。

【来源】 为百部科植物蔓生百部 *Stemona japonica* (Bl.) 的块根。

【野外识别特征】多年生草本。块根肉质，成簇，常呈长圆状纺锤形。茎下部直立，上部攀援状。叶2～4（5）枚轮生，花序柄贴生于叶片中脉上，花单生或数朵排成聚伞状花序；苞片线状披针形；花披片淡绿色，披针形，开放后反卷；雄蕊紫红色，短于或近等长于花披；或卵状长圆形，顶端渐尖或锐尖，边微波状，基部圆或截形；主脉通常5～9条，两面均隆起，横脉细密而平行；卵状披针形叶柄细，蒴果卵形，常具2颗种子。花期5～7月，果期7～10月。生于山坡草丛、路旁和林下。主产于浙江、江苏、安徽、江西等地。

【药材性状】块根略呈纺锤形，平直或略弯曲，两端细。表面黄白色或淡棕黄色，极皱缩，具不规则的深纵沟及纵皱。质硬，易折断。断面微带角质，淡黄棕色或黄白色，中心柱多扁缩。气微，味甘、苦。

【性味功效】甘、苦，微温。润肺止咳，杀虫灭虱。内服煎汤5～15g。

【常见病配伍】

　　1. 咳嗽　常与荆芥、桔梗等配伍。

　　2. 头虱、体虱、疥癣　可制成乙醇液外搽患处。

【验方精选】

　　1. 风痰咳嗽　百部、白前、桔梗、荆芥、紫菀各1000g，陈皮500g，甘草360g（止嗽散），研末，每次服9g。

　　2. 久嗽，咳吐痰涎　百部、薏苡仁、百合、麦门冬各9g，桑白皮、白茯苓、沙参、黄芪、地骨皮各4.5g，水煎服。

　　3. 荨麻疹，疥癣，虱病　百部180g，75%酒精360g。将百部碾碎置酒精内，浸泡七昼夜，过滤去滓用；以棉棒或毛刷蘸涂患处。

注：同属植物直立百部 *Stemona sessilifolia* (Miq.) 、对叶百部 *Stemona tuberose* Lour. 的块根也作中药百部用。

【使用禁忌】

　　脾虚食少，便溏者忌用。

竹茹

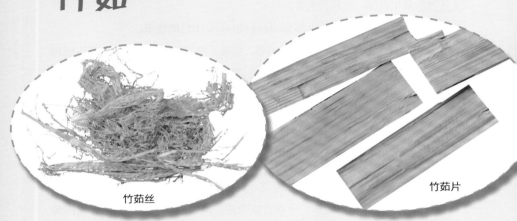

竹茹丝

竹茹片

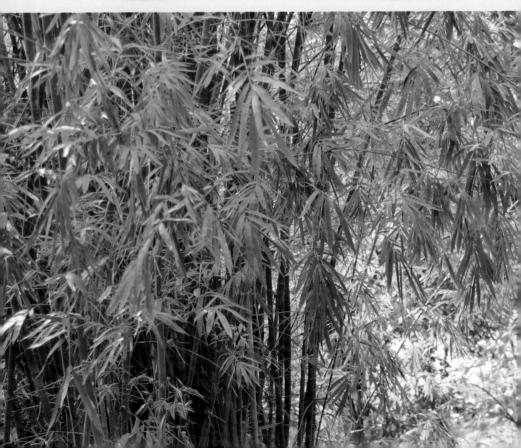

【别名】 竹皮、青竹茹、竹子青。

【来源】 为禾本科植物青秆竹 *Bambusa tuldoides* Munro. 的茎秆去外皮刮出的中间层。

【野外识别特征】 植株木质化，呈乔木状。竿直立，节上分枝较多；节间圆柱形，节间和节头光滑无毛。竿环和箨环均隆起，箨鞘背面无毛。箨叶长披针形，有皱褶，基部收缩；小叶1～5片，叶鞘鞘口无毛；叶片深绿色，无毛，窄披针形，质薄。穗状花序小枝排成覆瓦状的圆锥花序；小穗含2～3花。笋期4～5月，花期10月至次年5年。生于平地、丘陵。分布于广东、广西等地。

【药材性状】 本品为卷曲成团的不规则丝条或呈长条形薄片状；宽窄厚薄不等，浅绿色或黄绿色；纤维性，易撕裂，不易折断，体轻松，质柔韧，有弹性；气微，味淡。

【性味功效】 甘，微寒。清热化痰，开郁除烦，清胃止呕。内服煎汤6～10g。

【常见病配伍】

1. 胃热呕吐　常与益气药配伍。

2. 痰火内扰证　常与枳实、半夏等配伍。

【验方精选】

1. 胃热呕吐　青竹茹、半夏、橘皮、赤茯苓、枇杷叶、麦门冬各30g，人参、甘草各15g（橘皮竹茹汤），水煎服。

2. 胆胃不和，痰热内扰　竹茹、半夏、枳实各9g，陈皮12g，甘草、茯苓各5g(温胆汤)，水煎服。

【其他功用】 根茎（淡竹根）可清热除烦，涤痰定惊；枯死的幼竹茎秆（仙人杖）可和胃，利湿，截疟；未展开的幼叶（竹卷心）可清心除烦，利尿，解毒；叶可清热除烦，具生津，利尿；箨叶（淡竹壳）可清热解毒；嫩笋（淡竹笋）可清热除烦；茎经火烤后流出的汁液（竹沥）可清热降火，滑痰利窍。

注：同属植物大头典竹 *Sinocalamus beecheyannus* (Munro) McClure var. *pubescens* P.F.Li.、淡竹 *Phyllostachys nigia* (Lodd.) Munro var. *henonis* (Mitf.) Stapf ex Rendle. 的茎秆的中间层也作中药竹茹用。

【使用禁忌】

寒痰咳喘，胃寒呕逆及脾虚泄泻者禁服。

皂荚

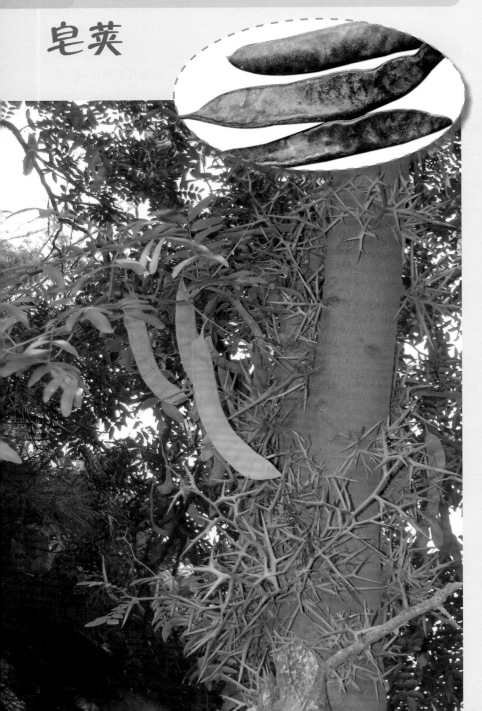

【别名】 鸡栖子、皂角、大皂荚。

【来源】 为豆科植物皂荚 *Gleditsia sinensis* Lam. 的果实。

【野外识别特征】落叶乔木或小乔木，高可达30m。枝灰色至深褐色；棘刺粗壮，圆柱形。一回羽状复叶，小叶片卵形、卵状披针形，纸质，边缘有细锯齿。总状花序腋生及顶生，花杂性，均有细柔毛；花瓣4，白色。荚果带状，长12～37cm，宽2～4cm，有光泽，黑棕色，被白色粉霜。种子长椭圆形，棕色。花期3～5月，果期5～12月。生长于村边、路旁、向阳温暖的地方。全国大部分地区有分布。

【药材性状】荚果呈长条形而扁，或稍弯曲。表面不平，深紫棕色至黑棕色，被灰白色粉霜；两端略尖，基部有短果柄或果柄断痕，两侧有明显的纵棱线。质坚硬，摇之有响声。剖开后呈浅黄色，内含种子。种子扁椭圆形，外皮黄棕色而光滑。气特异，味辛辣，嗅其粉末则打喷嚏。

【性味功效】辛、咸，温；有小毒。祛顽痰，开窍通闭，祛风杀虫。内服煎汤1.5～5g。

【常见病配伍】

1. 顽痰阻肺，咳喘痰多　常与半夏、杏仁配伍。

2. 痰涎壅盛　常与明矾配伍。

【验方精选】

1. 痰喘咳嗽　长皂荚3条(去皮、子)，一入巴豆十粒，二入半夏十粒，三入杏仁十粒，姜汁制杏仁，麻油制巴豆，蜜制半夏，研末，睡前姜汁送服。

2. 顽痰、痰厥　皂荚30g，绿矾、藜芦各15g，研末，每次服1.5g。

【其他功用】根皮可治风热疾气，杀虫，风湿骨痛，疮毒及无名肿毒；叶可洗风疮；刺可搜风，拔毒，消肿，排脓；子可润燥通便，祛风消肿；植株衰老或受伤害后所结的小型果实（猪牙皂）可通窍，涤痰，搜风，杀虫。

【使用禁忌】

非顽痰实证体壮者不宜轻投；孕妇、气虚阴亏及有出血倾向者忌服。

枇杷叶

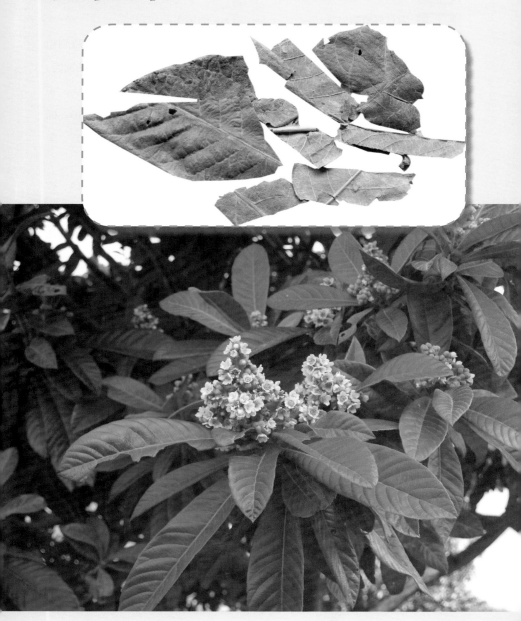

【别名】杷叶、芦桔叶、巴叶。

【来源】为蔷薇科枇杷 *Eriobotrya japonica* (Thunb.) Lindl. 的叶。

【野外识别特征】常绿小乔木，高达10m。小枝粗壮，黄褐色，被锈色绒毛。单叶互生，叶片革质，长椭圆形至倒卵状披针形，边缘有疏锯齿，上面深绿色有光泽，下面密被灰棕色绒毛；托叶2枚，钻形。圆锥花序顶生，长10～19cm，具多花；苞片凿状，有褐色绒毛；花瓣5，白色，倒卵形。梨果浆果状，球形或长圆形。花期10～12月，果期5～6月。常栽种于村边、平地或坡地。分布于我国西北、西南、东南等地区。

【药材性状】干燥叶片长椭圆形，长12～30cm，宽4～9cm。叶端渐尖，基部楔形，上部锯齿缘，基部全缘。羽状网脉，中脉下面隆起。叶上表面灰绿色、黄棕色或红棕色，有光泽；下表面茸毛棕色。叶柄短，被棕黄色茸毛。叶革质而脆。气微，味微苦。

【性味功效】苦，微寒。清肺止咳，降逆止呕。内服煎汤10～15g。

【常见病配伍】

　　1.肺热咳嗽　常与桑叶、杏仁等配伍。

　　2.胃热呕吐　常与橘皮等配伍。

【验方精选】

　　1.燥热伤肺、咳嗽少痰　枇杷叶、甘草、胡麻仁、阿胶各3g，桑叶9g，石膏8g，麦冬4g，人参、杏仁各2g，水煎服。

　　2.呃逆不止、饮食不入　枇杷叶12g，橘皮15g，甘草9g，研末服。

【其他功用】根可补肺止咳，消肿止痛；树干的韧皮部（枇杷木白皮）可下气，止吐逆不下食；花可治伤风感冒，咳嗽痰血；果实可润肺，止渴，下气；种子（枇杷核）可化痰止咳，疏肝理气。

【使用禁忌】

　　胃寒呕吐及肺感风寒咳嗽者慎用。

罗汉果

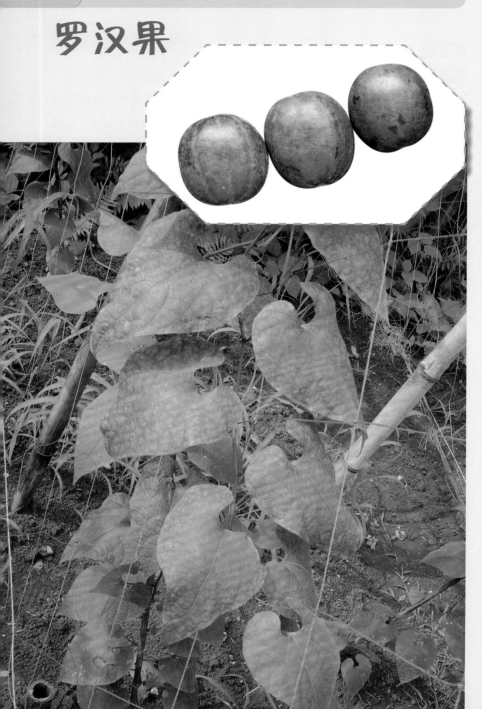

【别名】拉汉果、假苦瓜、光果木鳖。

【来源】为葫芦科植物罗汉果 *Siraitia grosvenorii* (Swingle) C. Jeffrey ex A. M. Lu et Z.Y. Zhang. 的果实。

【野外识别特征】攀援草本。根肥大,纺锤形或近球形。茎被黄褐色柔毛和褐色疣状腺鳞,具纵棱。叶互生,卵状心形或三角状卵形,膜质,上面绿色,被短柔毛;嫩叶呈暗棕红色,密布红色腺毛,沿叶脉密被短柔毛;叶柄卷须侧生。花单性,雌雄异株;花序柄、花柄、萼片、花瓣均被柔毛及腺毛;雄花腋生,6～10朵排列成总状;花瓣5,卵形,先端具尖尾;雌花单生于叶腋,花瓣5,倒卵形。瓠果圆形或倒卵形,幼时深棕红色,成熟时青色,被茸毛。花期5～7月,果期7～9月。生于山坡林下及河边湿地。分布两广、贵州、湖南南部,江西。

【药材性状】干燥果实椭圆形或球形,长4.5～8.5cm,直径3.5～6cm。外表黄褐色至深棕色,少数有较深色的纵条纹。顶端中央有一圆形的花柱基痕,基部有果柄痕。质脆易碎,破碎后内表面黄白色,疏松似海绵状。除去中果皮,可见明显的纵脊纹10条。种子扁圆形或类圆形,浅红色至棕红色,边缘有槽,中央微凹。气微,味甜。

【性味功效】甘,凉。清热润肺,利咽开音,润肠通便。内服煎汤10～30g。

【常见病配伍】

1. 肺热燥咳　常与陈皮等配伍。

2. 邪热伤津、咽痛失音　单味药煎服。

【验方精选】

1. 肺燥咳嗽痰多　罗汉果半个,陈皮6g,瘦猪肉100g。陈皮浸湿,刮去白,与罗汉果、瘦肉共煮汤,熟后去罗汉果、陈皮,饮汤食肉。

2. 百日咳　罗汉果一个,柿饼15g。水煎服。

3. 喉痛失音　罗汉果1个。水煎服。

【其他功用】根可利湿止泻,舒筋;叶可解毒,止痒。

胡颓子叶

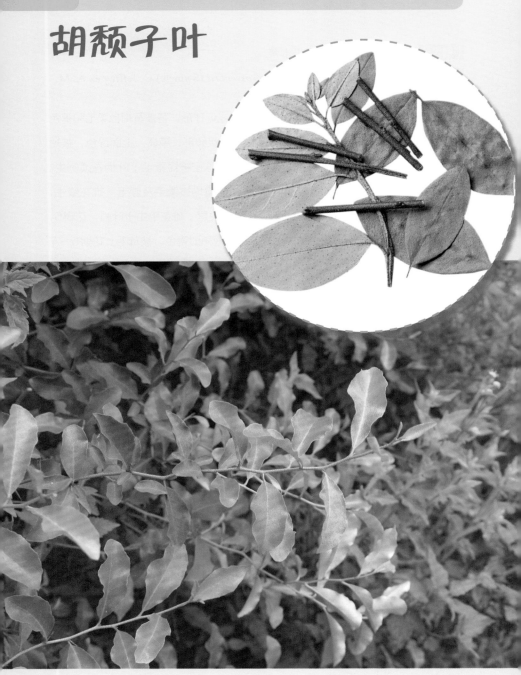

【别名】蒲颓叶。

【来源】为胡颓子科植物胡颓子 *Elaeagnus pungens* Thunb. 的叶。

【野外识别特征】常绿直立灌木，具刺，刺顶生或腋生。枝开展，小枝褐色。叶互生，厚革质，椭圆至长圆形，边缘通常波状，上面初有鳞片，后脱落；下面初具银白色鳞片，后渐变褐色鳞片。花白色或淡白色，下垂，被鳞片；花被筒圆筒形或漏斗形，先端4裂。果实椭圆形，幼时被褐色鳞片，成熟时红色；果核内面具白色丝状棉毛。花期9～12月，果熟期翌年4～6月。生于向阳山坡或路旁。分布于华中、华东、西南等地区。

【药材性状】叶椭圆形或长圆形，革质，边缘多卷曲；上表面淡绿色或黄绿色，具光泽；下表面银白色，散布有褐色鳞片，尤以主脉附近为多；叶柄灰黑色。质稍硬脆。气微，味微涩。

【性味功效】酸，微温。止咳平喘，止血，解毒。内服煎汤9～15g。

【常见病配伍】

1. 咳喘证　常与枇杷叶等配伍。

2. 肺燥咳血　单味药煎服。

【验方精选】

1. 支气管哮喘，慢性支气管炎　胡颓子叶、枇杷叶各15g，水煎服。

2. 咳嗽　鲜胡颓子叶30g，水煎服。

3. 肺结核咳血　鲜胡颓子叶24g，冰糖15g，开水冲，饭后送服。

【其他功用】根可祛风利湿，行瘀止血；果实（胡颓子）可消食止痢。

胖大海

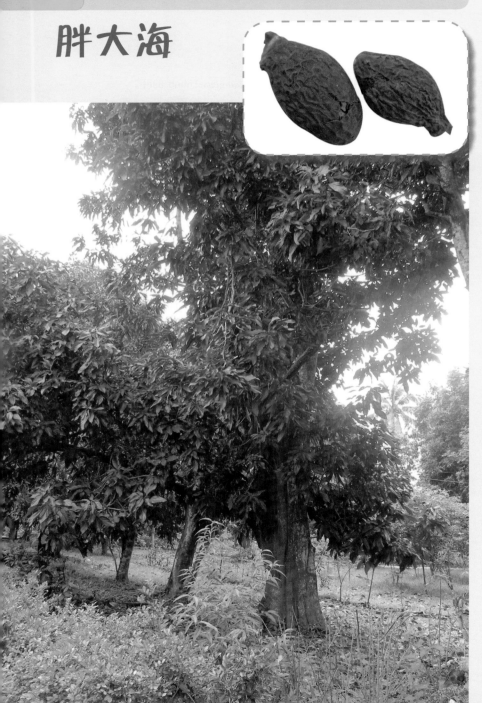

【别名】 安南子、胡大海、大海子。

【来源】 为梧桐科植物胖大海 *Sterculia lychnophora* Hance. 的种子。

【野外识别特征】落叶乔木。树皮粗糙而略具条纹。叶互生，叶片革质，卵形或椭圆状披针形，全缘，光滑无毛。花杂性同株，圆锥花序顶生或腋生；花瓣呈星状伸张。蓇葖果1～5个，在成熟之前裂开。种子梭形或倒卵形，深黑褐色，表面具皱纹；子叶大，半圆形，胚乳丰富。生于热带地区。分布越南、印度、马来西亚、泰国、印度尼西亚的苏门答腊等地。

【药材性状】干燥种子呈椭圆形，长2～3cm，直径1～1.5cm。表面棕色至暗棕色，微有光泽，具细密的不规则皱纹，基部具浅色的圆形种脐。外种皮极薄，质脆，易剥落，遇水膨大成海绵状。内种皮红棕色，先端有一黄白色的圆斑。剥去内种皮后，胚乳肥厚，成2片，暗棕色或灰棕色。子叶2片，紧贴于胚乳。气微，味淡；嚼之有黏性。

【性味功效】甘，寒。清热润肺，利咽开音，润肠通便。沸水泡服或内服煎汤2～3枚。

【常见病配伍】

　　1. 咽喉肿痛、喑哑　常与金银花等配伍。

　　2. 干咳无痰　常与甘草等配伍。

【验方精选】

　　1. 肺热喑哑　胖大海3枚，金银花、麦冬各6g，蝉蜕3g，水煎服。

　　2. 干咳失音，咽喉燥痛，牙龈肿痛　胖大海5枚，甘草3g，冲茶送服。

【使用禁忌】

　　脾胃虚寒泄泻者慎服。

前胡

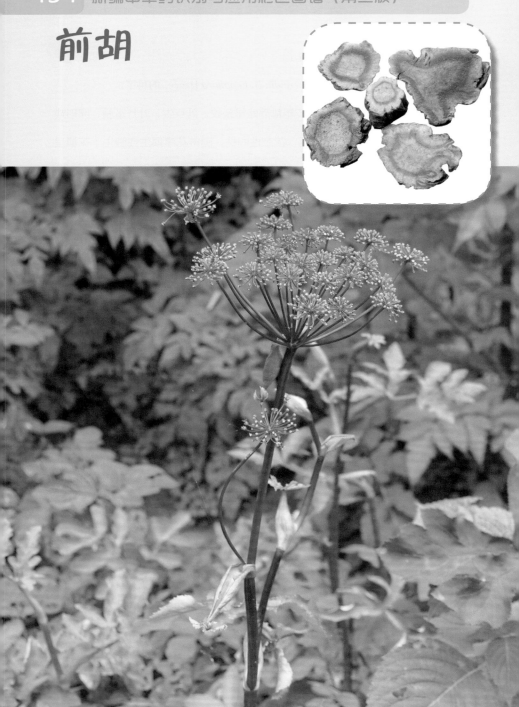

【别名】 土当归、鸭脚七、野辣菜。

【来源】 为伞形科植物紫花前胡 *Peucedanum decursivum* (Miq.) Maxim. 的根。

【野外识别特征】 多年生草本。茎直立，中空，光滑，紫色，无毛，有纵沟纹。根生叶和茎生叶有长柄，基部膨大成圆形的紫色叶鞘，抱茎；叶片三角形至卵圆形，纸质；茎上部叶简化成囊状膨大的紫色叶鞘。复伞形花序顶生和侧生，花深紫色，倒卵形。双悬果椭圆形，呈丝线状。花期8～9月，果期9～11月。野生在山坡路旁或丛林下。分布华北、华中、西南、台湾等地。

【药材性状】 主根圆柱形，根头部有茎痕及残留的粗毛(叶鞘)，侧根数条。根的表面黑褐色或灰黄色，有细纵皱纹和灰白色的横长皮孔。主根质坚实，不易折断，断面不齐，皮部与木部极易分离，皮部较窄，浅棕色，散生黄色油点；中央木质部黄白色，占根的绝大部分。气芳香，味淡而后苦、辛。

【性味功效】 苦、辛，微寒。降气化痰，宣散风热。内服煎汤6～10g。

【常见病配伍】

1. 外感风热、咳嗽有痰　常与苏叶、半夏等配伍。

2. 麻疹初期、麻毒透发不畅　常与升麻、葛根等配伍。

【验方精选】

1. 外感咳嗽痰稀鼻塞　前胡、杏仁、半夏、茯苓、苏叶、橘皮、苦桔梗、甘草、生姜各6g，大枣2枚（杏苏散），水煎服。

2. 麻疹透发不畅　前胡、升麻、葛根、枳壳、木通、连翘、牛蒡子、杏仁、竹叶各2.5g，荆芥、防风各1.5g，桔梗、薄荷、甘草各0.6g（宣毒发表汤），水煎服。

注：同属植物白花前胡 *Peucedanum praeruptorum* Dunn. 的根也可作中药前胡用。

【使用禁忌】

阴虚咳嗽、痰饮咳嗽患者慎用。

洋金花

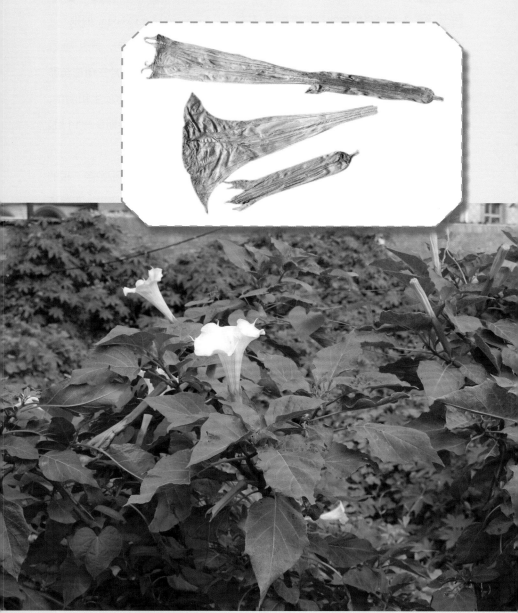

【别名】 山茄花、曼陀罗花、胡茄花。

【来源】 为茄科植物白曼陀罗 *Datura metel* L. 的花。

【野外识别特征】一年生直立草本而呈灌木状。茎直立,基部木质化。叶互生,上部的叶近于对生,叶柄表面被疏短毛;叶片卵形、长卵形或心脏形,两面无毛,或被疏短毛;叶脉背面隆起。花单生于叶腋或枝叉间,花梗长约1cm;花冠漏斗状,白色,向上扩大呈喇叭状。蒴果扁球形,疏生粗短刺。种子淡褐色,宽约3mm。花果期3～12月。生长于山坡草地或住宅附近。分布于华南、西南等地;江苏、浙江等地有栽培。

【药材性状】干燥花多为数十朵捆成一把,花萼一般已除去。花冠喇叭状,黄棕色或淡黄色,先端5浅裂,裂片先端短尖,短尖下有3条明显的纵脉纹,裂片间微凹陷;雄蕊5,花丝下部紧贴花冠筒,花药扁平,为花冠的3/4;雌蕊1,柱头棒状。烘干品质柔韧,气特异;晒干品质脆,气微,味微苦。

【性味功效】辛,温;有毒。止咳平喘,止痛,止痉。入丸散0.3～0.6g,每日不超过1.5g。

【常见病配伍】

1. 咳嗽哮喘 配入复方服用。

2. 诸痛证 单味药煎水外洗。

3. 癫痫、慢惊风 常与天麻、全蝎等配伍。

【验方精选】

1. 慢性气管炎 洋金花0.1g,金银花、远志、甘草各0.5g,研末制成蜜丸服用。

2. 肌肉疼痛 洋金花6g,煎水外洗。

3. 小儿慢惊风 洋金花7朵,天麻、炮天南星、丹砂、乳香各7.5g,炒全蝎10枚,研末,每次1.5g,薄荷汤送服。

【其他功用】根可解毒定惊,散结止痛;叶可镇咳平喘,止痛拔脓;果实可平喘,祛风,止痛。

【使用禁忌】

外感及痰热咳喘、青光眼、高血压及心动过速患者禁用。

桔梗

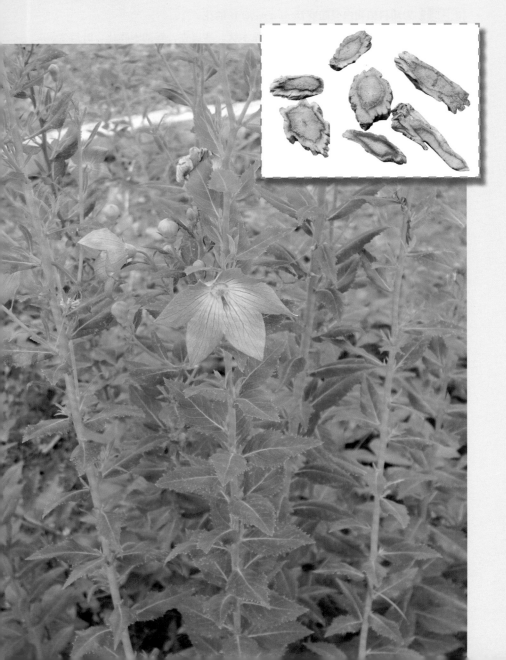

【别名】 白药、梗草、苦桔梗。

【来源】 为桔梗科植物桔梗 *Platycodon grandiflorum* (Jacq.) A. DC. 的根。

【野外识别特征】 多年生草本，全株有白色乳汁。根肉质，长纺锤形。茎直立，单一或分枝。叶近于无柄，生于茎中、下部的叶对生或3～4片轮生，茎上部的叶为互生；叶片卵状披针形，均无毛，上面绿色，下面有白粉，边缘有锯齿。花单生于茎顶，或数朵成疏生的总状花序；花冠钟状，蓝色或紫色。蒴果球状，熟时顶部5瓣裂。种子卵形，3棱。花期7～9月，果期8～10月。野生于山坡草丛中。我国大部分地区均有分布。

【药材性状】 干燥根呈长纺锤形或长圆柱形，下部渐细，有时分歧稍弯曲，顶端具根茎（芦头），上面有半月形茎痕（芦碗）。表面白色或淡黄白色，皱缩，上部有横纹，具纵沟，并有横长的皮孔样根痕及支根痕。质坚脆，易折断，断面类白色至类棕色，有放射状裂隙，皮部类白色，形成层显著，木部淡黄白色，中央无髓。气微，味微甜而后苦。

【性味功效】 苦、辛，平。开宣肺气，祛痰排脓，利咽。内服煎汤3～10g。

【常见病配伍】

1. 咳嗽痰多、胸闷不畅　常与桑叶、菊花等配伍。

2. 肺痈、咽痛　常与甘草配伍。

【验方精选】

1. 外感风热病邪　桔梗、杏仁、苇根各6g，桑叶7.5g，菊花3g，连翘5g，薄荷、甘草各2.5g，水煎服。

2. 肺痈，咽干不渴　桔梗30g，甘草60g，水煎服。

3. 感冒　苦桔梗3g，鲜葱白3枚，焦山栀6g，淡豆豉9g，苏薄荷3g，青连翘4.5g，生甘草2g，鲜淡竹叶30片，水煎服。

【其他功用】 根茎（桔梗芦头）可催吐。

【使用禁忌】

阴虚久咳及咳血者禁服，胃溃疡者慎服。内服过量可引起恶心呕吐。

黄药子

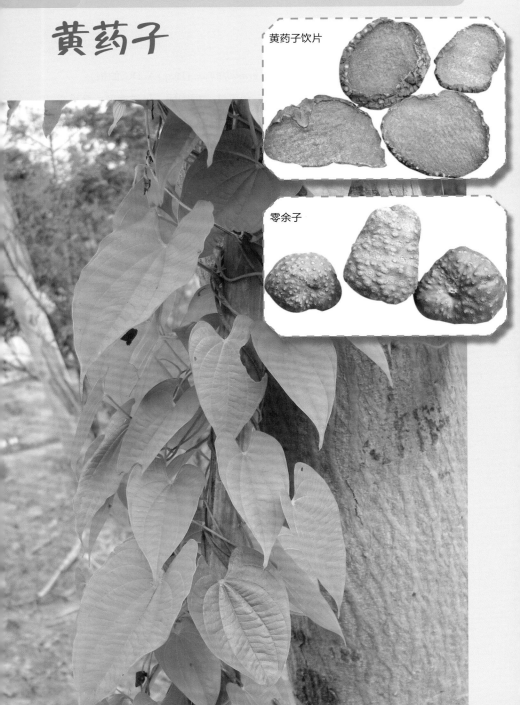

黄药子饮片

零余子

【别名】苦药子、山慈姑、黄狗子。

【来源】为薯蓣科薯蓣属植物黄独 *Dioscorea bulbifera* L. 的块茎。

【野外识别特征】缠绕草质藤本。茎左旋，圆柱形。单叶互生；叶片宽卵状心形或卵状心形，先端尾状渐尖，边缘全缘或微波状，无毛；叶腋内有大小不等的紫褐色球形或卵圆形珠芽。花单性，雌雄异株；雄花序穗状下垂，雄花单生密集；雌花序与雄花序相似，常2至数个丛生叶腋。蒴果反折下垂，三棱状长圆形，成熟时淡黄色，表面密生紫色小斑点。花期7～10月，果期8～11月。生于河谷边、山谷阴沟或杂木林下缘。分布于华东、中南、西南及陕西、甘肃、台湾等地。

【药材性状】多为横切厚片，圆形或近圆形，直径2.5～7cm，厚0.5～1.5cm；表面棕黑色，皱缩，有众多白色、点状突起的须根痕，或有弯曲残留的细根，栓皮易剥落，切面黄白色至黄棕色，平坦或凹凸不平；质坚脆，易折断，断面颗粒状，并散有橙黄色麻点；气微，味苦。

【性味功效】苦，寒；有小毒。化痰软坚，散结消瘿，清热解毒，凉血止血。内服煎汤5～15g。

【常见病配伍】

1. 瘿瘤　单味药用酒调服。

2. 疮痈肿毒、毒蛇咬伤　常与天南星等配伍。

【验方精选】

1. 瘿瘤　黄药子250g，浸酒服用。

2. 毒蛇咬伤　黄药子9g，天葵根、生天南星各3g，捣烂，敷伤口。

3. 舌肿，重舌　黄药子、炙甘草各30g。捣散，每次服5g。

【其他功用】叶腋内生长的紫褐色珠芽（零余子）可清热化痰，止咳平喘，散结解毒。

【使用禁忌】

内服剂量不宜过大。

旋覆花

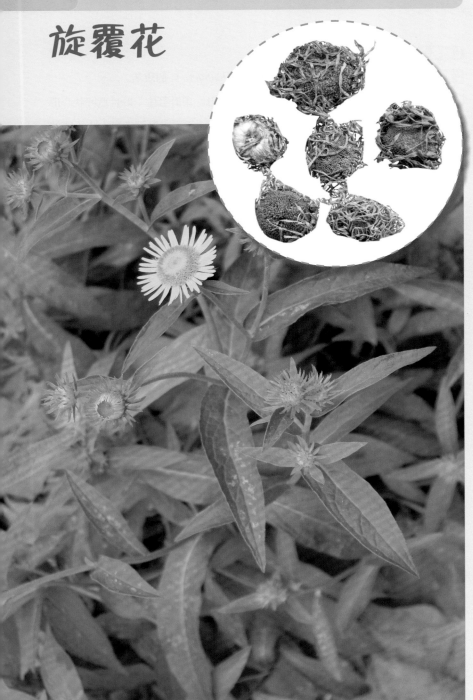

【别名】 盛椹、夏菊、金钱花。

【来源】 为菊科植物旋覆花 *Inula japonica* Thunb. 的头状花序。

【野外识别特征】多年生草本。根状茎短，具须根。茎单生或簇生，直立，高30～70cm，有细沟。基生叶及下部叶较小，中部叶披针形、长椭圆状披针形或长圆形，无柄或半抱茎，全缘，两面有疏毛；上部叶渐狭小，线状披针形。头状花序多个排成伞房花序，总苞半球形，绿黄色；舌状花1层，黄色；管状花多数，密集。瘦果圆柱形，有10条沟。花期6～10月，果期9～11月。生于山坡、沟边、路旁湿地。分布于东北、华中、华东、西北等地。

【药材性状】花序扁球形或类球形，总苞片5层，覆瓦状排列，披针形或条形，灰黄色；舌状花1列，多卷曲，常脱落，先端3齿裂；管状花棕黄色，先端5齿裂；子房顶端有多数白色冠毛。有的可见椭圆形小瘦果。体轻，易散碎。气微，味微苦。

【性味功效】苦、辛、咸，微温。降气化痰，降逆止呕。内服煎汤3～10g，宜布包煎。

【常见病配伍】

　　1. 噫气、呕吐　常与半夏、生姜等配伍。

　　2. 痰饮蓄结证　常与麻黄、半夏等配伍。

【验方精选】

　　1. 胃脘痞闷或胀满，呃逆　旋覆花、半夏、代赭石各9g，炙甘草、人参各6g，生姜10g，大枣4枚，水煎服。

　　2. 咳嗽气逆　旋覆花、苏子、生姜各9g，半夏、前胡各6g，水煎服。

　　3. 痰涎壅盛、咳嗽喘满　旋覆花、赤芍、半夏、前胡、麻黄、荆芥、五味子、甘草、茯苓、杏仁各12g，水煎服。

注：同属植物欧亚旋覆花 *Inula britannica* L. 的头状花序也作中药旋覆花用。

【使用禁忌】

　　阴虚劳嗽，津伤燥咳者忌用。

紫菀

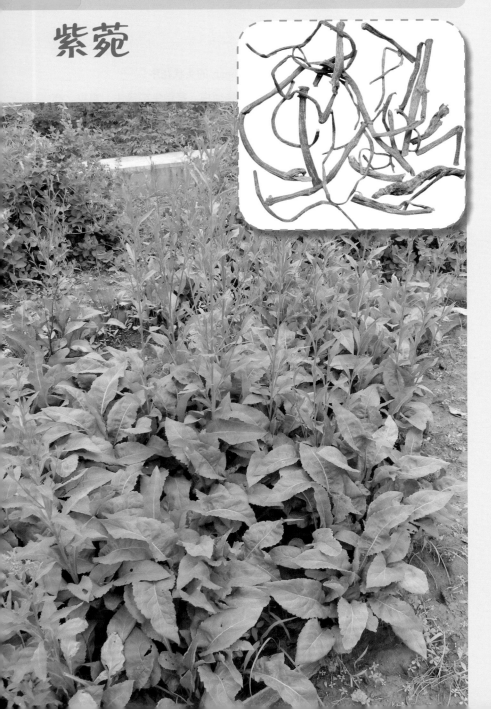

【别名】 青菀、紫蒨、紫菀茸。

【来源】 为菊科植物紫菀 *Aster tataricus* L.f. 的根及根茎。

【野外识别特征】多年生草本。根茎短，簇生多数细根，外皮灰褐色。茎直立，有棱及沟。基部叶花期枯落，长圆状或长圆状匙形，下半部渐狭成长柄；下部叶匙状长圆形，常较小；中部叶狭长圆形或长圆披针形，无柄；全部叶厚纸质，有短毛，中脉粗，网脉明显。头状花序多数，伞房状排列；舌状花蓝紫色，20余个；花冠先端3浅裂，基部呈管状；管状花黄色，有毛。瘦果扁平，紫褐色。花期7~9月，果期8~10月。生于山地或河边草地。分布东北、华北等地。

【药材性状】干燥的根茎不规则块状，顶端有茎基及叶柄的残痕；表面紫红色或灰红色，质坚硬，断面较平坦，显油性。疙瘩头下簇生许多须根，多编成辫状；表面紫红色或灰红色，有纵皱纹。质柔韧，断面淡棕色有紫边。气清香，味甜、微苦。

【性味功效】苦、甘，微温。润肺下气，化痰止咳。内服煎汤5~10g。

【常见病配伍】

　　1.咳嗽有痰　常单用或与贝母等配伍。

　　2.阴虚劳咳　常与黄芪、人参等配伍。

【验方精选】

　　1.肺伤咳嗽　紫菀花15g，水煎服。

　　2.小儿咳嗽气急　紫菀60g，贝母、款冬花各30g，捣散，每次服3g。

　　3.肺虚咳嗽　紫菀、白芷、人参、黄芪、地骨皮、杏仁、桑白皮各12g，水煎服。

【使用禁忌】

　　阴虚干咳者慎服。

矮地茶

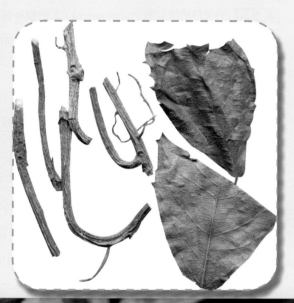

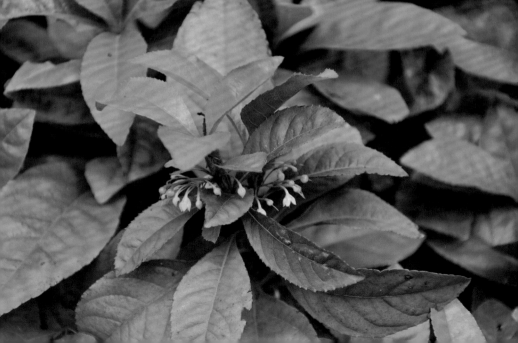

【别名】平地木、老勿大、不出林。

【来源】为紫金牛科植物紫金牛 *Ardisia japonica* (Thunb.) Blume. 的全株。

【野外识别特征】小灌木或亚灌木。基部常匍匐状横生，有纤细的不定根。茎圆柱形，被短腺毛。叶对生或近轮生，叶片坚纸质或近革质，椭圆形或卵形，边缘有细锯齿，两面疏生腺点，下面淡红色，中脉有毛；叶柄密被短腺毛。花序近伞形，腋生或顶生；花瓣粉红色或白色，广卵形，无毛，具密腺点。核果球形，熟时红色，有黑色腺点，具宿存花柱和花萼。花期5～6月，果期11～12月。生于林下、谷地、溪旁阴湿处。产于长江流域以南各省区。

【药材性状】根茎呈圆柱形，疏生须根。茎略呈扁圆柱形，稍扭曲；表面红棕色，有细纵纹、叶痕及节；质硬，易折断。叶互生，集生于茎梢；叶片略卷曲或破碎，完整者展平后呈椭圆形；灰绿色、棕褐色或浅红棕色；边缘具细锯齿；近革质。茎顶偶有红色球形核果。气微，味微涩。

【性味功效】辛、苦，平。止咳平喘，清热利湿，活血化瘀。内服煎汤10～30g。

【常见病配伍】

　　1. 咳喘痰多　常与化痰止咳平喘药配伍。

　　2. 黄疸　常与车前草等配伍。

　　3. 跌打损伤、风湿痹痛　常与鸡血藤、威灵仙等配伍。

【验方精选】

　　1. 肺痈　矮地茶、鱼腥草各30g，水煎服。

　　2. 急性黄疸型肝炎　矮地茶、北刘寄奴、车前草各30g，水煎服。

　　3. 风湿筋骨疼痛　矮地茶、威灵仙各12g，八角枫3g，鸡血藤20g，水煎服。

【使用禁忌】

　　少数患者服用后有胃脘部不适症状。

满山红

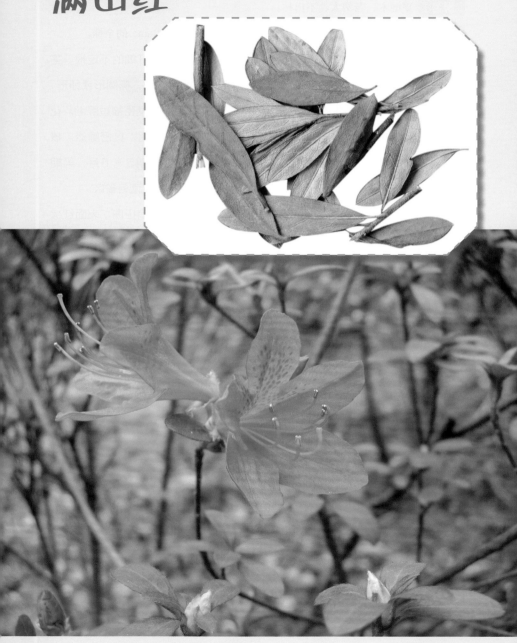

【**别名**】 映山红、迎山红、山崩子。

【**来源**】 为杜鹃花科植物兴安杜鹃 *Rhododendron dauricum* L. 的叶。

【**野外识别特征**】半常绿灌木。树皮淡灰色，多分枝，质脆；小枝细而弯曲，被柔毛和鳞片。叶互生，近革质；椭圆形或长圆形，全缘，上面深绿色，散生鳞片，下面淡绿色，有腺鳞。花1～4朵生于枝顶，先叶开放，伞形着生；花冠漏斗状，粉红色或紫红色。蒴果长圆形，由顶端开裂。花期5～6月，果期7月。生于山脊、山坡及林内酸性土壤上。分布于东北及内蒙古等地。

【**药材性状**】干燥叶多反卷成筒状，有的皱缩破碎；完整叶片展平后呈椭圆形或长倒卵形。上表面暗绿色至褐绿色，散生浅黄色腺鳞；下表面灰绿色，腺鳞甚多。近革质。气芳香特异，味较苦、微辛。

【**性味功效**】苦，寒。止咳，祛痰。内服煎汤25～50g。

【**常见病配伍**】

1. 急性支气管炎及慢性支气管炎　制成复方服用。

2. 咳嗽　提取有效成分制成胶囊。

【**验方精选**】

1. 急、慢性支气管炎　满山红、暴马子皮各1050g，黄芩500g。上三药与适量辅料制成1000片；每次3～4片送服。

2. 咳嗽　满山红油15g，满山红总黄酮25g，桔梗提取物50g，刺五加浸膏35g。上四药与适量辅料制成胶囊1000粒；每次2～3粒送服。

【**其他功用**】根可治急性细菌性痢疾。

十四、安神药

合欢皮

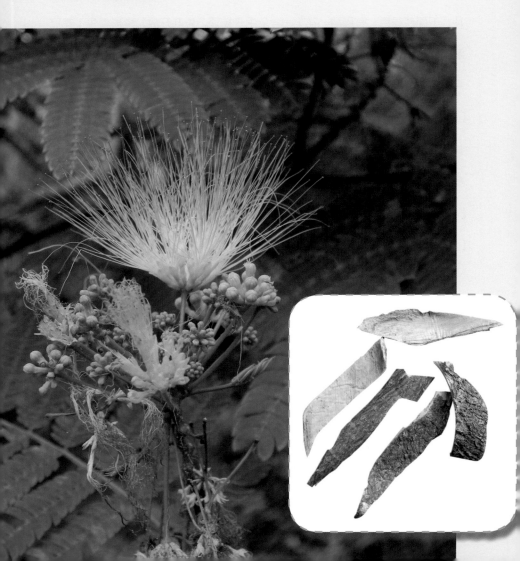

【别名】 合昏皮、夜合皮、合欢木皮。

【来源】 为豆科植物合欢 *Albizia julibrissin* Durazz. 的树皮。

【野外识别特征】 落叶乔木，高达16m。树干灰黑色，嫩枝、花序和叶轴被绒毛。二回羽状复叶，互生；小叶无柄，小叶片镰状长方形，不对称，全缘，有缘毛，下面中脉具短柔毛，小叶夜间闭合；托叶线状披针形，早落。头状花序生于枝端排成圆锥状花序，总花梗被柔毛；花粉红色；花冠漏斗状，外被柔毛，先端5裂，裂片三角状卵形。荚果带状，黄褐色，嫩时有柔毛。种子椭圆形而扁，褐色。花期6～7月，果期8～10月。生长于山坡、路旁或栽培。分布于东北至华南及西南部各省区。

【药材性状】 干燥的树皮呈筒状或半筒状，外表面粗糙，灰棕色或灰褐色，散布横细裂纹，稍有纵皱纹，密生明显的椭圆形皮孔，棕红色。内表面黄白色或淡黄色，有细密纵纹。质硬而脆，断面淡黄色，纤维状。气微香，味淡、微涩。

【性味功效】 甘，平。安神解郁，活血消肿。内服煎汤10～15g。

【常见病配伍】

1. 忿怒忧郁、烦躁不眠　常与夜交藤配伍。

2. 痈肿疮毒　常与清热解毒药配伍。

【验方精选】

1. 心烦失眠　合欢皮9g，夜交藤15g，水煎服。

2. 肺痈咳吐脓血　合欢皮、鱼腥草、芦根各15g，黄芩、桃仁各10g，水煎服。

【其他功用】 花可舒郁，理气，安神，明目，活络。

【使用禁忌】

孕妇慎服。

远志

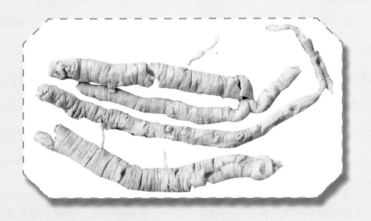

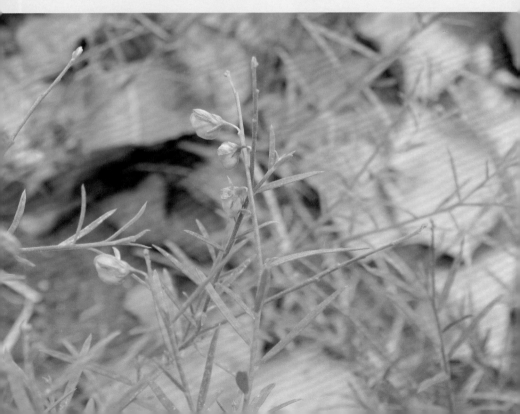

【别名】 细草、棘菀、小草根。

【来源】 为远志科植物远志 *Polygala tenuifolia* Willd. 的根。

【野外识别特征】多年生草本，高15～50cm。根圆柱形，茎丛生，具纵棱槽，被短柔毛。叶互生，叶片纸质，线形，全缘，中脉明显，无毛或稍被柔毛。总状花序偏侧状生于小枝顶端，少花，稀疏；花瓣3，紫色，侧瓣斜长圆形，基部与龙骨瓣合生，龙骨瓣较侧瓣长，具流苏状附属物。蒴果圆形，具狭翅，无缘毛。种子卵形，黑色，密被白色绒毛。花果期5～9月。生向阳山坡或路旁。分布于东北、华北、西北和华中及四川等地。

【药材性状】根呈圆柱形，略弯曲。表面灰黄色至灰棕色，全体有密而深陷的横皱纹、细纵纹及裂纹，老根的横皱纹较密更深陷，略呈结节状。质硬而脆，易折断，断面皮部棕黄色，木部黄白色，皮部易与木部剥离。气微，味苦、微辛，有刺喉感。

【性味功效】苦、辛，微温。安神益智，交通心肾，祛痰，消肿。内服煎汤5～15g。

【常见病配伍】

　　1. 惊悸、失眠健忘　常与人参、茯神等配伍。

　　2. 痰阻心窍　单味药煎服。

　　3. 痈疽疮毒　单味药研末服用。

【验方精选】

　　1. 心胆气虚、心神不宁证　远志、人参、茯神各30g，石菖蒲、龙齿各15g，炼蜜为丸，每次服6g。

　　2. 小儿惊悸　远志5g，水煎服。

　　3. 一切痈疽　远志适量，研末，每次9g，用酒送服。

【其他功用】苗（小草）可祛痰，安神，消痈。

注：同属植物卵叶远志 *Polygala sibirica* L. 的根也作中药远志用。

【使用禁忌】

阴虚火旺、脾胃虚弱者及孕妇慎服。用量不宜过大，以免引起呕吐。

灵芝

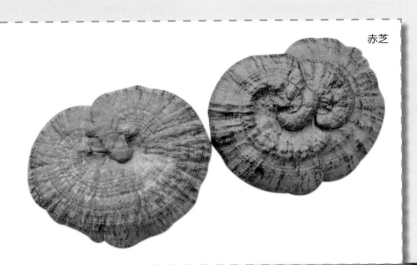

赤芝

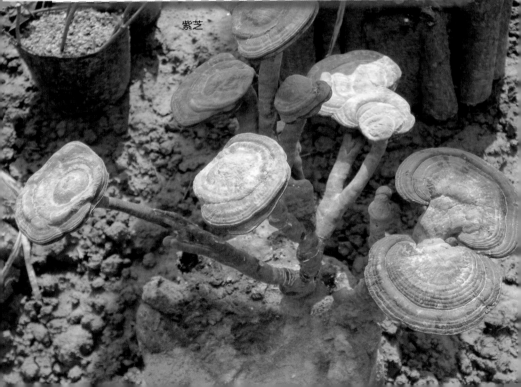

紫芝

【别名】 木灵芝、菌灵芝、灵芝草。

【来源】 为多孔菌科真菌赤芝 *Ganoderma lucidum* (Leyss.ex Fr.) Karst. 的子实体。

【野外识别特征】 腐生真菌，子实体，有柄，木栓质。菌盖半圆形或肾形，盖表面褐黄色或红褐色，有同心环纹，具亮漆状光泽。菌肉乳白色，近管处淡褐色，管口呈白色或淡黄色，圆形。菌柄侧生，圆柱形。皮壳部菌丝呈棒状，顶端膨大；菌丝三体型，生殖菌丝透明，薄壁；骨架菌丝黄褐色，厚壁，近乎实心；缠绕菌丝无色，厚壁弯曲。孢子卵形，壁两层，内壁褐色，外壁透明。生于向阳的壳斗科和松科松属植物等根际或枯树桩上。我国普遍分布，以长江以南为多。

【药材性状】 子实体伞形，菌盖（菌帽）坚硬木栓质，半圆形或肾形，直径10～18cm，厚1～2cm。皮壳坚硬，初黄色，渐变为红褐色，有光泽，具环状棱纹及辐射状皱纹，边缘薄而平截，常稍内卷。菌盖下表面菌肉白色至浅棕色，由无数细密管状孔洞（菌管）构成，菌管内有多数孢子。菌柄圆柱形，侧生，红褐色至紫褐色，有漆样光泽。孢子细小，黄褐色。气微香，味苦涩。

【性味功效】 甘，平。补气安神，止咳平喘。内服煎汤3～15g。

【常见病配伍】

1. 心脾两虚之心悸、失眠　单味药煎服。

2. 痰多咳嗽、喘促　制成糖衣片服用。

3. 虚劳证　单味药用酒送服。

【验方精选】

1. 神经衰弱，心悸头晕　灵芝1.5～3g，水煎服。

2. 多年胃病　灵芝1.5g，切碎，米酒浸泡送服。

注：同属植物紫芝 *Ganoderma sinense* Zhao. Xu. et Zhang. 的子实体也作中药灵芝用。

柏子仁

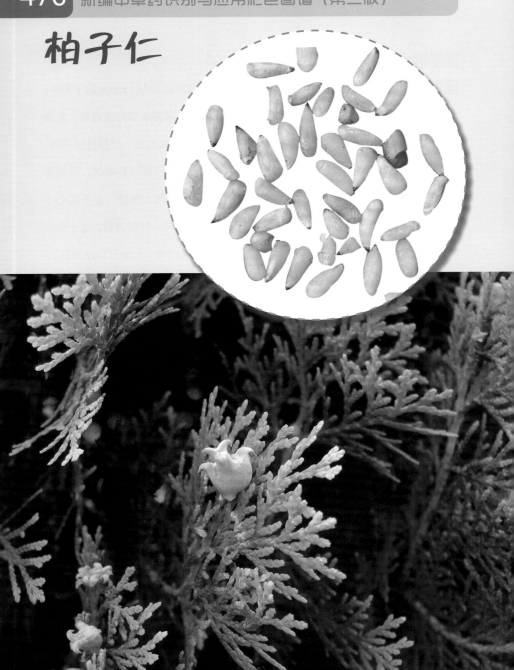

【别名】 柏实、侧柏仁、侧柏子。

【来源】 为柏科植物侧柏 *Platycladus orientalis* (L.) Franco. 的成熟种仁。

【野外识别特征】乔木，高达20余米。树冠圆锥形，树皮薄，浅灰褐色，纵裂成条片。小枝扁平，呈羽状排列。叶对生，鳞形，紧贴于小枝上，叶背中部均有腺槽。雌雄同株，球花单生于短枝顶端；雄球花黄色，卵圆形；雌球花近球形，蓝绿色，被白粉。球果近卵圆形，肉质，蓝绿色，被白粉；熟后变为木质，红褐色而硬，裂开。种子卵圆形，无刺或有棱脊，灰褐色或紫褐色。花期3~4月，果期10月。生于湿润肥沃的山坡、石灰岩山地。全国大部分地区有分布。

【药材性状】种仁呈长卵圆形至长椭圆形，长4~7mm，直径1.5~3mm。表面黄白色或淡黄棕色，外面常包有薄膜质的内种皮，顶端略尖，并有深褐色的点，基部钝圆。质软，富油性。气微香，味淡。

【性味功效】甘，平。养心安神，润肠通便。内服煎汤10~20g。

【常见病配伍】

1. 心悸失眠　常与麦冬、石菖蒲等配伍。

2. 肠燥便秘　常与火麻仁、郁李仁等配伍。

【验方精选】

1. 心肾失调、神志不安　柏子仁12g，枸杞子9g，麦冬、当归、石菖蒲、茯神各5g，玄参、熟地黄、甘草各6g，炼蜜为丸，每次服9g。

2. 津枯便秘　柏子仁9g，桃仁、杏仁各15g，松子仁、郁李仁各5g，陈皮20g，水煎服。

【其他功用】根皮（柏根白皮）可治烫伤；树枝（柏枝节）可祛风除温，解毒疗疮；枝梢及叶（侧柏叶）可凉血止血，祛痰止咳，祛风解毒；树脂（柏脂）可治疥癣，癞疮，秃疮，黄水疮，丹毒。

【使用禁忌】

便溏及多痰者慎用。

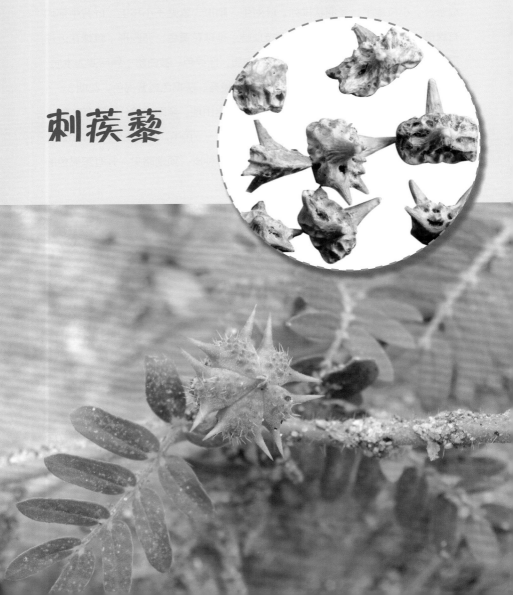

十五、平肝息风药

刺蒺藜

【别名】蒺藜子、白蒺藜、土蒺藜。

【来源】为蒺藜科植物蒺藜 *Tribulus terrestris* L. 的成熟果实。

【野外识别特征】一年生草本。茎平卧，无毛，由基部生出多数分枝，表面有纵纹。偶数羽状复叶，小叶对生，3～8对，矩圆形或斜短圆形，被柔毛，全缘。花单生叶腋间，淡黄色，花梗短于叶；花瓣5，黄色，倒卵形。蒴果五角形，由5个果瓣组成，成熟时分离，每果瓣呈斧形，两端有硬尖刺各一对，具细短刺。花期5～8月，果期6～9月。生于荒丘、路旁。全国大部分地区均有分布。

【药材性状】果实由5分果瓣聚合而成，呈放射状五棱状球形，直径7～12mm。单一的分果瓣斧状三角形，淡黄绿色，背部隆起，有网纹及小刺，并有对称长刺和短刺各一对，呈八字形分开，两侧面粗糙有网纹，灰白色。果皮坚硬，木质。种子卵圆形，稍扁，有油性。气微，味苦。

【性味功效】苦、辛，微温；有小毒。平肝疏肝，祛风明目止痒。内服煎汤6～15g。

【常见病配伍】

1. 肝阳上亢、头晕目眩　常与荆芥、赤芍等配伍。

2. 肝郁气滞、胸胁胀痛　单味药研末服。

3. 风疹瘙痒、白癜风　单味药研末服。

【验方精选】

1. 目赤肿痛　刺蒺藜（研末）4.5g，羌活、防风各2.1g，炙甘草1.5g，荆芥、赤芍各3g，葱白2条，水煎服。

2. 胸痹　刺蒺藜500g，研末，每次服12g。

3. 白癜风　刺蒺藜3g，研末冲服。

【其他功用】根可行气破血；茎叶（蒺藜苗）可祛风，除湿，止痒，消痈；花可平肝解郁，活血祛风，明目，止痒。

【使用禁忌】

血虚气弱者及孕妇慎服。

罗布麻叶

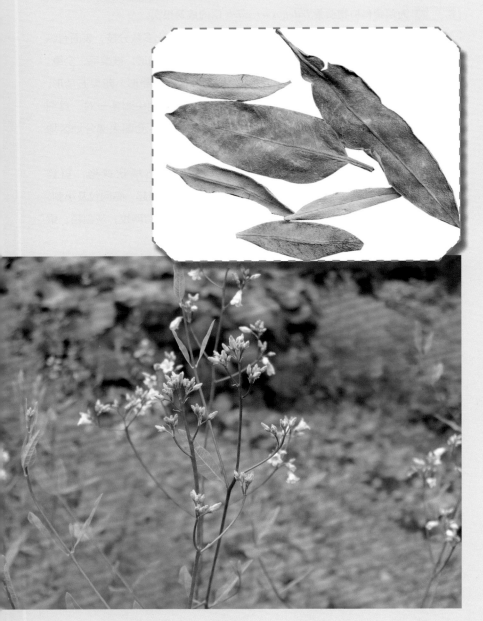

【别名】吉吉麻、红花草、野茶叶。

【来源】为夹竹桃科植物罗布麻 *Apocynum venetum* L. 的叶或全草。

【野外识别特征】直立半灌木，全株含有乳汁。枝条对生或互生，圆筒形，光滑无毛，紫红色或淡红色。叶对生，椭圆形或长圆状披针形，具由中脉延长的刺尖。圆锥状聚伞花序生于茎端或分枝上，苞片膜质，披针形；花冠粉红色或紫红色，钟形，上端5裂；花盘环状，肉质，着生在花托上。蓇葖果2枚，平行或叉生，下垂。种子多数，黄褐色，卵圆状长圆形，顶端簇生白色细长毛。花期4～9月，果期7～12月。生长于河岸、山沟、山坡的砂质地。分布于华北、西北、华中、东北等地。

【药材性状】叶多皱缩卷曲，有的破碎，完整叶片展平后呈椭圆状披针形或卵圆状披针形，淡绿色或灰绿色，先端钝，有小芒尖，基部钝圆或楔形，边缘具细齿，常反卷，两面无毛，叶脉于下表面突起；叶柄细。质脆。气微，味淡。

【性味功效】甘、苦，凉。平抑肝阳，清热，利尿。内服煎汤3～15g。

【常见病配伍】

1. 肝阳上亢之头晕目眩　单味药开水冲泡饮。

2. 肝火上攻、水肿　常与木香等配伍。

【验方精选】

1. 高血压，肝硬化腹水浮肿　罗布麻3～9g，开水冲泡送服。

2. 高血压，头痛失眠　罗布麻、玉竹各9g，水煎服。

3. 肝炎腹胀　罗布麻、延胡索各6g，甜瓜蒂4.5g，公丁香3g，木香9g，研末，每次1.5g开水送服。

【使用禁忌】

不宜过量和长期服用，以免中毒。

钩藤

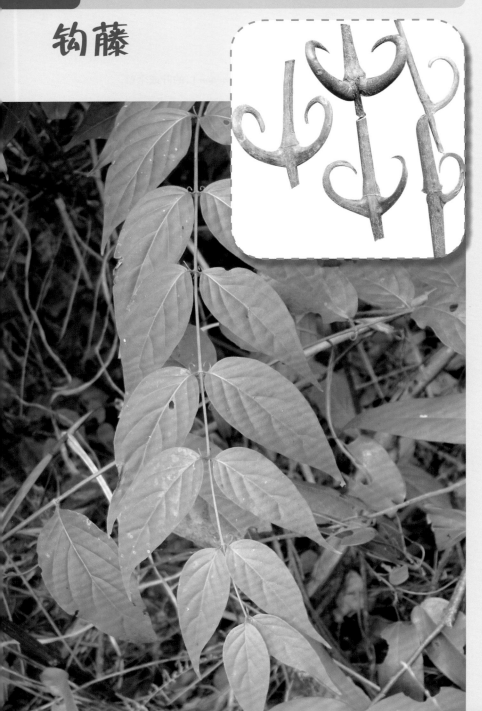

【别名】 钩藤、吊藤、莺爪风。

【来源】 为茜草科植物钩藤 *Uncaria rhynchophylla* (Miq.) Miq. ex Havil. 的带钩茎枝。

【野外识别特征】 藤本。变态枝成钩状，成对或单生于叶腋，向下弯曲。叶对生，纸质，卵状披针形或椭圆形，全缘，脉腋有短毛；托叶2深裂，裂片线状锥尖。头状花序单个腋生或为顶生的总状花序式排列，花黄色；花冠合生，外面被粉状柔毛。蒴果倒卵状椭圆形，疏被柔毛。种子两端有翅。花果期5～12月。生长于山谷、溪边的疏林下。分布于我国长江以南各省区。

【药材性状】 茎枝呈圆柱形或类方柱形，表面红棕色至紫红色者具细纵纹，光滑无毛；黄绿色至灰褐色可见白色点状皮孔，被黄褐色柔毛。节上有对生的两个向下的弯钩，尖端向内卷曲，亦有单钩的，大小不一，全体光滑，略可见纵纹理。质坚韧，断面黄棕色，皮部纤维性，髓部黄白色或中空。气无，味淡。

【性味功效】 甘，凉。息风止痉，清热平肝。内服煎汤10～15g。

【常见病配伍】

　　1. 温热病热极生风　常与羚羊角、菊花等配伍。

　　2. 头痛、眩晕　常与桑叶、菊花等配伍。

【验方精选】

　　1. 肝热生风证　钩藤、菊花、白芍、茯神木各9g，羚羊角4.5g，桑叶6g，生地、竹茹各15g，贝母12g，甘草3g，水煎服。

　　2. 风热目赤头痛　钩藤10g，赤芍、桑叶、菊花各10g，水煎服。

【其他功用】 根可舒筋活络，清热消肿。

注：同属植物大叶钩藤 *Uncaria macrophylla* Wall.、华钩藤 *Uncaria sinensis* (Oliv.) Havil.、毛钩藤 *Uncaria hirsuta* Havil.、无柄果钩藤 *Uncaria sessilifructus* Roxb. 的带钩茎枝也作中药钩藤用。

【使用禁忌】

　　脾胃虚寒者慎服。

十六、补虚药

人参

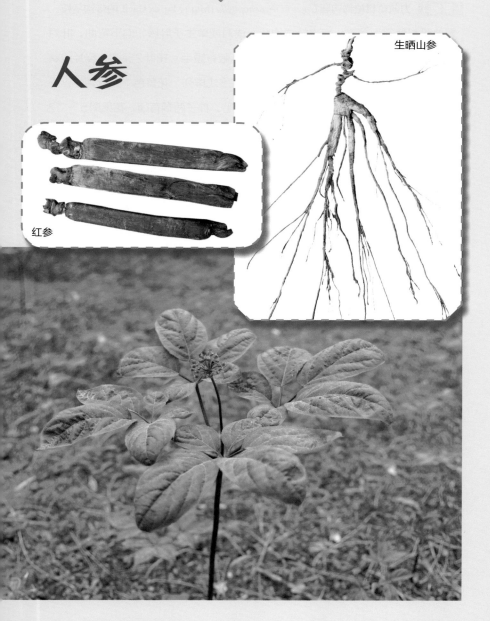

生晒山参

红参

【别名】 人衔、血参、地精。

【来源】 为五加科植物人参 *Panax ginseng* C. A. Mey. 的根。

【野外识别特征】多年生草本。顶上茎单生,有纵纹,无毛,基部有宿存鳞片。叶为掌状复叶,有长柄;初生时为1片3出复叶,两年生者为1片5出复叶,三年生者为2片5出复叶,以后逐年递增1片复叶,最后增至6片;小叶卵形或披针形,边缘具细锯齿,上面沿叶脉有直立刚毛,下面无毛。伞形花序顶生,总花梗由茎端叶柄中央抽出,有十余朵或数十朵集成圆球状;花瓣5,淡黄绿色。浆果状核果,扁球形,鲜红色。种子白色,肾形。花期5~9月,果期6~9月。生于茂密的林中。分布于东北和河北北部的深山中。辽宁和吉林有大量栽培。

【药材性状】主根呈纺锤形或圆柱形;表面灰黄色,上部或全体有疏浅断续的粗横纹及明显的纵皱,下部有支根2~3条,并着生多数细长的须根。根茎(芦头)多拘挛而弯曲,具不定根(芋)和稀疏的凹窝状茎痕(芦碗)。质较硬,断面淡黄白色,显粉性,形成层环纹棕黄色,皮部有黄棕色的点状树脂道及放射状裂隙。香气特异,味微苦、甘。

【性味功效】甘、微苦,微温。大补元气,补脾益肺,生津止渴,安神益智。内服煎汤5~10g,用于急重症可增至15~30g。

【常见病配伍】

　　1. 气虚欲脱、脉微欲绝的危重证　常与附子配伍。

　　2. 肺气虚弱、喘促日久　常与胡桃肉配伍。

　　3. 热病气津两伤证　常与麦冬、五味子等配伍。

【验方精选】

　　1. 四肢逆冷、阳气衰微　人参15g,附子30g,水煎服。

　　2. 肺肾两虚、气促痰喘　人参、胡桃肉各9g,水煎服。

　　3. 气阴两伤证　人参、麦冬各9g,五味子6g,水煎服。

【其他功用】根茎(人参芦)可涌吐,升阳;叶可补气,益肺,祛暑,生津;花可补充人体元气,恢复体力,增强人体免疫力;果实(人参子)可补气强身,延缓衰老。

【使用禁忌】

　　实证、热证、湿热内盛证及正气不虚者禁服。不宜与茶同饮。不宜与藜芦同用。

大枣

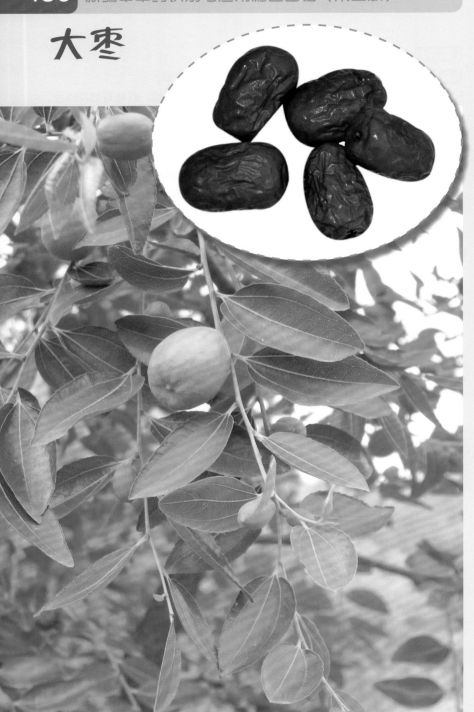

【别名】干枣、红枣、南枣。

【来源】为鼠李科植物枣 *Ziziphus jujuba* Mill. 的成熟果实。

【野外识别特征】落叶小乔木。稀灌木。树皮褐色或灰褐色；枝平滑无毛，具成对的针刺，幼枝纤弱而簇生，成"之"字形曲折。单叶互生，纸质；叶片卵圆形至卵状椭圆形，边缘具细锯齿，基生三出脉。花黄绿色，两性，单生或 2 ~ 8 个密集成腋生聚伞花序；花瓣 5，倒卵形，基部有爪。核果卵形至长圆形，熟时深红色，果肉味甜，核两端锐尖。花期 5 ~ 7 月，果期 8 ~ 9 月。生于山区、丘陵或平原，多为栽培。分布于全国各地。

【药材性状】果实呈椭圆形或球形，表面暗红色，带光泽，有不规则皱纹。基部有深凹窝，具短果柄。外果皮薄，中果皮肉质松软，如海绵状，黄棕色或淡褐色。果核纺锤形，坚硬，两端尖锐，表面暗红色。气微香，味甜。

【性味功效】甘，温。补中益气，养血安神，缓和药性。内服煎汤 10 ~ 30g。

【常见病配伍】

1. 脏躁神志不安　常与甘草、小麦等配伍。

2. 脾虚食少、倦怠乏力　常与葱白等配伍。

【验方精选】

1. 肝气失和之脏躁　大枣 10 枚，甘草 9g，小麦 30g，水煎服。

2. 虚劳，烦闷，失眠　大枣 20 枚，葱白 7 根，水煎服。

【其他功用】根可调经止血，祛风止痛，补脾止泻；树皮可收敛止泻，祛痰，镇咳，消炎，止血；叶可清热解毒；核可清热解毒，清肝明目。

【使用禁忌】
湿盛脘腹胀满、食积、虫积、龋齿作痛，以及痰热咳嗽均忌服。

山药

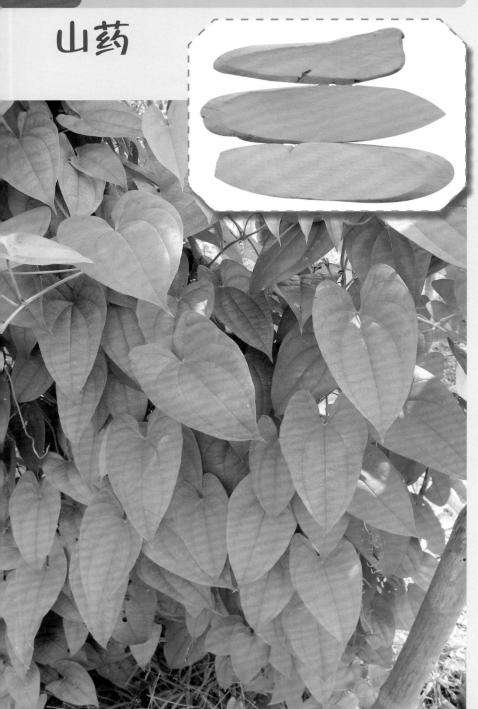

【别名】 薯蓣、山芋、淮山药。

【来源】 为薯蓣科植物薯蓣 *Dioscorea opposita* Thunb. 的根茎。

【野外识别特征】缠绕草质藤本。块茎长圆柱形，垂直生长，长可达1m多，断面干时白色。茎细长，右旋，通常带紫色，光滑无毛。茎下部叶互生，中部以上对生，叶腋间常生珠芽(零余子)；叶片变异大，三角状卵形至宽卵状戟形，通常耳状3裂，中央裂片先端渐尖，两侧裂片呈圆耳状，基部戟状心形。花单性，雌雄异株；花黄绿色，成穗状花序；雄花序直立，2至数个聚生于叶腋；花被6，椭圆形；雌花序下垂。蒴果有3翅，外被白粉。种子扁卵圆形，有膜质翅。花期6～9月，果期7～11月。生于山野向阳处。现在各地皆有栽培。

【药材性状】

毛山药：呈圆柱形而稍扁，表面黄白色或棕黄色，有斑点或须根痕、纵沟及纵皱纹，两头不整齐。质脆易断，断面白色，颗粒状，粉性。气微，味淡微酸，嚼之发黏。

光山药：呈平滑的圆柱形，两端齐平。粗细均匀，挺直，全体洁白，光滑圆润，粉性足。

【性味功效】甘，平。补脾养胃，生津益肺，补肾涩精。内服煎汤10～30g。

【常见病配伍】

1. 脾胃虚弱证　常与人参、白术等配伍。

2. 肺肾虚弱证　常与茜草等配伍。

3. 阴虚内热的消渴证　常与黄芪、知母等配伍。

【验方精选】

1. 脾胃气虚夹湿泄泻证　山药、白术、甘草、人参、茯苓各1000g，莲子肉、薏苡仁、砂仁、桔梗各500g，白扁豆750g，研末，每次服6g。

2. 妇女赤白带下　生山药30g，生龙骨、生牡蛎各24g，海螵蛸12g，茜草9g，水煎服。

3. 肾虚胃燥之消渴　生山药30g，生黄芪15g，知母18g，生鸡内金6g，葛根4.5g，五味子、天花粉各9g，水煎服。

【其他功用】藤可治皮肤湿疹、丹毒；叶腋间的珠芽（零余子）可补虚，强腰膝。

【使用禁忌】

湿盛中满或有实邪、积滞者禁服。

女贞子

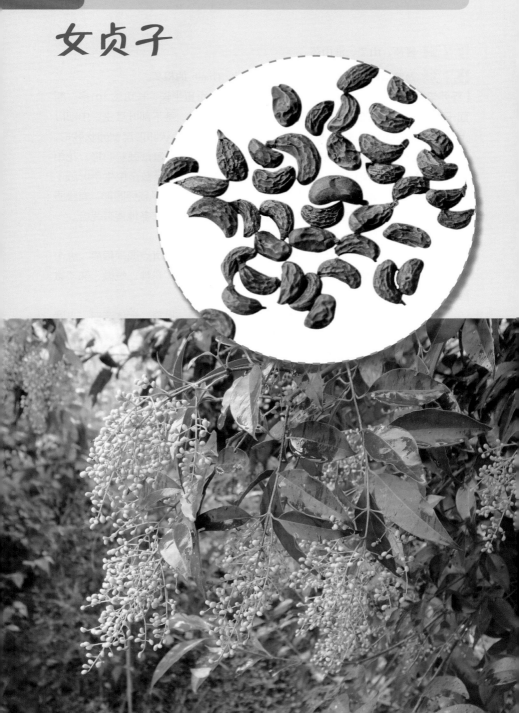

【别名】 女贞实、冬青子、白蜡树子。

【来源】 为木犀科植物女贞 *Ligustrum lucidum* Ait. 的成熟果实。

【野外识别特征】 灌木或乔木,高达25m。树皮灰褐色;枝条光滑,具皮孔。叶对生,叶柄上面有槽;叶片革质,卵形或椭圆形,全缘,主脉明显。圆锥花序顶生,苞片叶状,线状披针形,无柄,早落,小苞卵状三角形;花冠管约与裂片等长,裂片4,长方卵形,白色。浆果状核果,肾形,熟时红黑色,被白粉。种子长椭圆形。花期5~7月,果期7月至翌年5月。生长于山野,多栽植于庭园。分布于华东、华南、西南及华中各地。

【药材性状】 干燥果实卵形、椭圆形或肾形,长6~8.5mm,直径3.5~5.5mm。表面黑紫色或棕黑色,具皱纹;两端钝圆,基部有果柄痕或具宿萼及短梗。外果皮薄,中果皮较松软,易剥离,内果皮木质,黄棕色,具纵棱,破开后种子通常一粒,肾形,紫黑色,油性。无臭,味甘而微苦涩。

【性味功效】 甘、苦,凉。补肝肾阴,乌须明目。内服煎汤10~15g。

【常见病配伍】

1.肝肾阴虚的视力减退　常与草决明、青葙子配伍。

2.阴虚发热　常与地骨皮、夏枯草等配伍。

【验方精选】

1.视神经炎　女贞子、草决明、青葙子各30g,水煎服。

2.阴虚骨蒸潮热　女贞子、地骨皮各9g,青蒿、夏枯草各6g,水煎服。

【其他功用】 根可行气活血,止咳喘,祛湿浊;皮可补肝肾,祛风湿;叶可祛风,明目,消肿,止痛。

【使用禁忌】
脾胃虚寒泄泻及阳虚者忌服。

天冬

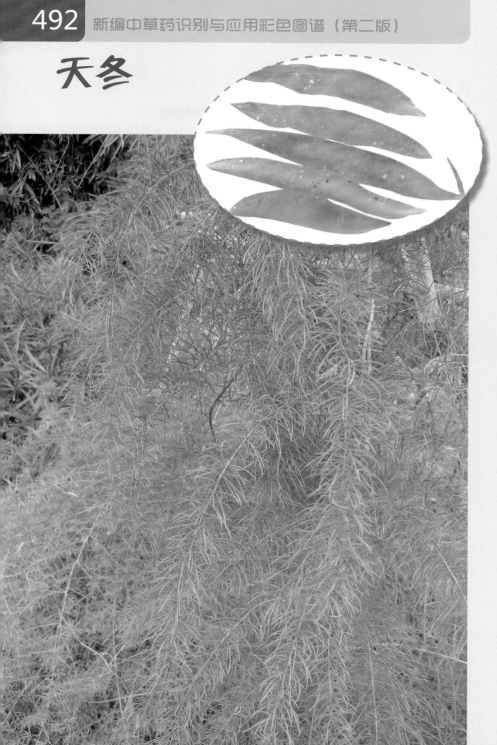

【别名】 大当门根、天门冬。

【来源】 为百合科植物天门冬*Asparagus cochinchinensis* (Lour.)Merr. 的块根。

【野外识别特征】攀援植物。块根肉质，簇生，长椭圆形或纺锤形。茎平滑，有纵槽纹。叶状枝3枚簇生叶腋，扁平，叶退化为鳞片，主茎上的鳞状叶常变为下弯的短刺。花通常每2朵腋生，单性，雌雄异株，淡绿色；花被片6。浆果球形，直径6～7mm，熟时红色。花期5～7月，果期8月。生于山野林边、草丛，也常栽培于庭园。分布于我国中部、西北、长江流域及南方各地。

【药材性状】块根长纺锤形，稍弯曲。表面黄白色或浅黄棕色，呈油润半透明状，光滑或有深浅不等的纵沟及细皱纹。干透者质坚硬而脆，未干透者质柔软，有黏性；断面黄白色，角质样。皮部宽，中柱明显。气微，味甘、微苦。

【性味功效】甘、苦，寒。养阴润燥，清火，生津。内服煎汤10～15g。

【常见病配伍】

1. 劳嗽咳血　常与麦冬配伍。

2. 肾阴不足、阴虚火旺证　常与麦冬、生地黄配伍。

【验方精选】

1. 肺胃燥热，痰涩咳嗽　天冬、麦冬各12g，炼蜜为膏服用。

2. 妇人喘、手足烦热　天冬30g，麦冬24g，生地黄1500g（取汁为膏），研末为丸，每次服3g。

【使用禁忌】
脾胃虚寒，食少便溏及外感风寒咳嗽者忌服。

太子参

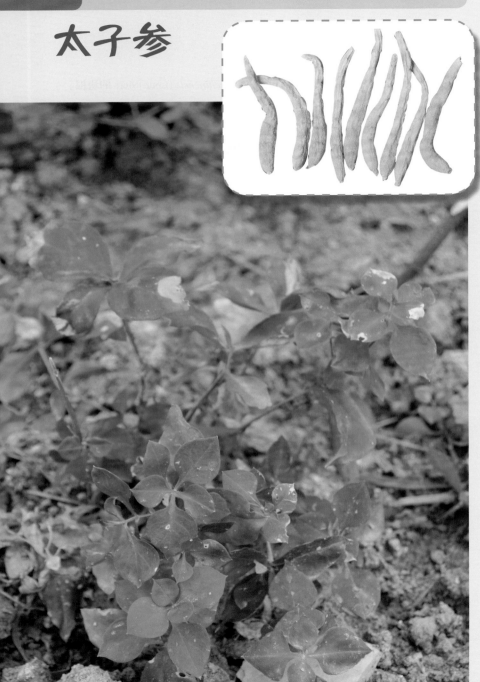

【**别名**】 孩儿参、童参、米参。

【**来源**】 为石竹科植物孩儿参*Pseudostellaria heterophylla* (Miq.) Pax ex Pax et Hoffm.的块根。

【**野外识别特征**】多年生草本，高15～20cm。块根长纺锤形，白色。茎直立，单生，被2列短毛。叶对生，下部叶倒披针形，上部叶卵状披针形至长卵形，茎端的叶常4叶轮生状，成十字形排列，边缘略呈波状。花腋生或呈聚伞花序；闭锁花生茎下部叶腋，花梗细，被柔毛；无花瓣；普通花1～3朵顶生，白色；花瓣5，白色，顶端2齿裂。蒴果宽卵形；种子扁圆形，褐色，长约1.5mm。花期4～7月，果期7～8月。生于山坡林下和岩石缝中。分布于华东、华北、东北和西北等地。

【**药材性状**】干燥块根呈细长条形或长纺锤形，稍弯曲。表面黄白色，半透明，有细皱纹及凹下的须根痕，根头钝圆，其上常有残存的茎痕，下端渐细如鼠尾。质硬脆易折断，断面平坦，淡黄白色，角质样；晒干者类白色，有粉性。气微，味微甘。

【**性味功效**】甘、微苦，平。补气健脾，生津润肺。内服煎汤10～30g。

【**常见病配伍**】

1. 脾虚胃阴不足　常与生地黄、白芍等配伍。

2. 气阴两虚之心悸、燥咳　常与益气药配伍。

【**验方精选**】

1. 病后虚弱，伤津口干　太子参、生地、白芍、生玉竹各9g。水煎服。

2. 心悸　太子参、南沙参、丹参、苦参各9g，水煎服。

3. 肺虚咳嗽　太子参15g，麦冬12g，甘草6g，水煎服。

【**使用禁忌**】

邪实正不虚者慎用。

巴戟天

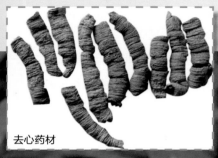

去心药材

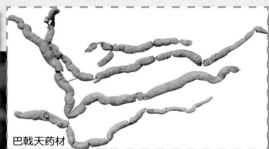

巴戟天药材

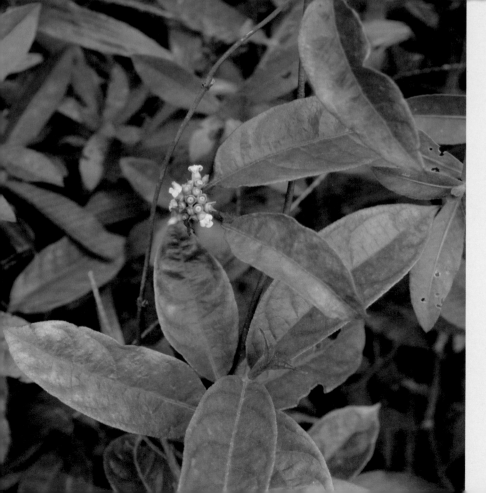

【别名】 巴戟、戟天、鸡肠风。

【来源】 为茜草科植物巴戟天 *Morinda officinalis* How. 的根。

【野外识别特征】藤状灌木。茎幼时被褐色粗毛。叶对生，有褐色粗毛，叶片长椭圆形，全缘。头状花序，总花梗被污黄色粗短毛，花萼倒圆锥形，花冠白色肉质。核果近球形，熟时红色。花期4～7月，果期6～11月。生于山谷、溪边、山地疏林下。分布于福建、江西、广东、广西、海南等省份。

【药材性状】根为扁圆柱形，略弯曲，直径0.5～2cm；表面灰黄或暗灰色，具纵纹及横裂纹；质韧，断面皮部厚，紫色，直径1～5mm；无臭，味甘而微涩。

【性味功效】辛、甘，微温。补肾阳，壮筋骨，祛风湿。内服煎汤3～10g。

【常见病配伍】

1. 小便不禁　常与益智仁配伍使用。

2. 肝肾不足，风湿腰痛　常与羌活、肉桂、牛膝同用，如巴戟散。

3. 肾阳虚弱，月经不调　常与高良姜、肉桂、吴茱萸等同用，如巴戟丸。

【验方精选】

1. 小便不禁　益智仁、制巴戟天、螵蛸、菟丝子各等份。捣成细末，酒煮制成0.2g/丸。每次服用20丸，饭前用盐酒或盐水送服。

2. 肾脏久虚，腰脚酸疼　巴戟天、补骨脂、茴香子各25g，附子50g。捣成末，用酒熬一半成膏，留一半拌和丸，每丸重0.2g。每次服用20丸，饭前用盐水送服。

3. 妇女月经不调，赤白带下　巴戟天150g，高良姜300g，紫金藤800g，粗盐100g，肉桂、吴茱萸各200g。研成末，用酒煮制成0.5g/丸。每次服20丸，用暖盐酒送下，中午和晚上睡前各服1次。

【使用禁忌】

阴虚火旺者禁服。

玉竹

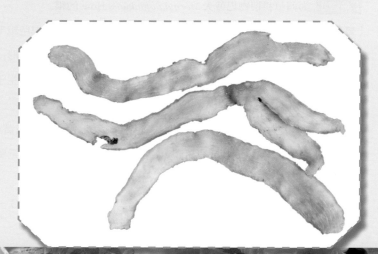

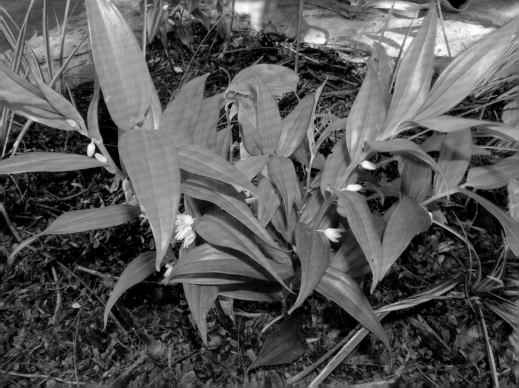

【别名】 委萎、连竹、笔管子。

【来源】 为百合科植物玉竹 *Polygonatum odoratum* (Mill.)Druce. 的根茎。

【野外识别特征】多年生草本。茎单一，具7 ~ 12叶。叶互生，无柄，椭圆形至卵状长圆形，上面绿色，下面灰白色，叶脉隆起。花腋生，常1 ~ 3多簇生，无苞片或有线状披针形苞片；花被筒状，黄绿色至白色，先端6裂，裂片卵圆形。浆果球形，熟时蓝黑色。花期4 ~ 6月，果期7 ~ 9月。生于林下及山坡阴湿处。全国大部分地区有分布。

【药材性状】根茎呈长圆柱形，略扁，少有分枝，长4 ~ 18cm，直径0.3 ~ 1.6cm；表面黄白色或淡黄棕色，半透明，具纵皱纹及微隆起的环节，有白色圆点状的须根痕和圆盘状茎痕；质硬而脆，易折断，断面角质样或显颗粒性；气微，味甘。以条长、肉肥、黄白色，光泽柔润者为佳。

【性味功效】甘，微寒。滋阴润肺，生津止渴。内服煎汤6 ~ 12g。

【常见病配伍】

　　1. 咳嗽　常与百合配伍使用。

　　2. 肺结核咳血　常与大黄配伍使用。

　　3. 糖尿病　常与地黄配伍使用。

【验方精选】

　　1. 虚咳　玉竹12g，百合9g。水煎服。

　　2. 肺结核咳血　玉竹9g，大黄炭3g，地骨皮炭3g，白及12g。水煎服。

　　3. 糖尿病　玉竹、生地、枸杞各500g。熬成膏。每次服用15 ~ 20g，每日3次。

【使用禁忌】

　　痰湿气滞者禁服；脾虚便溏者慎服。

甘草

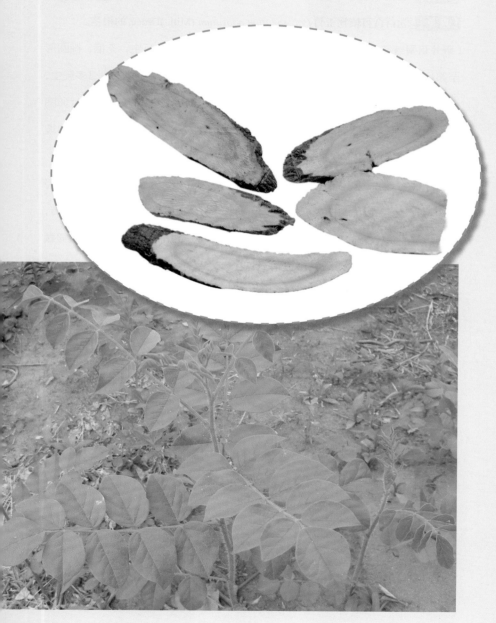

【别名】蜜甘、甜根子、甜草。

【来源】为豆科植物甘草 *Glycyrrhiza uralensis* Fisch. 的根及根茎。

【野外识别特征】多年生草本。茎直立，有白色短毛和刺毛状腺体。奇数羽状复叶，卵形或宽卵形，两面均被短毛和腺体；托叶阔披针形，被白色纤毛。总状花序腋生，花密集；花萼钟状，披针形；花冠蓝紫色，无毛。荚果条形，呈镰刀状或环状弯曲，外面密被刺毛状腺体。花期7～8月，果期8～9月。生于向阳干燥的钙质草原、河岸沙质土等地。分布于华北、东北、西北等地。

【药材性状】根呈圆柱形，长25～100cm，直径0.6～3.5cm；外皮松紧不一；表面红棕色或灰棕色，具显著纵皱纹、沟纹、皮孔及稀疏的细根痕；质坚实，断面略呈纤维性，黄白色，粉性；根茎呈圆柱形，表面有芽痕，断面中部有髓；气微，味甜而特殊。以皮细紧、色红棕，断面黄白色，粉性足者为佳。

【性味功效】甘，平。补脾益气，清热解毒，祛痰止咳，缓急止痛，调和诸药。内服煎汤2～10g。

【常见病配伍】

　　1. 心气不足，脉结代，心动悸　常与桂枝、人参配伍使用。

　　2. 咳喘　常与桔梗配伍。

　　3. 胃气虚弱，脘腹挛急疼痛　常与芍药配伍。

【验方精选】

　　1. 阴阳气血并补　炙甘草12g，生姜9g，人参6g，生地黄500g，桂枝9g，阿胶6g，麦门冬10g，生地黄20g，麻仁10g，大枣10枚。清酒和水煎服。每日3次。

　　2. 宣肺止咳，祛痰排脓　甘草12g，桔梗6g。水煎服。

　　3. 胃气虚弱痞证　炙甘草12g，黄芩、人参、干姜各9g，黄连3g，大枣4枚，半夏9g。水煎服。每日3次。

注：同属植物胀果甘草 *G. inflata* Bat. 或光果甘草 *G. glabra* L. 的根及根茎也作甘草入药。

【使用禁忌】

　　湿浊中阻而脘腹胀满、呕吐及水肿者禁服。长期大量服用可引起脘闷、纳呆、水肿等，并可产生假醛固酮症。

龙眼肉

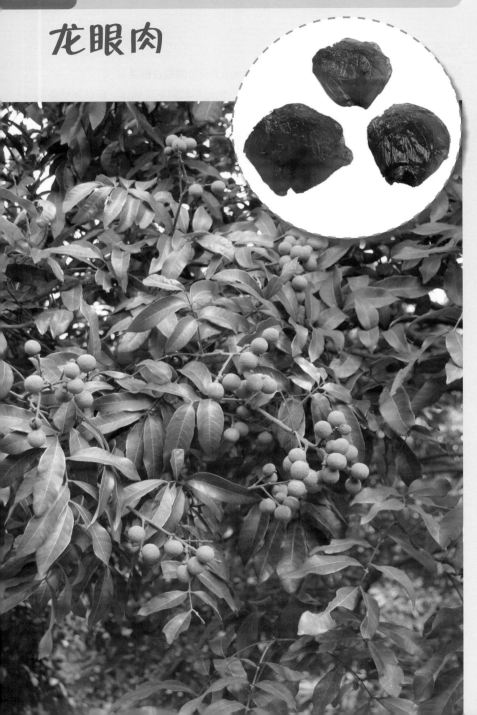

【别名】 龙眼、桂圆。

【来源】 为无患子科植物龙眼 *Dimocarpus longan* Lour. 的假种皮。

【野外识别特征】常绿乔木。小枝粗壮，被微柔毛，散生苍白色皮孔。偶数羽状复叶，互生；小叶4～5对；叶片薄革质，长圆状椭圆形。大型花序，多分枝，顶生和近枝腋生，密被星状毛；萼片近革质，三角状卵形，两面均被黄褐色绒毛和成束的星状毛。果近球形，核果状，不开裂，通常黄褐色，外面稍粗糙。花期3～4月，果期7～9月。生于低山丘陵谷地半常绿季雨林。分布于我国西南部至东南部地区。

【药材性状】假种皮为纵向破裂的不规则块片，常黏结成团，长1～1.5cm，宽2～4cm，厚约0.1cm；棕褐色，半透明；外表面皱缩不平，内表面光亮，有细纵皱纹；质柔润；气微香，味甜。

【性味功效】甘，淡，平。补益心脾，养血安神。内服煎汤9～15g。

【常见病配伍】

1. 气血不足，心悸失眠　单用或与黄芪、当归、酸枣仁配伍。

2. 血虚萎黄　常与西洋参配伍。

【验方精选】

1. 健脾补脑，提神　龙眼肉、白术、茯苓、黄芪、酸枣仁各30g，人参、木香各15g，炙甘草8g。切细，每次服用13g。

2. 脾虚泄泻　龙眼干14粒，生姜3片。水煎服。

3. 大补气血　龙眼肉盛于竹筒式瓷碗内，每碗30g，加白糖3g，素体多火者，再加入西洋参片3g，每日置于饭锅上蒸多次。凡衰羸老弱，别无痰火便滑者，每次服用15mL。

【其他功用】根可清利湿热；叶可发表清热，利湿解毒；果皮（龙眼壳）能祛风，解毒，敛疮，生肌；龙眼花具清热利水的功效。果核（龙眼核）可行气散结，止血，化湿。

【使用禁忌】

内有痰火及湿滞停饮者忌服。

北沙参

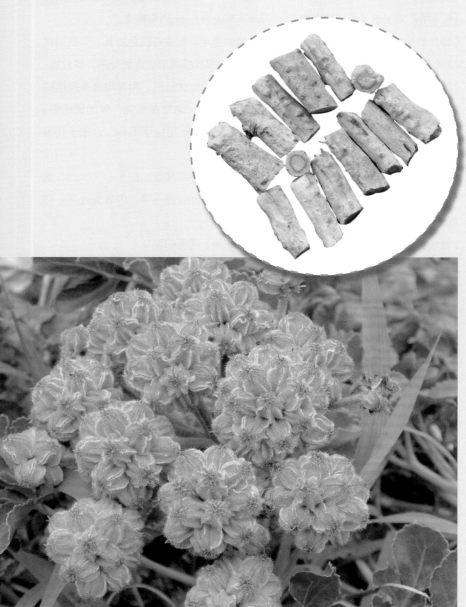

珊瑚菜

【别名】 海沙参、辽沙参、野香菜根。

【来源】 为伞形科植物珊瑚菜 *Glehnia littoralis* Fr. Schmidt ex Miq. 的根。

【野外识别特征】多年生草本。全株被白色柔毛。茎露于地上部分较短。叶基生，质厚，圆卵形至三角状卵形，三出式分裂或三出式二回羽状分裂，末回裂片倒卵形至卵圆形，边缘有缺刻状锯齿。复伞形花序顶生，密被灰褐色绒毛，小总苞片8～12，线状披针形；花小，白色。花期5～7月，果期6～8月。生于海岸沙地、沙滩。分布于辽宁、河北、山东、江苏、浙江、广东、福建等省。

【药材性状】根呈细长圆柱形，偶有分枝，长15～45cm，直径0.4～1.2cm；表面淡黄白色，略粗糙，偶有残存外皮，全体有细纵皱纹及纵沟，并有棕黄色点状细根痕，顶端常留有黄棕色根茎残基；质脆，易折断，断面皮部浅黄白色，木部黄色；气特异，味微甘。

【性味功效】甘，微苦，微寒。养阴清肺，益胃生津。内服煎汤5～12g。

【常见病配伍】

1. 肺阴虚　常与麦冬配伍。

2. 哮喘　常与车前子配伍。

【验方精选】

1. 滋养肺胃，生津润燥　北沙参9g，麦冬9g，玉竹6g，甘草3g，桑叶4.5g，生扁豆4.5g，花粉4.5g。水煎服。

2. 急慢性支气管炎　北沙参、车前子各10g，生甘草5g。水煎服，每日2～3次。

【使用禁忌】

风寒作嗽及肺胃虚寒者禁服；痰热咳嗽者慎服。

南沙参

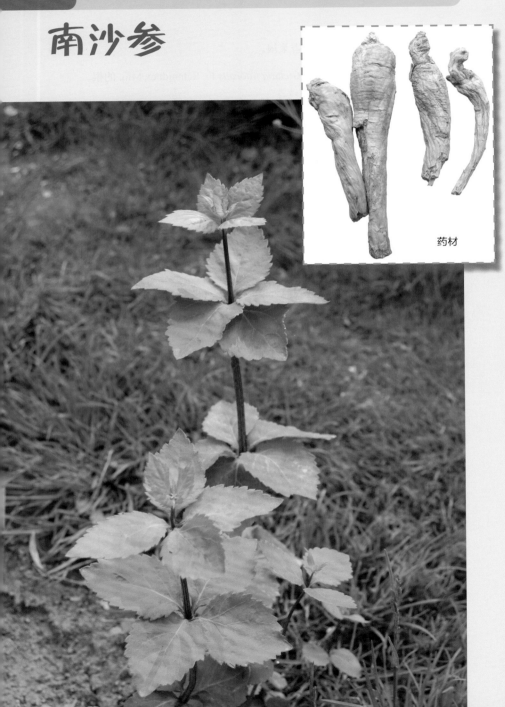

药材

【别名】泡参，山沙参。

【来源】为桔梗科植物轮叶沙参 *Adenophora tetraphylla* (Thunb.) Fisch. 的根。

【野外识别特征】多年生草本。茎直立，单一。叶通常4片轮生；无柄或有短柄；叶片椭圆形或披针形，边缘有锯齿，叶片两面有密柔毛。圆锥状花序；有不等长的花梗，每一花梗上有1小苞片；萼齿5，细而直，绿色微带黑色；花冠钟形，蓝紫色，狭小壶状，裂片5；雄蕊5，黄色；子房下位，花柱伸出花冠外，蓝紫色，先端圆形，柱头9裂；花盘围绕在花柱的基部。蒴果3室，卵圆形。花期7～9月，果期8～10月。生于山野的阳坡草丛中。分布于东北、河北、华中和长江流域等地。

【药材性状】本品呈圆锥形或圆柱形，略弯曲，长7～27cm，直径0.8～3cm；表面黄白色，凹陷处常有残留粗皮，上部多有深陷横纹，呈断续的环状，下部有纵纹和纵沟；顶端具1或2个根茎；体轻，质松泡，易折断，断面不平坦，黄白色，多裂隙；气微，味微甘。

【性味功效】甘，微寒。养阴清肺，益胃生津，化痰，益气。内服煎汤9～15g。

【常见病配伍】

　　1. 燥热伤肺，热咳　常与麦冬配伍。

　　2. 阴虚久咳，津伤口渴　常与山药配伍。

【验方精选】

　　1. 脾胃虚弱，口舌干燥　南沙参10g，玉竹6g，生甘草3g，冬桑叶4.5g，麦冬10g，生扁豆4.5g，花粉4.5g，水煎服，每日1次。

　　2. 养阴生津，益气健脾　南沙参、山药、麦冬各10g。煎水取汁，加入粳米100g煮成稀粥，待米近熟时加入山药，一同煮熟。

注：杏叶沙参 *Adenophora stricta* Miq. 和其他几种同属植物也作南沙参入药。

【使用禁忌】

　　不要与防己、藜芦同用。风寒咳嗽者忌服。

仙茅

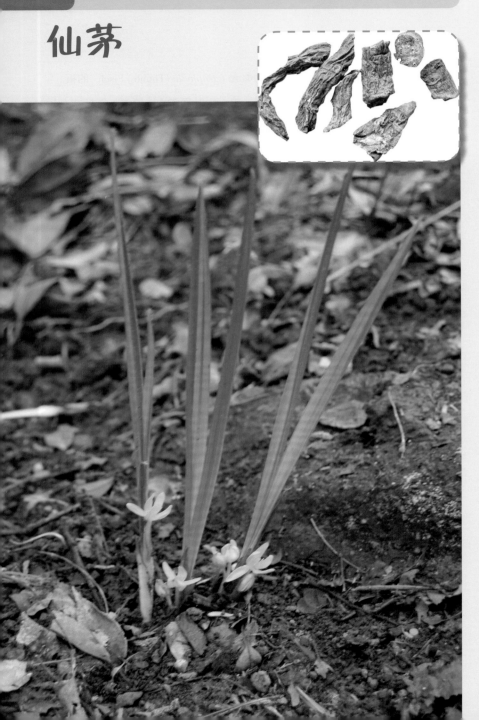

【别名】 独茅根、仙茅参、千年棕。

【来源】 为石蒜科植物仙茅 *Curculigo orchioides* Gaertn. 的根茎。

【野外识别特征】多年生草本。根茎延长，可达30cm，圆柱状，肉质，外皮褐色。叶基生，线形或披针形，基部下延成柄，叶脉明显；苞片披针形，膜质，具缘毛。花腋生；总状花序伞房状，花梗长1～2.5cm，藏在叶鞘内，黄色。浆果近纺锤状，先端有长喙。花果期4～9月。生于海拔1600m以下的林下草地或荒坡上。分布于我国华东、华南和西南等地区。

【药材性状】根茎呈圆柱形，略弯曲，长3～10cm，直径4～8mm；表面黑褐色或棕褐色，粗糙，有细孔状的须根痕及纵横皱纹；质硬脆，易折断，断面不平坦，略呈角质状，淡褐色或棕褐色，近中心处色较深，并有深色环；气微香，味微苦、辛。

【性味功效】辛，热。有毒。温肾壮阳，祛寒除湿。内服煎汤3～10g，外用适量。

【常见病配伍】

1. 更年期高血压病　常与淫羊藿、巴戟天、黄柏、知母等配伍。

2. 肝肾亏虚，腰膝冷痛，筋骨痿软，目昏目暗　常与枸杞配伍。

【验方精选】

1. 降血压　仙茅、淫羊藿、巴戟、知母、黄柏、当归，各取等量，煎成浓缩液。每日服2次，每次15～50mL。

2. 壮骨，益神，明目　仙茅1000g，苍术1000g，枸杞500g，车前子600g，白茯苓、茴香、柏子仁各400g，生地黄、熟地黄各200g。捣成末，用酒煮糊制成0.2g/丸。每次服用50丸，饭前用温酒送服，每日2次。

【使用禁忌】

阴虚火旺者禁服。

白术

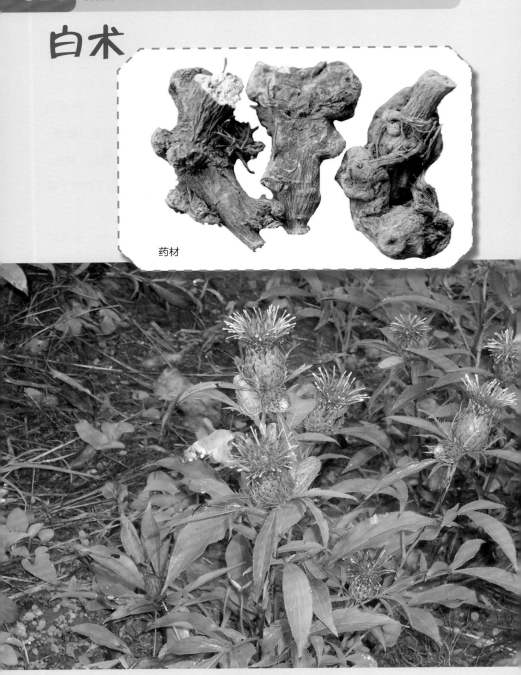

药材

原植物照片由郑希龙提供

【别名】 山蓟、山芥、山姜。

【来源】 为菊科植物白术 *Atractylodes macrocephala* Koidz. 的根茎。

【野外识别特征】 多年生草本。茎上部分枝，基部木质化。茎下部叶有长柄，叶片3裂或羽状5深裂，裂片卵状披针形至披针形；茎上部叶柄渐短，狭披针形，分裂或不分裂。头状花序单生于枝顶；基部苞片叶状，总苞片5～8层，膜质，覆瓦状排列。管状花，花冠紫红色。瘦果长圆状椭圆形，密被黄白色绒毛，稍扁，冠毛污白色羽状，基部联合。花期9～10月，果期10～12月。生于山区、丘陵地带。全国大部分地区有分布。

【药材性状】 根茎呈不规则的肥厚团块，长3～13cm，直径1.5～7cm；表面灰黄色或灰棕色，有瘤状突起及断续的纵纹和沟纹，并有须根痕，顶端有残留茎基和芽痕；质坚硬不易折断，断面不平坦，黄白色至淡棕色，有棕黄色的点状油室散布；气清香，味甘、微辛。

【性味功效】 苦、甘，温。健脾益气，燥湿利水，止汗，安胎。内服煎汤6～12g。

【常见病配伍】

　　1. 脾虚胃胀　常与枳实配伍。

　　2. 脾气虚弱，食少神疲　常与人参、茯苓、甘草等配伍。

【验方精选】

　　1. 健脾胃，促消化　白术6g，枳实7个。水煎服。

　　2. 脾胃气虚，乏力　白术、人参、茯苓各9g，炙甘草6g。水煎服。

【其他功用】 苗叶（术苗）：具祛水、止自汗的功效。

【使用禁忌】

　　阴虚津亏者慎服。

白扁豆

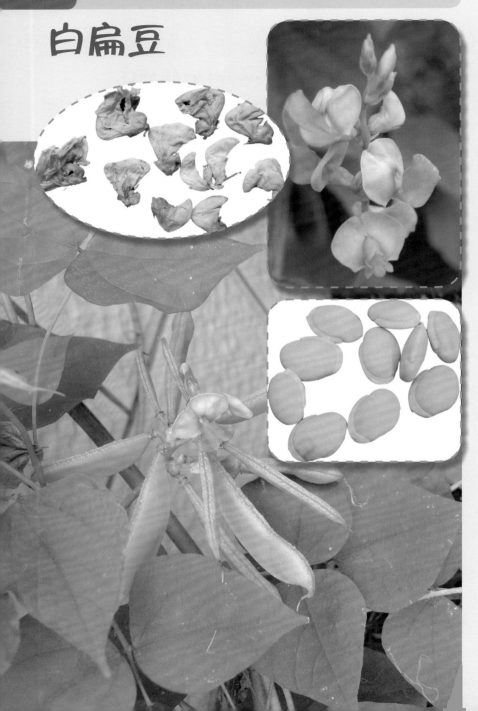

【别名】峨眉豆、膨皮豆、藤豆。

【来源】为豆科植物扁豆 *Dolichos lablab* L. 的白色成熟种子。

【野外识别特征】一年生缠绕草质藤本。茎呈淡紫色或淡绿色，无毛或疏被柔毛。三出复叶，托叶披针形或三角状卵形，被白色柔毛。总状花序腋生，小苞片舌状，2枚，早落；花萼宽钟状，边缘密被白色柔毛；花冠蝶形，白色或淡紫色。荚果镰形或倒卵状长椭圆形。花期6～8月，果期9月。各种生境均适宜其生长。全国大部分地区均有分布。

【药材性状】种子呈扁椭圆形或扁卵圆形，长8～13mm，宽6～9mm，厚约7mm；表面淡黄白色或淡黄色，平滑，略有光泽，一侧边缘有隆起的白色眉状种阜；质坚硬；种皮薄而脆，子叶2，肥厚，黄白色；气微，味淡。

【性味功效】甘，微温。健脾，化湿，消暑。内服煎汤9～15g，外用适量。

【常见病配伍】

1. 食少便溏　常与人参、白术、茯苓配伍。

2. 暑湿吐泻　单煎或与香薷、厚朴配伍。

【验方精选】

1. 霍乱　白扁豆、香薷各15g。水煎服。

2. 心脾肠热，口舌生疮　白扁豆、蒺藜子各18g。水煎服。每日3次。

【其他功用】根可治痔疮，便血，漏管。扁豆藤可治风痰迷窍，癫狂乱语。叶可治暑湿吐泻，蛇虫咬伤。花可治夏伤暑湿，发热，泄泻，痢疾，赤白带下，跌打伤肿。扁豆衣可治胸闷纳呆，脚气浮肿，妇女带下。

【使用禁忌】

不宜多食，以免壅气伤脾。

冬虫夏草

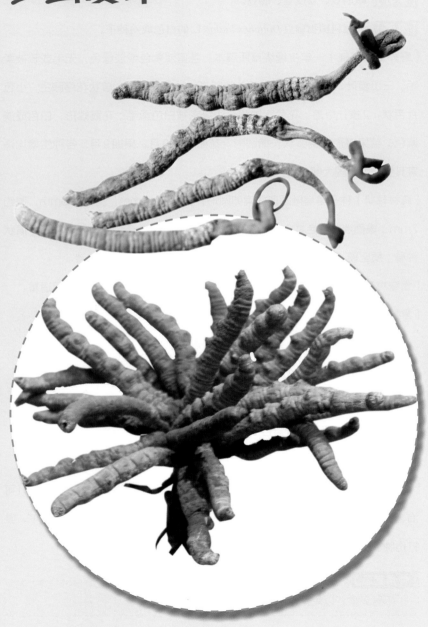

【别名】虫草、夏草冬虫。

【来源】为麦角菌科真菌冬虫夏草菌 *Cordyceps sinensis* (Berk.) Sacc. 的子座及其寄主蝙蝠蛾科昆虫蝙蝠蛾等幼虫体（菌核）的复合体。

【野外识别特征】子囊菌的子实体从寄主幼虫的头部生出，呈细长棒球棍状，全长4~11cm，下面不育柄长3~8cm，上面膨大部分为子座，近圆筒形，表面灰棕色，长1.5~3.5cm，直径2~4mm，幼时内部中间充实，成熟后中空。寄生于海拔3000~4200m高山草甸地带鳞翅目蝙蝠蛾等的幼虫体上。分布于四川、贵州、云南、西藏、青海、甘肃等省份。

【药材性状】本品由虫体与从虫头部长出的真菌子座相连而成。虫体似蚕，长3~5cm，直径0.3~0.8cm；表面深黄色至黄棕色，有环纹20~30个，近头部的环纹较细；头部红棕色，足8对；质脆，易折断，断面略平坦，淡黄白色。子座单生，细长圆柱形，长4~7cm，直径约0.3cm；表面深棕色至棕褐色，有细纵皱纹，上部稍膨大；质柔韧，断面类白色；气微腥，味微苦。

【性味功效】甘，温。补肾壮阳，补肺平喘，止血化痰。内服煎汤30~60g，外用适量。

【常见病配伍】

1. 咳嗽，虚喘　常与贝母配伍。

2. 肾虚腰痛，阳痿遗精　单用浸酒服或配淫羊藿、巴戟天、菟丝子等同用。

【验方精选】

1. 肺结核咳嗽，老年虚喘　冬虫夏草30g，贝母15g，百合12g。水煎服。

2. 贫血，病后虚弱，阳痿，遗精　冬虫夏草15g，黄芪30g。水煎服。

【使用禁忌】
有表邪者慎用。

百合

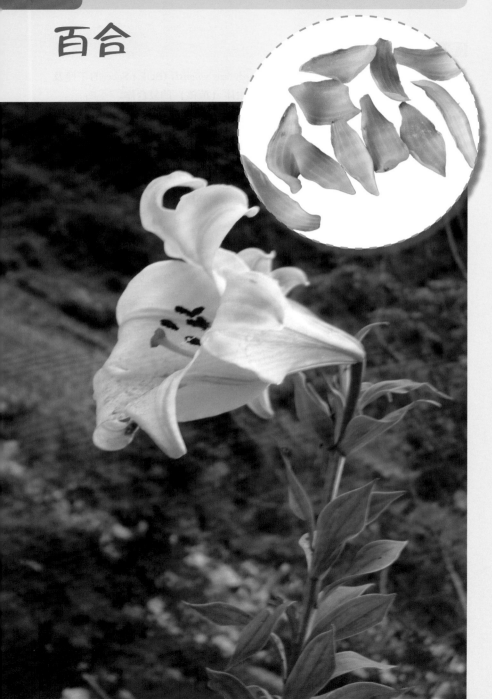

【别名】摩罗、中庭、韭番。

【来源】为百合科植物百合 *Lilium brownii* F.E. Brown var. *viridulum* Baker. 的鳞茎。

【野外识别特征】多年生草本。茎直立，紫色。叶互生，有短柄，叶片披针形或窄披针形。花1朵至数朵生于茎端，乳白色，微黄，背面中肋带淡紫色，顶端向外张开或稍反卷。蒴果长圆形，长约5cm。花期5～7月，果期8～10月。生于山坡林下或溪沟边。我国大部分地区均有分布。

【药材性状】鳞叶呈长椭圆形，长2～5cm，宽1～2cm，中部厚1.3～4mm；表面类白色、淡棕黄色或微带紫色，有数条纵直平行的白色维管束；顶端稍尖，基部较宽，边缘薄，微波状，略向内弯曲；质硬而脆，断面较平坦，角质样；无臭，味微苦。以个大、肉厚、质坚、色白、粉性足者为佳。

【性味功效】甘，微苦。养阴润肺，清心安神。内服煎汤6～12g。

【常见病配伍】

1. 肺虚咳嗽，咳血　常与生地、玄参、川贝母等配伍。

2. 神经衰弱，心烦失眠　常与远志配伍。

3. 心口痛　常与乌药配伍。

【验方精选】

1. 滋润肺肾，止咳化痰　百合、麦冬、贝母各6g，桔梗、元参、白芍、甘草各3g，熟地、生地、当归各12g。水煎服。

2. 神经衰弱，心烦失眠，百合16g，酸枣仁16g，远志9g。水煎服。

3. 心口痛，服诸热药不效者　百合9g，乌药1.5g。水煎服。

【其他功用】花可清热润肺，宁心安神；百合子可息风阳，清血热。

注：细叶百合 *L. pumilum* DC. 和卷丹 *L.lancifolium* Thunb. 的鳞茎也作百合入药。

【使用禁忌】

风寒咳嗽及中寒便溏者禁服。

麦冬

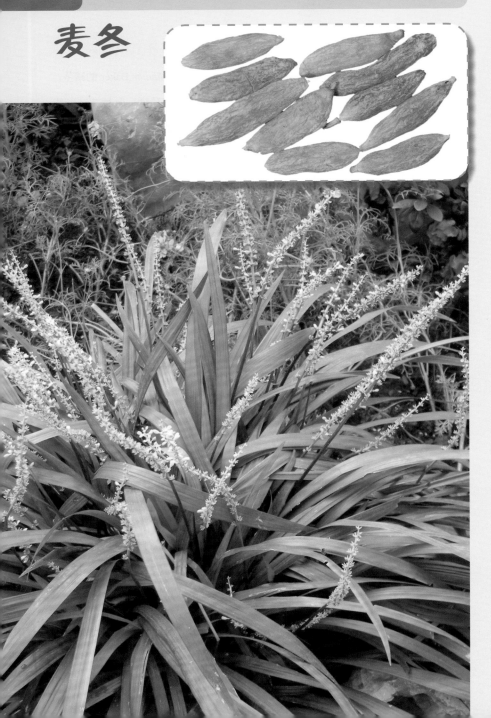

【别名】麦门冬、不死药。

【来源】为百合科植物麦冬 *Ophiopogon japonicus* (L. f) Ker-Gawl. 的块根。

【野外识别特征】多年生草本。叶丛生；叶柄鞘状，边缘有薄膜；叶片窄长线形，基部有多数纤维状的老叶残基，先端急尖或渐尖，基部绿白色并稍扩大。总状花序穗状，顶生，小苞片膜质，每苞片腋生1 ~ 3朵花；花小，淡紫色，略下垂，花被片6，不展开，披针形；雄蕊6。浆果球形，早期绿色，成熟后暗蓝色。花期5 ~ 8月，果期7 ~ 9月。生于海拔2000m以下的山坡阴湿处、林下或溪旁。分布于华南、华东、中南、西南等省。

【药材性状】块根呈纺锤形，两端略尖，长1.5 ~ 3cm，直径0.3 ~ 0.6cm；表面黄白色或淡黄色，有细纵纹；质柔韧，断面黄白色，半透明，中柱细小；气微香，味甘、微苦，嚼之微有黏性。

【性味功效】甘、微苦，微寒。滋阴润肺，益胃生津，清心除烦。内服煎汤6 ~ 12g；外用适量。

【常见病配伍】

1. 胃阴虚致渴　常与玉竹、沙参等配伍。

2. 胃阴虚有热，大便干结　常与生地、元参配伍。

3. 心肺虚热，肺燥咳嗽　常与黄连、生地、竹叶心等配伍。

【验方精选】

1. 胃阴虚致渴　麦冬15g，沙参9g，玉竹4.5g，生地15g，冰糖3g。水煎服。

2. 润燥，通便　麦冬24g，生地24g，元参30g。水煎服。

3. 清营解毒，透热养阴　麦冬、银花各9g，黄连5g，生地15g，竹叶心3g，丹参、连翘各6g，水牛角30g。水煎服。

【使用禁忌】
虚寒泄泻、湿浊中阻、风寒或寒痰咳喘者均禁服。

杜仲

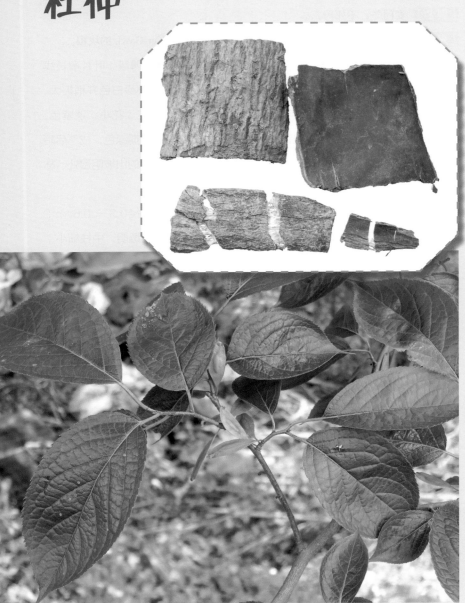

【别名】思仙、木棉、丝连皮。

【来源】为杜仲科植物杜仲 *Eucommia ulmoides* Oliv. 的树皮。

【野外识别特征】落叶乔木。树皮灰褐色，粗糙。幼枝有黄褐色毛，后变无毛，老枝有皮孔。单叶互生，椭圆形或卵形，上面暗绿色，下面淡绿，边缘有锯齿。花单性，雌雄异株。翅果扁平，长椭圆形，先端2裂，基部楔形，周围具薄翅。生于海拔300～500m的低山、谷底或疏林中。分布于华东、西南、西北等省。

【药材性状】呈扁平的板块状、卷筒状，或两边稍向内卷的块片，厚3～7mm；外表淡灰棕色，有明显的纵皱纹或不规则的纵裂槽纹；内表面暗紫褐色，光滑；质脆，易折断，断面粗糙，有细密、银白色、富弹性的胶丝相连；气微，味稍苦。

【性味功效】甘，温。补肝肾，强筋骨，安胎。内服煎汤6～10g。

【常见病配伍】

1. 胎动不安，习惯性流产　常与续断、菟丝子配伍。

2. 腰痛　常与丹参配伍。

【验方精选】

1. 频繁堕胎或小产　制杜仲400g，续断100g，山药250～300g，捣为末，做成0.5g/丸的糊丸。每次服50丸，空腹米汤送服。

2. 腰痛　杜仲、丹参各72g，川芎36g。泡酒1000mL。少量常饮。

【其他功用】叶可补肝肾，强筋骨。

【使用禁忌】

阴虚火旺者慎服。

何首乌

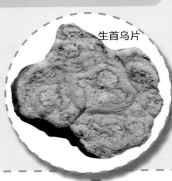

生首乌片

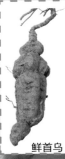

鲜首乌

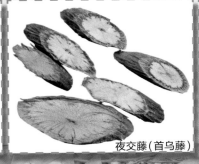

夜交藤（首乌藤）

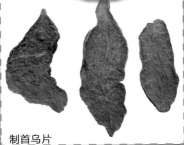

制首乌片

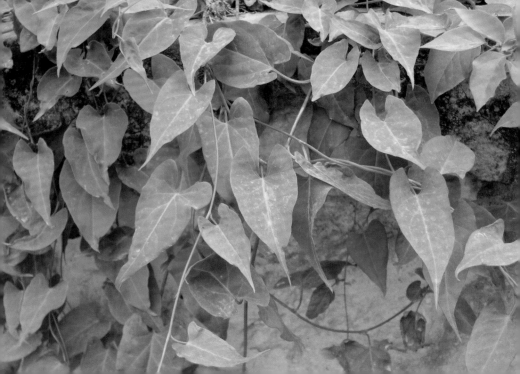

【别名】 首乌、地精、何相公。

【来源】 为蓼科植物何首乌 *Polygonum multiflorum* Thunb. 的块根。

【野外识别特征】 多年生缠绕藤本。茎基部略呈木质。叶互生，具长柄；托叶鞘膜质；叶片狭卵形或心形，全缘或微带波状。圆锥花序，基部具膜质苞片；花被绿白色，5裂。瘦果椭圆形，有3棱，黑色。花期8 ~ 10月，果期9 ~ 11月。生于草坡、路边、山坡石隙及灌木丛中。分布于我国华东、华中、华南和西南等地区。

【药材性状】 生首乌呈不规则纺锤形块状；表面红棕色，皱缩不平，有浅沟，并有横长皮孔及细根痕；质坚硬，断面浅黄棕色或浅红棕色，显粉性，皮部有4 ~ 11个云锦状花纹，气微，味微苦而甘涩。以体重、质坚实、粉性足者为佳。制首乌为不规则皱缩的片状。表面淡黑褐色或淡棕褐色，微粗糙，凹凸不平。质坚硬。断面棕褐色，角质样。气微，味淡而味咸。

【性味功效】 苦、甘、涩，微温。制用：补益精血；生用：润肠通便，截疟，解毒。内服煎汤3 ~ 6g，外用适量。

【常见病配伍】

　　1. 血虚萎黄，久疟体虚　常与人参、当归配伍。

　　2. 须发早白，腰膝酸软，肢体麻木　常与当归、枸杞子、菟丝子等配伍。

【验方精选】

　　1. 补气血，截疟　何首乌9g，人参9g，当归6g。水煎服。

　　2. 乌须发，壮筋骨　赤、白制何首乌各500g，赤、白制茯苓各500g，酒制枸杞子400g，菟丝子400g，酒制当归400g，制牛膝400g，炒补骨脂400g。制成蜜丸150颗，每日服用3丸。

【其他功用】 叶可解毒散结、杀虫止痒，用治疮毒。何首乌藤（夜交藤）能养心，安神，通络，祛风。

【使用禁忌】

　　大便溏泄及有湿痰者慎服。忌铁器。

沙棘

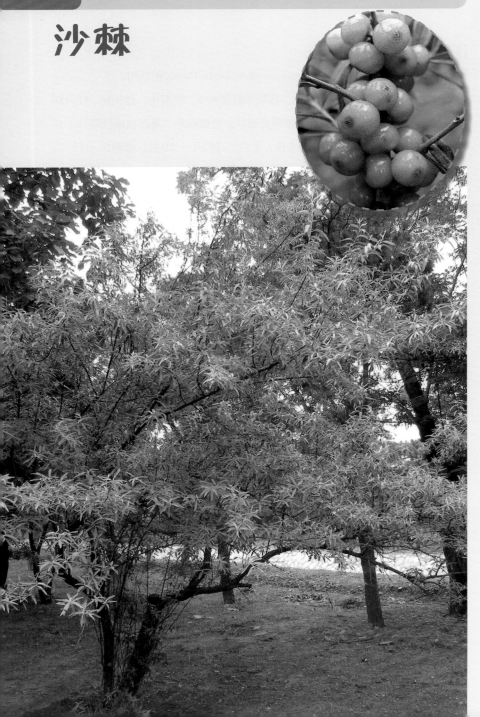

【别名】 沙枣、醋柳果、酸刺。

【来源】 为胡颓子科植物沙棘 *Hippophae rhamnoides* L. 的果实。

【野外识别特征】落叶灌木或乔木。棘刺较多，粗壮，顶生或侧生；嫩枝褐绿

色，密被银白色并带褐色鳞片或有时具白色星状毛，老枝灰黑色，粗糙。单叶

近对生，狭披针形或长圆形披针形，革质。花雌雄异株，短总状花序腋生于头

年枝上，淡黄色。果实球形，橙黄色。花期 4 ~ 5 月，果期 9 ~ 10 月。生于海

拔 800 ~ 3600m 的阳坡、沙漠地区河谷阶地、平坦沙地和砾石质山坡。分布

于华北、西北及四川等地。

【药材性状】果实呈类球形或扁球形；表面橙黄色或棕红色，皱缩；果肉油润，

质柔软；气微，味酸、涩。以粒大、肉厚、油润者为佳。

【性味功效】酸、涩，温。止咳化痰，健胃消食，活血散瘀。内服煎汤 3 ~ 10g。

【常见病配伍】

　　咳嗽痰多　常与甘草、栀子等配伍。

【验方精选】

　　咳嗽痰多　沙棘、甘草、栀子、广木香、白葡萄干各等份。研末，加冰片

少许。每次服 1.5 ~ 3g，温开水送服。

【使用禁忌】

　　忌烟、酒及辛辣、生冷、油腻食物；孕妇禁用；糖尿病患者禁服。

补骨脂

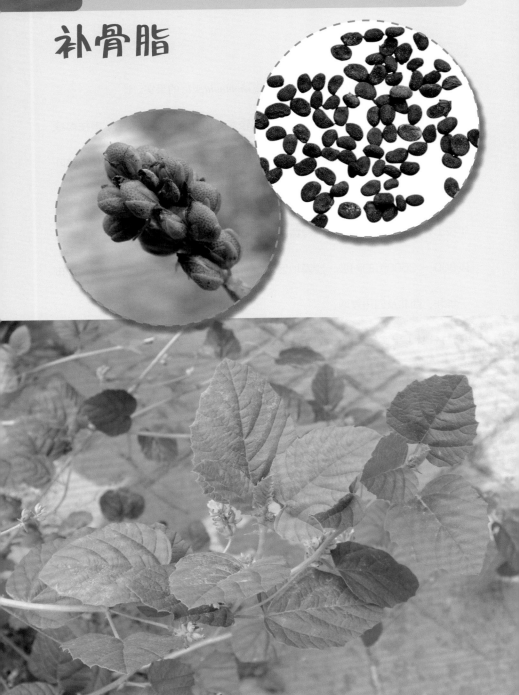

【别名】破固纸、胡韭子、黑故子。

【来源】为豆科植物补骨脂 *Psoralea corylifolia* L. 的果实。

【野外识别特征】一年生草本。全株被白色柔毛和黑褐色腺点。枝坚硬，具纵棱。单叶互生，阔卵形，边缘具粗齿，两面具显著黑色腺点，被白色绒毛；托叶成对，三角状披针形，膜质。花密集成穗状的总状花序，腋生；花萼钟状，基部连合成管状；花冠蝶形，淡紫色或黄色。荚果椭圆形，不开裂，果皮黑色，与种子粘贴。花期7~8月，果期9~10月。生于山坡、溪边或田边。全国大部分地区均有分布。

【药材性状】果实扁圆状肾形，一端略尖，少有宿萼；表面黑棕色或棕褐色，具微细网纹；质较硬脆；宿萼基部连合，上端5裂，灰黄色，具毛茸，并密布褐色腺点；气芳香特异，味苦微辛。

【性味功效】辛、苦，温。补肾助阳，固精缩尿，暖脾止泻，纳气平喘。内服煎汤6~10g，外用适量。

【常见病配伍】

1. 脾肾阳虚，五更泄泻　常与肉豆蔻、吴茱萸、五味子等配伍。

2. 肾虚腰痛，阳痿　常与菟丝子、胡桃肉、沉香等配伍。

【验方精选】

1. 温肾暖脾，固肠止泻　补骨脂12g，肉豆蔻6g，吴茱萸3g，五味子6g。研末，加生姜400g，红枣100枚，煮烂和丸，每丸0.2g，每次50丸，温水送服。

2. 肾虚，四肢沉重，盗汗　补骨脂36g，菟丝子36g，胡桃肉9g，乳香、没药、沉香各9g。炼蜜丸，制成0.2g/丸。每次服20~30丸，每日1次。

【使用禁忌】

阴虚内热者禁服。

核桃仁

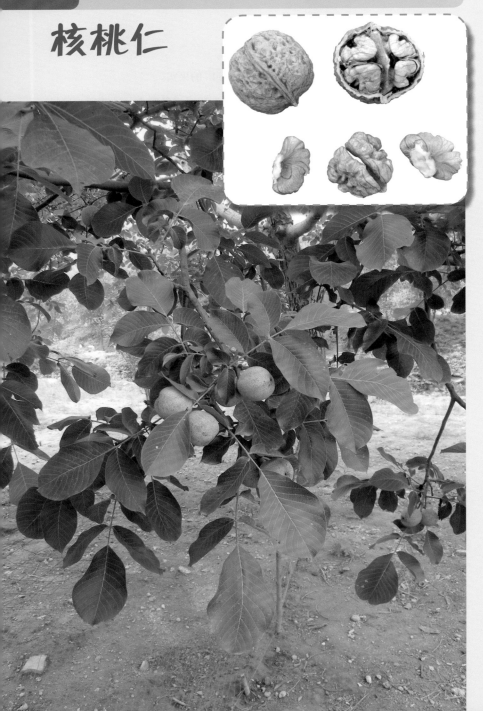

【别名】 胡桃仁、虾蟆、胡桃肉。

【来源】 为胡桃科植物胡桃*Juglans regia* L. 的种仁。

【野外识别特征】落叶乔木。小枝被短腺毛，具明显的叶痕和皮孔。奇数羽状复叶，互生，椭圆状卵形至长椭圆形，全缘。花单性，雌雄同株；雄蕊黄花序腋生，雄花有苞片，长圆形；雌花序穗状，直立，总苞片3枚，长卵形。果实近球形，核果状，外果皮绿色。花期5 ~ 6月，果期9 ~ 10月。生于山地及丘陵地带。我国南北各地均有分布。

【药材性状】种子完整者类球形，由两片呈脑状子叶组成，一端可见三角状突起的胚根；通常两瓣裂或破碎成不规则的块状；种皮薄，淡棕色至深棕色，有深色纵脉纹；子叶黄白色，破碎后内部黄白色或乳白色，富油性；气微香，味甜，种皮微涩。

【性味功效】甘、涩，温。补肾益精，温肺定喘，润肠通便。内服煎汤9 ~ 30g。

【常见病配伍】

　　1. 久咳不止　常与人参、杏仁配伍。

　　2. 小便赤黄，大便燥实　常与白茯苓、附子配伍。

【验方精选】

　　1. 久嗽不止　核桃仁50个，人参250g，杏仁350个。研匀，制成5g/丸的蜜丸。每日空腹服1丸，人参汤送服，睡前再服。

　　2. 小便赤黄，大便燥实　胡桃肉、白茯苓各适量，附子（大者）1枚，研成末，制成0.3g/丸的蜜丸，米汤送服30 ~ 50丸；或为散，饭前服。

【其他功用】胡桃根能止泻，止痛，乌须发。枝能杀虫止痒，解毒散结。叶可收敛止带，杀虫，消毒。壳可止血，止痢，散结消痈，杀虫止痒；花用治疣。油（胡桃油）可温补肾阳，润肠，驱虫，止痒，敛疮。

【使用禁忌】
　　痰火积热、阴虚火旺及大便溏泄者禁服。

枸杞子

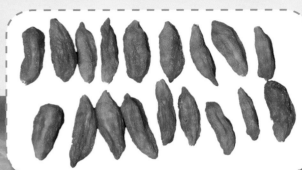

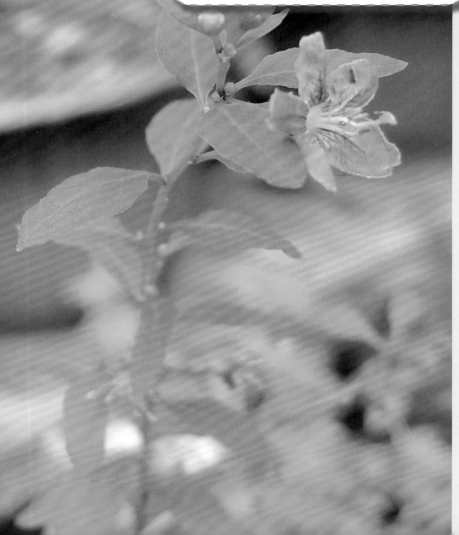

【别名】苟起子、血枸子、狗奶子。

【来源】为茄科植物宁夏枸杞 *Lycium barbarum* L. 的果实。

【野外识别特征】灌木。主茎数条，粗壮；小枝有纵棱纹。叶互生，披针形。花腋生，常单一或2～6朵簇生在短枝上；花梗细；花萼钟状，先端2～3深裂，裂片宽卵形；花冠漏斗状，先端5裂，裂片卵形，粉红色或淡紫红色，具暗紫色脉纹。浆果卵圆形、椭圆形或阔卵形，红色，果皮肉质。花期5～10月，果期6～11月。生于沟岸及山坡或灌溉地埂和水渠边等处。分布于华北、西北等地。

【药材性状】果实呈类纺锤形或椭圆形，长6～20mm，直径3～10mm；表面红色或暗红色，顶端有小凸起的花柱痕，基部有白色的果柄痕；果皮柔韧，皱缩；果肉肉质，柔润；气微，味甜。

【性味功效】甘，平。滋补肝肾，益精明目。内服煎汤6～12g，外用适量。

【常见病配伍】

1. 劳伤虚损　常与地黄、天门冬配伍。

2. 虚劳致渴，小便频繁　常与黄芪、人参配伍。

【验方精选】

1. 劳伤虚损　枸杞子1800g，干地黄1100g，天门冬800g。捣细，曝干，蜜和作丸，每日服2丸。

2. 虚劳，下焦虚损，微渴，小便频　枸杞子9g，黄芪14g，人参9g，桂心1g，当归9g，白芍药9g。捣筛为散。每次取2g，加入生姜0.2g，枣3枚，麦芽糖0.2g，水煎服。

【其他功用】叶可补虚益精，清热明目。根皮（地骨皮）可治小儿疳积发热，肺热咳喘，吐血，尿血，消渴。

【使用禁忌】

脾虚便溏者慎服。

韭菜子

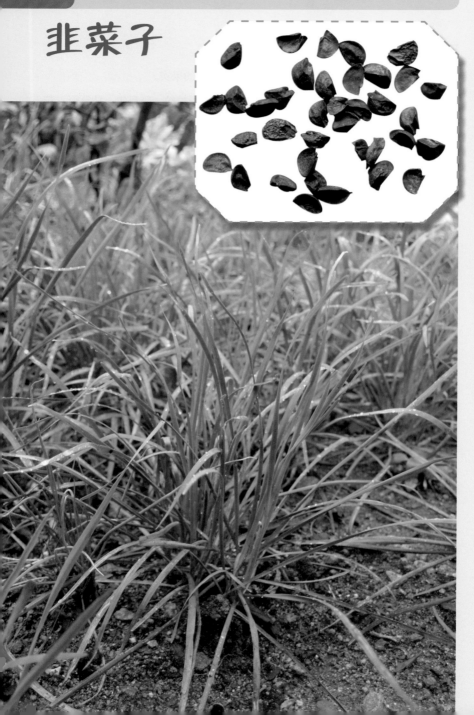

【别名】韭子、韭菜仁。

【来源】为百合科植物韭 *Allium tuberosum* Rottl. ex Spreng. 的种子。

【野外识别特征】多年生草本，具特殊强烈气味。叶基生，条形，扁平。花茎自叶丛中抽出，总苞2裂，白色，膜质，宿存。伞形花序球状，多花，具苞片；花白色，狭卵形至长圆状披针形。蒴果具倒心形的果瓣。花、果期7～9月。全国广泛分布。

【药材性状】种子呈半圆形或半卵圆形，略扁，表面黑色；一面凸起，粗糙，有细密的网状皱纹，另一面微凹，皱纹不明显；顶端钝，基部稍尖，有点状突起的种脐；纵切面种皮薄，胚乳灰白色，胚白色，弯曲，子叶1枚；质硬；气特异，味微辛。

【性味功效】辛、甘，温。温补肝肾，壮阳固精。内服煎汤6～12g；或入丸、散。

【常见病配伍】

　　1. 肝肾亏虚，腰膝酸痛　常与龙骨配伍。

　　2. 遗尿尿频，白浊带下　常与车前子配伍。

【验方精选】

　　1. 壮阳固精　韭子18g，龙骨17g，赤石脂17g。水煎服。

　　2. 白浊茎痛　韭子16g，车前子10g。白酒煎，静置一夜，空腹热服。

【其他功用】韭菜根和韭菜，能温中，行气，散瘀，解毒，可治食积腹胀，蛔虫腹痛，赤白带下，吐血，疮癣，跌打损伤，盗汗等。

【使用禁忌】

　　阴虚火旺者禁服。

绞股蓝

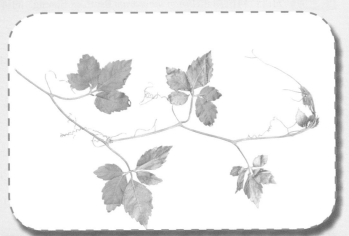

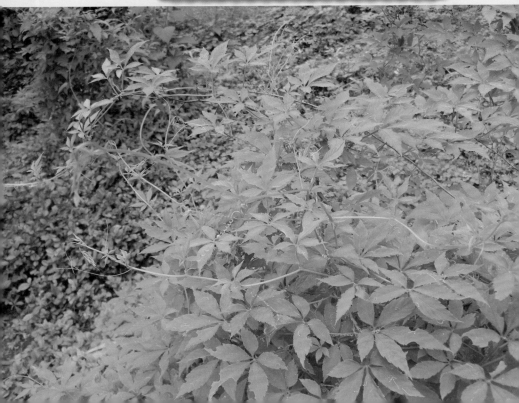

【别名】七叶胆、小苦菜、遍地生根。

【来源】为葫芦科植物绞股蓝 *Gynostemma pentaphyllum* (Thunb.) Makino. 的全草。

【野外识别特征】多年生攀缘草本。茎细弱，多分枝，具纵棱和沟槽。叶互生，膜质或纸质，鸟足状；具5～9小叶，卵状长圆形或长圆状披针形，边缘具波状齿或圆齿状牙齿，两面均被短硬毛。雌雄异株，雌、雄花均为圆锥花序，雄花基部具小苞片。果实球形，光滑无毛。花期3～11月，果期4～12月。生于山谷密林中、山坡疏林下或灌木丛中。分布于陕西、甘肃和长江以南各地。

【药材性状】全草干燥皱缩，茎纤细灰棕色或暗棕色，表面具纵沟纹，被稀疏毛茸，叶为复叶，小叶膜质；侧生小叶卵状长圆形；叶片两面被粗毛，叶缘有锯齿，齿尖具芒；味苦，具草腥气。

【性味功效】苦、甘，寒。益气健脾，化痰止咳，清热解毒。内服煎汤15～30g，外用适量。

【常见病配伍】

1.气虚体弱，心烦失眠　常与夜交藤，麦冬配伍。

2.高血压　常与杜仲配伍。

3.湿热发黄证、病毒性肝炎　常与广金钱草配伍。

【验方精选】

1.气虚体弱，心烦失眠　绞股蓝10g，夜交藤15g，麦冬12g。水煎服。

2.高血压，眩晕头痛，烦躁不安　绞股蓝15g，杜仲叶10g。水煎代茶饮。

3.湿热发黄、病毒性肝炎　绞股蓝15g，广金钱草50g，加红糖适量，水煎服。

4.复发性口腔溃疡　生绞股蓝9g，用沸水浸泡20分钟，待晾温后1次饮完，如此反复，日服2～3次。

5.手足癣　取新鲜绞股蓝嫩茎叶适量，用手搓揉取汁，用力反复擦涂患处。

【使用禁忌】

少数患者服用后出现恶心呕吐、腹胀腹泻（或便秘）、头晕、眼花、耳鸣等症状。

党参

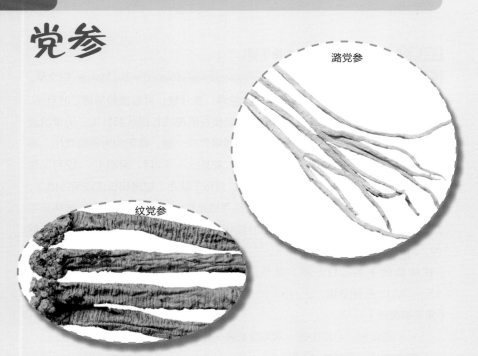

潞党参

纹党参

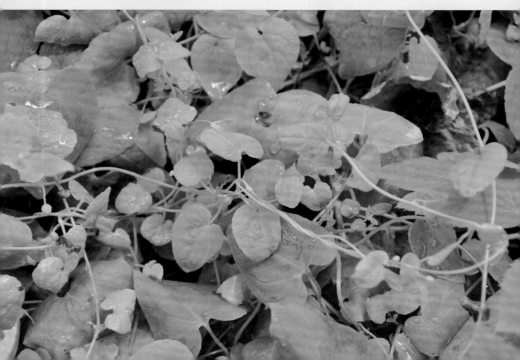

【别名】 黄参、狮头参、中灵草。

【来源】 为桔梗科植物党参 *Codonopsis pilosula* (Franch.) Nannf. 的根。

【野外识别特征】多年生草本。茎缠绕，长而多分枝，下部疏被白色粗糙硬毛，上部光滑。叶对生、互生，卵形或广卵形，上面绿色，被粗伏毛，下面粉绿色，被疏柔毛。花单生；花萼绿色，裂片5，长圆状披针形。蒴果圆锥形，有宿存花萼。花期8～9月，果期9～10月。生于山地灌木丛中及林缘。分布于华北、东北、西南、西北等地。

【药材性状】根呈长圆柱形，稍弯曲；表面黄棕色至灰棕色，根头部有多数疣状突起的茎痕及芽痕，集成球状；根头下有致密的环状横纹；质稍硬或略带韧性，断面稍平坦，皮部较厚，淡黄白色至淡棕色，与木部交接处有一深棕色环；有特殊香气，味甜。

【性味功效】甘，平。健脾补肺，补血生津。内服煎汤9～30g。

【常见病配伍】

　　1. 脾气虚　常与茯苓、甘草等配伍。

　　2. 久泻久痢　常与山药、升麻等配伍。

【验方精选】

　　1. 损伤脾胃损伤，口舌生疮　党参、炙黄芪各6g，茯苓3g，甘草1.5g，白芍2g。水煎服。

　　2. 泻痢与产育气虚脱肛　制党参6g，炙芪、白术、肉蔻霜、茯苓各4.5g，山药6g，升麻2g，炙甘草2g。加生姜2片煎，或加制附子1.5g。

注：同属素花党参 *C. Pilosula* Nannf. var. *modesta* (Nannf.) L. T. Shen. 或川党参 *C. tangshen* Oliv. 的根也作党参入药。

【使用禁忌】

　　实证、热证禁服；正虚邪实证，不宜单独应用。

铁皮石斛

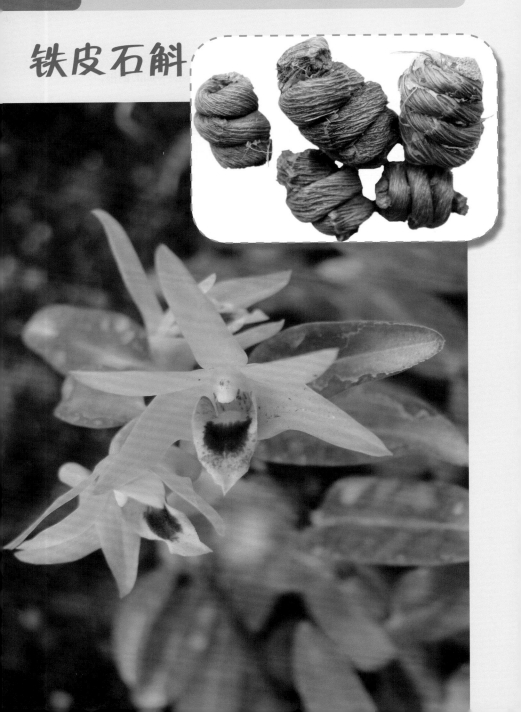

【别名】 林兰、千年竹、禁生。

【来源】 为兰科植物铁皮石斛 *Dendrobium officinale* Kimura et Migo. 的茎。

【野外识别特征】 多年生附生草本。茎丛生，圆柱形。叶片矩圆状披针形，稍带肉质；叶鞘灰白色，具紫斑，鞘口张开。总状花序生于茎的中上部，有花2～5朵，淡黄绿色；唇瓣卵状披针形，近上部中间有圆形紫色斑块，近中部有黄色胼胝体。花期4～6月。附生于树上或岩石上。分布于广西、贵州、云南等地。

【药材性状】 茎呈螺旋形或簧状，一盘为2～4个旋纹，茎拉直后长3.5～8cm，直径0.2～0.3cm；表面黄绿色，有细纵皱纹，一端可见茎基部留下的短须根；质坚实，易折断，断面平坦；气微，味微苦而回甜。

【性味功效】 甘，微寒。生津养胃，养阴清热。内服煎汤6～12g，鲜品15～30g。

【常见病配伍】

1. 阴虚津亏，虚热不退　常与苍术、桔梗等配伍。

2. 心悸，乏力　常与玄参配伍。

【验方精选】

1. 烦渴，虚热　石斛18g，苍术36g，桔梗18g，陈皮18g，甘草18g，麻黄18g，骨碎补18g，桂皮18g。研末，加生姜2片，乌梅半个，大枣1枚。水煎服。

2. 胃火上冲，心悸，乏力　石斛50g，玄参6g。水煎服。

【使用禁忌】

虚而无火者忌用。

益智

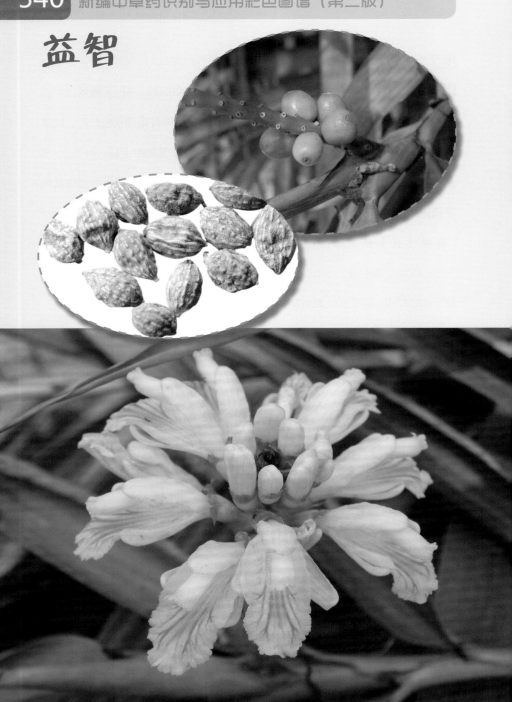

【别名】 益智子、益智仁。

【来源】 为姜科植物益智 *Alpinia oxyphylla* Miq. 的果实。

【野外识别特征】多年生丛生草本。叶片披针形，边缘具脱落性小刚毛；叶舌膜质，二裂，被淡棕色柔毛。总状花序顶生；苞片膜质，棕色；花萼管状。蒴果球形或椭圆形，果实上有明显的纵向维管束纹。花期2～4月，果期5～8月。生于林下阴湿处。分布于广东和海南等地。

【药材性状】果实呈纺锤形或椭圆形，两端略尖，长1.2～2cm，直径1～1.3cm；表面棕色或灰棕色，有纵向凹凸不平的突起棱线13～20条，顶端有花被残基，基部常残存果柄，果皮薄而稍韧，与种子紧贴，种子集结成团；有特异香气，味辛、微苦。

【性味功效】辛，温。暖肾缩尿固精，温脾开胃摄涎。内服煎汤3～10g。

【常见病配伍】

1. 肾元虚寒，夜尿频多　常与山药、乌药配伍。

2. 小便赤浊　常与茯神配伍。

3. 疝气　常与干姜、茴香、甘草等配伍。

【验方精选】

1. 遗尿或夜尿频　益智仁、乌药、山药各9g，水煎服。

2. 小便赤浊　益智仁、茯神各100g，远志、甘草各250g。研为末，酒制成0.2g/丸。空腹姜汤送服50丸。

3. 疝痛　益智仁、干姜、炙甘草、茴香各9g，乌头、生姜各25g，青皮6g。切细。每次取12g，入盐少许，水煎，去滓，饭前空腹温服。

【使用禁忌】
阴虚火旺者禁服。

黄芪

药材

饮片

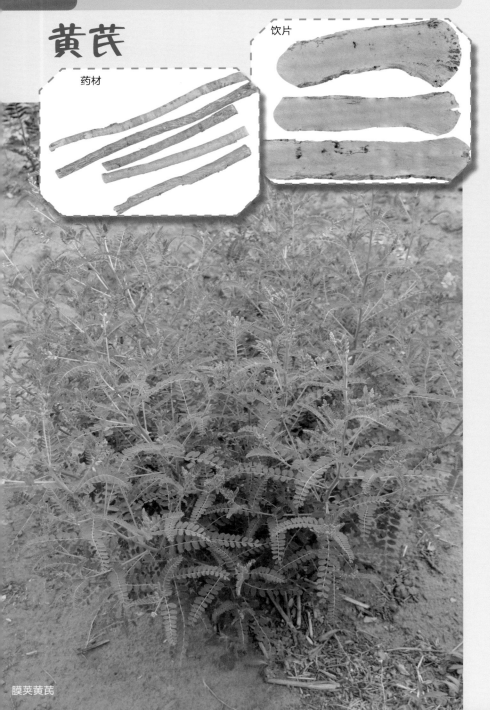

膜荚黄芪

【别名】黄耆、王孙、二人抬。

【来源】为豆科植物膜荚黄芪 *Astragalus membranaceus* (Fisch.) Bge. 的根。

【野外识别特征】多年生草本。茎直立，上部有分枝，被长柔毛。奇数羽状复叶，互生；叶柄基部有披针形托叶；小叶13～31片，卵状披针形或椭圆形，两面有白色长柔毛。总状花序腋生；苞片线状披针形；花萼筒状；花冠淡黄色，蝶形。荚果，卵状长圆形，被黑色短毛。花期6～7月，果期8～9月。生于向阳山坡或灌丛边缘，或河边砂质地。分布于华北、东北、西南、西北等地。

【药材性状】根呈圆柱形；表面淡棕黄色，有不整齐的纵皱纹或纵沟；质硬而韧，不易折断，断面纤维性强，并显粉性，皮部黄白色，木部淡黄色，有放射状纹理及裂隙；气特异，味微甜。

制黄芪　圆形或椭圆形厚片；外表皮淡棕黄色或淡棕褐色，略有光泽，可见纵皱纹；切面皮部黄白色，木部淡黄色，有放射状纹理和裂隙；具蜜香气，味甜，略带黏性，嚼之微有豆腥味。

【性味功效】甘，微温。补气升阳，固表止汗，利水消肿，生津养血，行滞通痹，托毒排脓，敛疮生肌。内服煎汤9～30g。

【常见病配伍】

1. 脾虚体弱，水肿　常与防己、白术配伍。

2. 疮疡久溃不愈　常与当归、人参、肉桂等配伍。

3. 糖尿病　常与山药、生地黄配伍。

【验方精选】

1. 利尿消肿　黄芪15g，防己12g，白术9g，甘草6g，生姜4片，大枣1枚。水煎服。

2. 补气血，拔毒生肌　黄芪12g，人参6g，当归9g，肉桂3g，川芎6g，地黄12g，茯苓、白术、白芍各9g，甘草3g。研末，每次取9g，加生姜3片，枣子2个。水煎服。

3. 气虚阴亏，口渴尿频，糖尿病　黄芪30g，生地15g，山药100g，水煎服。

注：同属植物蒙古黄芪 *Astraglus memeranaceus* (Fisch) Bge. var. *mongholicus* (Bge.) Hsiao. 的根也作黄芪入药。

【使用禁忌】

表实邪盛，食积停滞，肝郁气滞，痈疽初起或溃后热毒尚盛等实证，以及阴虚阳亢者均慎服。

黄精

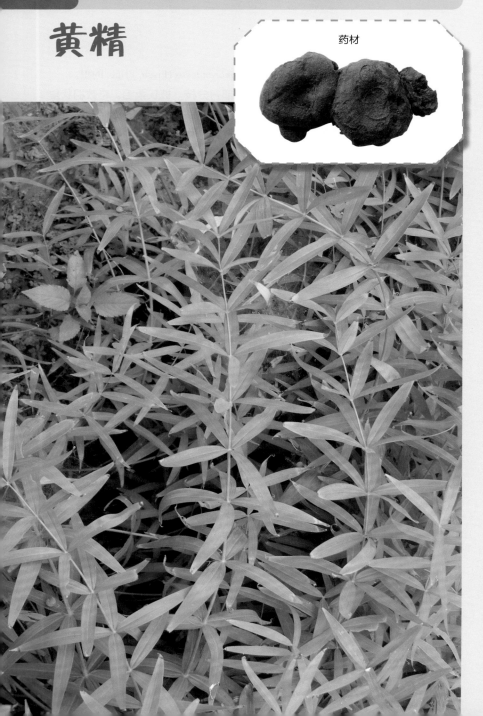

药材

【别名】 龙衔、山捣臼、鸡头参。

【来源】 为百合科植物黄精*Polygonatum sibiricum Delarex Redoute.*的根茎。

【野外识别特征】 根状茎圆柱形，"节间"长4～10cm，一头粗，一头细，直径1～2cm。茎高50～90cm，有时呈攀援状。叶轮生，每轮4～6枚，条状披针形，长8～15cm，顶端拳卷或弯曲成钩。花序常具2～4花，呈伞形状，俯垂，花披乳白色至淡黄色，合生成筒状，裂片6，长约4mm；雄蕊6。浆果熟时黑色。生于林下、灌丛或山坡阴处。分布于东北、河北、山西、陕西、内蒙古、宁夏、甘肃、河南、山东、安徽、浙江等省区。

【药材性状】 呈不规则圆锥形或圆柱形，一端膨大，形似鸡头，并有1～3个茎基疤痕，呈圆点状，形似鸡眼，直径粗端1～2.5cm，细端5～8cm。表面黄白色至黄棕色，半透明。全体有细纵皱纹及较明显的波状环节纹，须根呈点状突起，多集中于膨大部分。质硬，未完全干燥者质柔韧，断面浅棕色，可见多数散在黄色维管束小点。气微，味微甜，有黏性。

【性味功效】 甘，平。补气养阴，健脾，润肺，益肾。内服煎汤9～15g。

【常见病配伍】

1. 肺燥咳嗽　常与北沙参配伍。

2. 肾亏，腰膝酸软，须发早白　常与苍术、枸杞配伍。

【验方精选】

1. 治肺燥咳嗽　黄精15g，北沙参12g，杏仁、桑叶、麦门冬各9g，甘草6g。水煎服。

2. 壮筋骨，益精髓，乌发　黄精、苍术各2000g，枸杞根、柏叶各2500g，天门冬1500g。水煎，再加入酒曲5000g，糯米50000g，酿酒服。

注：同属植物滇黄精*Polygonatum kingianum* Coll. et Hemsl.、黄精*Polygonatum sibiricum* Red.的根茎也作黄精入药。

【使用禁忌】

中寒泄泻、痰湿痞满气滞者禁服。

菟丝子

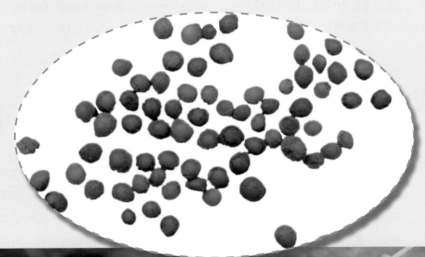

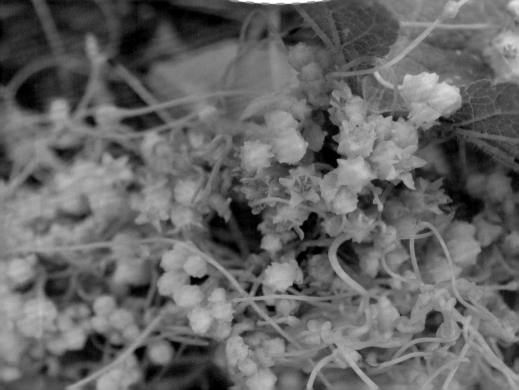

【别名】 菟丝实、萝丝子、缠龙子。

【来源】 为旋花科植物菟丝子 *Cuscuta chinensis* Lam. 的成熟种子。

【野外识别特征】一年生寄生草本。茎缠绕，黄色，纤细，多分枝，多寄生根，伸入寄主体内。叶稀少，鳞片状，三角状卵形。花两性，簇生成小伞形花序；苞片小，鳞片状。蒴果近球形，稍扁。花期7～9月，果期8～10月。生于田边、路边、荒地、灌木丛中、山坡向阳处。全国大部分地区均有分布。

【药材性状】种子类球形，腹棱线明显，两侧凹陷；表面灰棕色，略粗糙；种皮坚硬，不易破碎；除去种皮可见中央为卷旋3周的胚，胚乳膜质套状，位于胚周围；气微，味微苦、涩。

【性味功效】辛、甘，平。补肾益精，养肝明目，固胎止泻。内服煎汤6～12g，外用适量。

【常见病配伍】

　　1.腰膝酸痛，阳痿早泄　常与附子配伍。

　　2.脾虚，耳鸣，头晕眼花　常与黄芪、人参、白术等配伍。

【验方精选】

　　1.补肾，壮阳，提神　制菟丝子500g，附子200g。研为末，用酒制成糊丸，每丸重0.3g，用酒送服，每次50丸。

　　2.脾元不足，无食欲，泄泻　菟丝子200g，黄芪、白术、人参、木香各50g，补骨脂、小茴香各25g。饧糖作丸。早晚各服9g，汤酒送服。

【其他功用】全草可清热解毒，凉血止血，健脾利湿。

注：同属植物南方菟丝子 *Cuscuta australis* R. Br. 的成熟种子也作菟丝子药用。

【使用禁忌】

　　阴虚火旺、阳强不萎及大便燥结之症禁服。

银耳

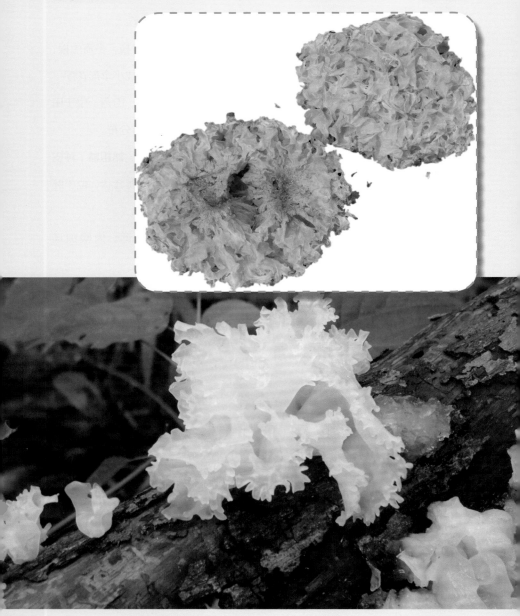

【别名】白木耳、白耳。

【来源】为银耳科银耳 *Tremella fuciformis* Berk. 的子实体。

【野外识别特征】子实体纯白色，胶质，半透明，由多数宽而薄的瓣片组成，新鲜时软，干后收缩。担子近球形，纵分隔。孢子无色，光滑，近球形。生于栎树及其他阔叶树腐木上。分布于西南、华南、华东等省。

【药材性状】子实体由数片至十余片薄而多皱褶的瓣片组成，呈菊花形、牡丹花形或绣球形，直径3～15cm，白色或类黄色，表面光滑，有光泽，基蒂黄褐色；角质，硬而脆；浸泡水中膨胀，有胶质；气微，味淡。

【性味功效】甘、淡，平。滋阴生津，润肺养胃。内服煎汤3～10g。

【常见病配伍】

1. 肺燥干咳，内火旺盛，虚痨　常与芦根配伍。

2. 放射性损伤　常与绞股蓝、党参、黄芪配伍。

【验方精选】

1. 热病伤津，口渴引饮　银耳10g，芦根15g，小环草10g。水煎服，并吃银耳，每日1剂。

2. 癌症放疗、化疗期　银耳12g，绞股蓝15g，党参、黄芪各30g。共煎水，取银耳，去药渣，加苡仁、大米各30g煮粥吃。每日1剂。

【使用禁忌】
风寒咳嗽者及湿热酿痰致咳者禁用。

淫羊藿

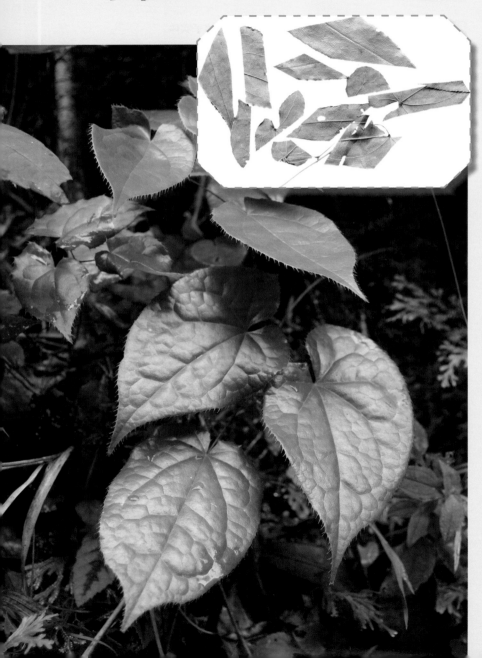

【别名】 仙灵脾、刚前、羊角风。

【来源】 为小檗科植物箭叶淫羊藿*Epimedium sagittatum*（Sieb. et Zucc.）Maxim. 的叶。

【野外识别特征】多年生常绿草本。茎有条棱，无毛。基生叶1～3，一回三出复叶，小叶革质，狭卵形至披针形，先端尖或渐尖，基部心形，两侧小叶基部呈不对称心形，浅裂，边缘生细刺毛；顶生小叶基部裂片近圆形，均等，侧生小叶基部裂片不对称，外侧裂片较大，三角形，急尖，内侧裂片较小，圆形。圆锥花序顶生，挺直，花序轴及花梗通常无毛，有时被少数腺毛；花白色，多数；外轮萼片4，长圆状卵形，带紫色，内轮萼片4，卵形。蓇葖果，有喙。花期2～3月，果期5～6月。生于山地、密林、岩石缝中、溪旁或阴处潮湿地。分布于我国江南、华南、西南等省份。

【药材性状】一回三出复叶，小叶片长卵形至卵状披针形；先端渐尖，两侧小叶基部明显偏斜，外侧呈箭形；下表面疏被粗短伏毛或近无毛；叶片革质；无臭，味微苦。以梗少，叶多，色黄绿，不破碎者为佳。

【性味功效】辛、甘，温。补肾阳，强筋骨，祛风湿。内服煎汤6～10g。

【常见病配伍】

　　1. 游走性疼痛　常与威灵仙配伍。

　　2. 目生翳膜　常与王瓜配伍。

【验方精选】

　　1. 游走性疼痛　淫羊藿50g，威灵仙50g，川芎50g，桂心50g，苍耳子50g。研末。每次以温酒送服3g。

　　2. 目昏生翳　淫羊藿、生王瓜等份。研末，每次服3g，每日2次。

注：同属植物淫羊藿*Epimedium brevicornu* Maxim.、柔毛淫羊藿*Epimedium pubescens* Maxim.或朝鲜淫羊藿*Epimedium koreanum* Nakai.的叶也用作淫羊藿药用。

【使用禁忌】

　　阴虚而相火易动者禁服。

续断

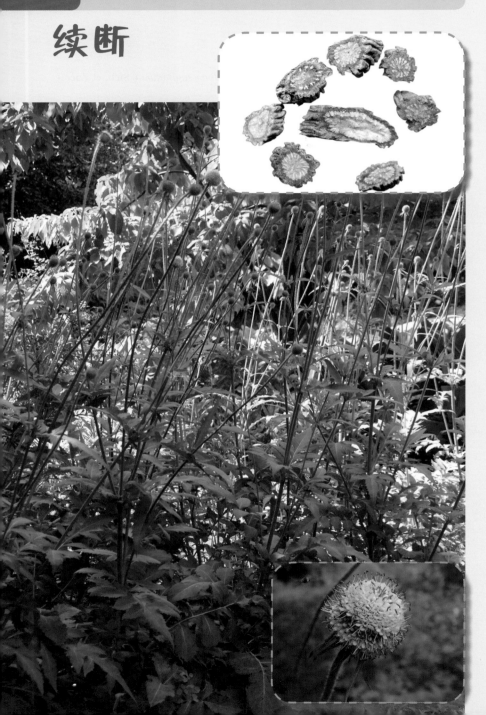

【别名】龙豆、接骨草、和尚头。

【来源】为川续断科植物川续断 *Dipsacus asper* Wall. ex Henry. 的根。

【野外识别特征】多年生草本。茎直立,具6～8棱,棱上有刺毛。基生叶稀疏丛生,叶片琴状羽裂,两侧裂片3～4对,倒卵形或匙形,上面被短毛;茎生叶在茎中下部的羽状深裂,中央裂片特长,两侧裂片2～4对。头状球形花序,总苞片5～7片,披针形;花萼四棱皿状,外被短毛。瘦果长倒卵柱状,仅先端露于小总苞之外。花期8～9月,果期9～10月。生于土壤肥沃、潮湿的山坡、草地。分布于华东、西南部地区。

【药材性状】根呈圆柱形,略扁;表面灰褐色,有扭曲的纵皱及沟纹,可见横裂的皮孔;质软,易折断,断面不平坦,皮部墨绿色,外缘褐色,木部黄褐色,导管束呈放射状排列;气微香,味苦、微甜而后涩。

【性味功效】苦、辛,微温。补肝肾,强筋骨,调血脉,止血安胎,疗伤续折。内服煎汤9～15g。

【常见病配伍】

1. 腰膝酸软　常与补骨脂、牛膝配伍。

2. 妇人乳汁不足　常与当归、川芎等配伍。

3. 妇女小产　常与杜仲配伍。

【验方精选】

1. 腰膝酸软　续断100g,补骨脂、牛膝、木瓜、萆薢、杜仲各50g。研末,制成蜜丸,每丸重0.2g。每次50～60丸,空腹用不含石灰的酒送服。

2. 妇人少乳　川续断15g,当归、川芎各5g,麻黄、穿山甲各6g,天花粉9g。水煎服。

3. 妇女小产　川续断、制杜仲各100g。研为末,枣肉煮烂,杵和丸,每丸重0.2g。每次服30丸,米汤送服。

【使用禁忌】

初痢勿用,怒气郁者禁用。

楮实子

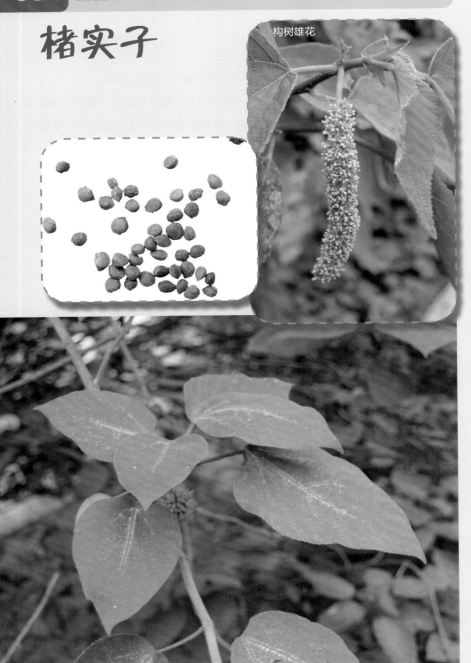

构树雄花

构树雌株

【别名】毂子、野杨梅子、构泡。

【来源】为桑科植物构树 *Broussonetia papyrifera* (L.) Vent. 的果实。

【野外识别特征】落叶乔木。小枝粗壮，密生绒毛。单叶互生，阔卵形至长圆状卵形，膜质或纸质，边缘有锯齿；叶片上面深绿色，被粗伏毛，下面灰绿色，密被柔毛。花单性，雌雄异株；雄花葇荑花序，腋生，下垂；雌花头状花序，苞片棒状，被毛。聚花果肉质，呈球形，成熟时红色。花期4～7月，果期7～9月。生于山坡林缘或村寨道旁。分布于我国大部分地区。

【药材性状】果实呈扁圆形或卵圆形，长1.5～3mm，直径约1.5mm，厚1mm；表面红棕色，有网状皱纹或疣状突起；一侧有棱，一侧略平或有凹槽；果皮坚脆，易压碎，膜质种皮紧贴于果皮内面，胚乳类白色，富油性；气微，味淡。

【性味功效】甘，寒。补肾清肝，明目，利尿。内服煎汤6～12g。

【常见病配伍】

　　1.腹胀，小便混浊　常与丁香、茯苓配伍。

　　2.肝热生翳　常与荆芥、地骨皮配伍。

【验方精选】

　　1.腹胀，小便混浊　楮实子800g，白丁香75g，茯苓150g。研为细末，用楮实膏为丸，每丸重0.2g。不计丸数，从少到多，服至小便清利及腹胀减为度。

　　2.目昏　楮实子、荆芥穗、地骨皮各等份。研为细末，炼蜜和丸，每丸重0.2g。每次服20丸，米汤送服。

【其他功用】根可凉血散瘀，清热利湿；茎能祛风，明目，利尿。叶可凉血止血，利尿，解毒。树白皮可利水，止血。树皮乳汁能利尿，杀虫解毒。

【使用禁忌】
　　脾胃虚寒，大便溏泻者慎服。

黑芝麻

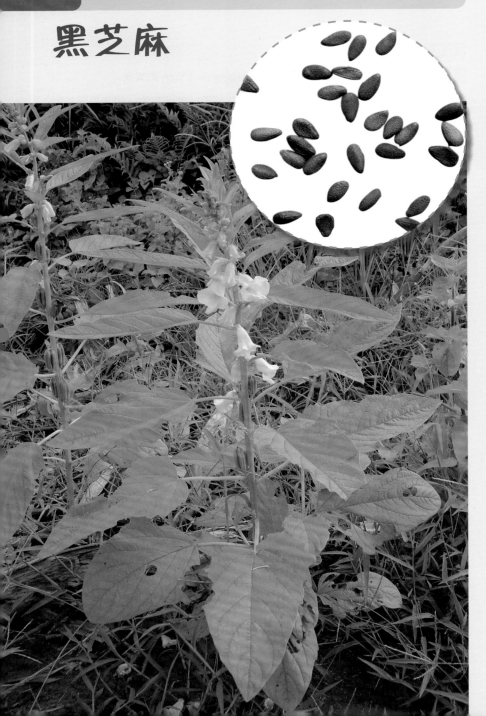

【别名】 胡麻、油麻、脂麻。

【来源】 为胡麻科植物脂麻 *Sesamum indicum* L. 的成熟种子。

【野外识别特征】一年生草本。茎直立，四棱形，棱角突出，不分枝。叶对生，卵形、长圆形或披针形，有的有锯齿。花单生；花萼稍合生，绿色，5裂，裂片披针形，具柔毛；花冠筒状，唇形，白色。蒴果椭圆形，多4棱或6、8棱，纵裂。花期5～9月，果期7～9月。生于夏季气温较高，气候干燥，排水良好的沙壤土或壤土环境。我国除西藏高原外，各地区均有分布。

【药材性状】种子呈扁卵圆形，长约3mm，宽约2mm；表面黑色，平滑或有网状皱纹；尖端有棕色点状种脐；种皮薄，子叶2，白色，富油性；气微，味甘，有油香气。

【性味功效】甘，平。补肝肾，益精血，润肠燥。内服煎汤9～15g。

【常见病配伍】

1. 肠燥便秘，小便热赤　常与大黄配伍。

2. 肝肾虚损，精血不足，须发早白或秃发　常与桑叶配伍。

【验方精选】

1. 润肠通便，小便热赤　黑芝麻200g(研取汁液)，杏仁200g(去皮、尖，研如泥)，大黄250g，山栀500g。一同研为末，炼蜜入麻汁，和丸，每丸重0.2g，每次50丸，饭前温水送服。

2. 肝肾两虚，精血不足　黑芝麻、桑叶等份。研末，以糯米饮捣丸。每日服12～15g，勿间断。

【其他功用】麻秸用治周身浮肿，小儿盐哮。花可润大肠；叶可益气，坚筋骨，利大肠。芝麻壳可用于治疗半身不遂，烫伤。麻油可润燥通便，解毒，生肌。

【使用禁忌】

便溏者慎服。

墨旱莲

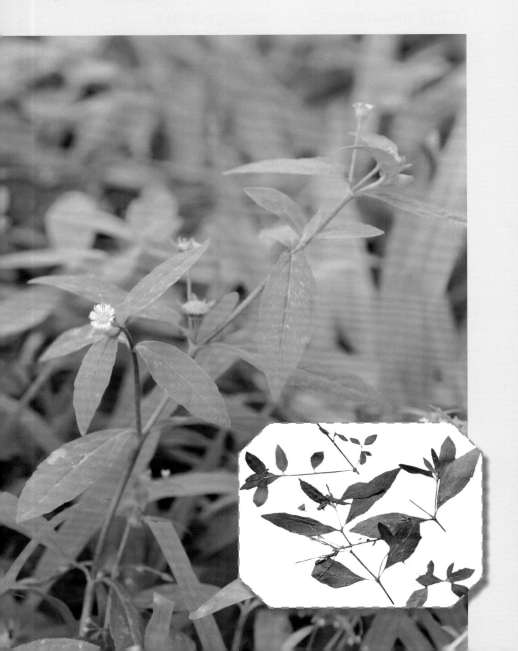

【别名】 金陵草、旱莲草、白花草。

【来源】 为菊科植物鳢肠 *Eclipta prostrata* L. 的全草。

【野外识别特征】 一年生草本。全株被白色粗毛。茎直立。叶对生，线状椭圆形至披针形，稍有细齿，两面均被白色粗毛。头状花序腋生或顶生，总苞钟状，总苞片5 ~ 6片。舌状花雌性，花冠白色；管状花两性，黄绿色。瘦果黄黑色，无冠毛。花期7 ~ 9月，果期9 ~ 10月。生于路边、湿地、沟边或田间。分布于全国各地。

【药材性状】 带根或不带根全草，全体被白色粗毛；根须状；茎圆柱形，多分枝，有纵棱；表面绿褐色或墨绿色；叶对生，皱缩卷曲或破碎，墨绿色；头状花序单生于枝端；瘦果椭圆形而扁，棕色，表面有小瘤状突起；气微，味微咸。

【性味功效】 甘、酸，寒。补益肝肾，凉血止血。内服煎汤6 ~ 12g，外用适量。

【常见病配伍】

1. 肝肾阴虚　常与女贞子配伍。

2. 膏淋　常与车前子、金银花、土茯苓配伍。

【验方精选】

1. 补肾养肝　墨旱莲捣汁熬膏，加入女贞子和蜂蜜，制成丸。每丸重15g，早、晚各服1丸。

2. 膏淋　墨旱莲16g，车前子9g，金银花16g，土茯苓16g。水煎服。

【使用禁忌】
脾肾虚寒者慎服。

十七、收涩药

山茱萸

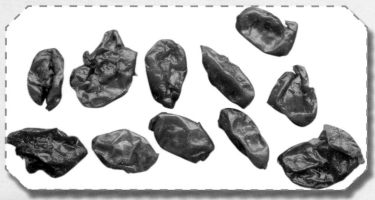

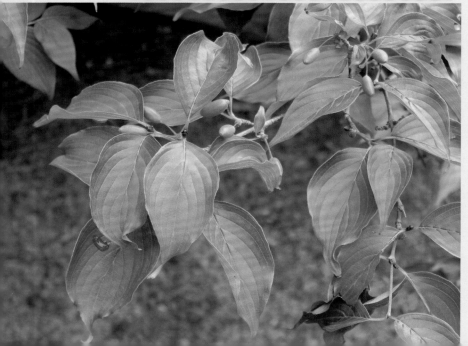

【别名】黄肉。

【来源】为山茱萸科植物山茱萸 *Cornus officinalis* Sieb. et Zucc. 的干燥成熟果肉。

【野外识别特征】落叶灌木或乔木。枝黑褐色。叶对生，卵形至椭圆形，纸质，上面疏生平贴毛，下面毛较密。伞形花序先叶开花，黄色，腋生，下具4枚小型苞片，苞片卵圆形，褐色。核果椭圆形，成熟时红色。花期3~4月，果期9~10月。生于海拔400~1500m的林缘或林中。分布于山西、江苏、浙江、安徽、江西、山东、河南、湖南、四川、陕西、甘肃等地。

【药材性状】果肉呈不规则片状或囊状，长1~1.5cm，宽0.5~1cm；表面紫红色至紫黑色，皱缩，有光泽；顶端有的有圆形宿萼痕，基部有果梗痕；质地柔软；气微，味酸、涩、微苦。

【性味功效】酸、涩，微温。补益肝肾，收敛固脱。内服煎汤6~12g。

【常见病配伍】

1. 腰膝酸痛，阳痿　常与地黄、山药、茯苓配伍。

2. 脾气虚弱，遗尿尿频　常与黄芪、白术、龙骨配伍。

【验方精选】

1. 滋阴补肾　山茱萸、山药各12g，熟地24g，泽泻、牡丹皮、白茯苓各9g。水煎服。

2. 益气健脾，固冲摄血　山茱萸24g，白术30g，黄芪18g，龙骨、牡蛎各24g，杭芍12g，茜草9g，海螵蛸12g，五倍子1.5g。水煎服。

【使用禁忌】
命门火炽、素有湿热、小便淋涩者禁服。

五味子

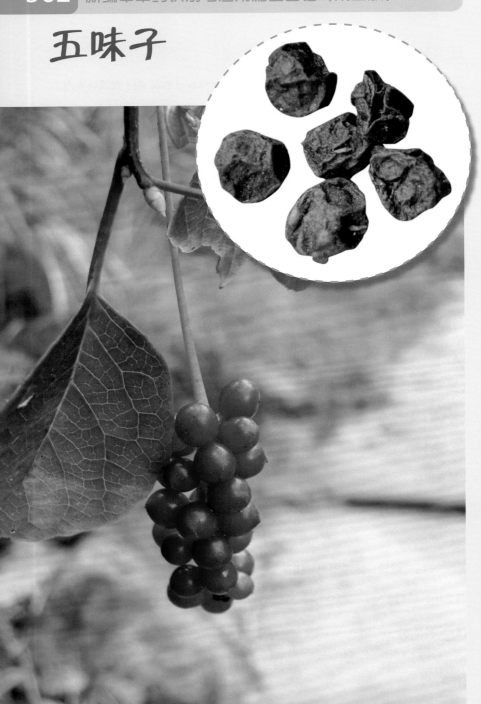

【别名】北五味子、山花椒、五梅子。

【来源】为木兰科植物五味子 *Schisandra chinensis* (Turcz.) Baill. 的果实。

【野外识别特征】落叶木质藤本。茎皮灰褐色，皮孔明显，小枝褐色，稍具棱角。叶互生，柄细长；叶片薄而带膜质；卵形或阔倒卵形，先端尖，基部楔形、阔楔形至圆形，边缘有小齿牙，上面绿色，下面淡黄色，有芳香气味。花单性，雌雄异株；雄花具长梗，花被6~9，椭圆形，雄蕊5，基部合生；雌花花被6~9，雌蕊多数，螺旋状排列在花托上，子房倒梨形，无花柱，受粉后花托逐渐延长成穗状。浆果球形，成熟时呈深红色。花期5~7月。果期8~9月。生于阳坡杂木林中，缠绕在其他植物上。分布于东北、华北、华东、西南等省。

【药材性状】呈不规则球形或扁球形，直径5~8mm；表面紫红色，皱缩，显油润，有的表面呈黑红色或出现"白霜"；果肉柔软，种子1~2，肾形，表面棕黄色，有光泽，种皮薄而脆；果肉气微，味酸；种子破碎后，味辛、微苦。

【性味功效】酸、甘，温。收敛固涩，益气生津，补肾宁心。内服煎汤2~6g。

【常见病配伍】

1. 阴虚内热，消渴　常与山药、知母、天花粉配伍。

2. 脾肾虚寒久泻不止　常与吴茱萸、补骨脂、肉豆蔻配伍。

3. 阴血亏损，心神失养的失眠、多梦　常与酸枣仁、麦冬、当归配伍。

【验方精选】

1. 益气滋阴，固肾止渴　五味子、天花粉各9g，生山药30g，黄芪15g，知母18g，生鸡内金6g，葛根5g。水煎服。

2. 温肾暖脾，固肠止泻　五味子、肉豆蔻各6g，补骨脂12g，吴茱萸3g，姜6g，枣10枚。水煎服。

3. 滋阴养血，补心安神　五味子、远志、桔梗、人参、丹参、玄参各5g，麦冬、当归、柏子仁、天门冬各9g，生地12g。水煎服。

注：同属植物华中五味子 *Schisandra sphenanthera* Reld. et Wils. 果实也作五味子入药。

【使用禁忌】

外有表邪，内有实热，或咳嗽初起，麻疹初发者均慎服。

乌梅

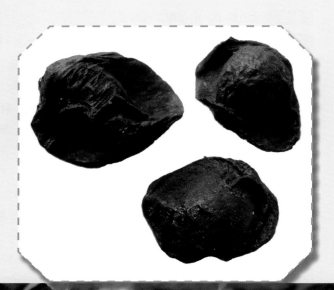

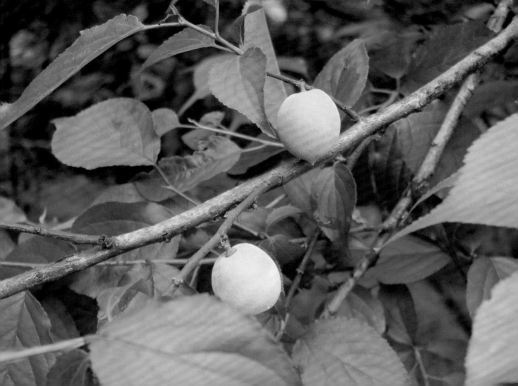

【别名】 梅实、黑梅、熏梅。

【来源】 为蔷薇科植物梅 *Prunus mume* (Sieb.) Sieb. et Zucc. 近成熟的果实经熏焙加工而成者。

【野外识别特征】落叶乔木。树皮灰棕色，小枝细长，先端刺状。单叶互生，椭圆状宽卵形。花梗短；花萼红褐色；花瓣5，白色或淡红色，宽倒卵形。果实近球形，黄色，被柔毛。花期冬春季，果期5～6月。我国分布广泛，以长江流域以南各地最多。

【药材性状】核果呈类球形或扁球形，直径1.5～3cm；表面乌黑色或棕黑色，皱缩不平，基部有圆形果梗痕；果核坚硬，棕黄色，表面有凹点；种子扁卵形，淡黄色；气微，味极酸。

【性味功效】酸、涩，平。敛肺止咳，涩肠止泻，生津，安蛔止痛。内服煎汤6～12g。

【常见病配伍】

1. 蛔厥腹痛，呕吐　常与花椒、干姜、黄连配伍。

2. 肺虚久咳　常与罂粟壳配伍。

【验方精选】

1. 伤寒蛔厥及久痢　乌梅300枚，细辛300g，干姜500g，黄连800g，当归200g，制附子300g，花椒200g，桂枝300g，人参300g，黄柏300g。以上各味药材分别捣碎，合在一起，以苦酒渍乌梅一夜，去核，放在适量大米下蒸之，饭熟捣成泥，和药于臼中，加蜂蜜杵，制成0.2g/丸。饭前饮服10丸，每日3次，后加至20丸。

2. 肺虚久咳　乌梅肉、制罂粟壳等份，研为末。每次服6g，睡前蜜汤送服。

【其他功用】根可祛风，活血；梗具理气的功效；叶可止痢，止血，解毒；花能疏肝解郁，开胃生津，化痰；梅核仁可清暑，除烦，明目。

【使用禁忌】

不宜多食、久食。

石榴皮

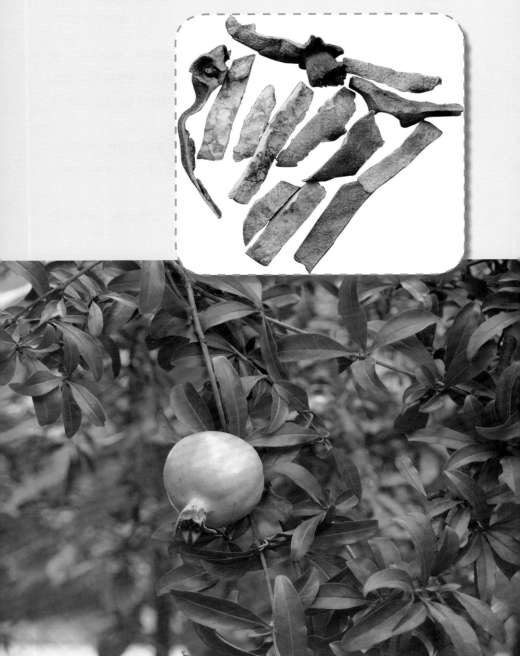

【别名】 石榴壳、酸榴皮。

【来源】 为石榴科植物石榴 *Punica granatum* L. 的果皮。

【野外识别特征】落叶灌木或乔木。枝顶常成尖长刺。叶对生或簇生，长圆状披针形，纸质，全缘，上面光亮。花1～5朵生于枝顶；萼筒钟状，红色或淡黄色，6裂，卵状三角形，边缘有小乳突；花瓣6，红色，与萼片互生，倒卵形。浆果近球形，淡褐色，果皮肥厚，先端有宿存花萼裂片。花期5～6月，果期7～8月。生于向阳山坡。我国大部分地区均有分布。

【药材性状】呈不规则的片状或瓣状；外表面红棕色或暗棕色，略有光泽，粗糙，有多数疣状突起；内表面黄色，有隆起呈网状的果蒂残痕；质硬而脆，断面黄色，略显颗粒状；无臭，味苦、涩。

【性味功效】酸、涩，温；有毒。涩肠，止血，驱虫。内服煎汤3～9g，外用适量。

【常见病配伍】

1. 虫积腹痛　常与槟榔配伍。

2. 妊娠下血不止，腹痛　常与当归、阿胶配伍。

【验方精选】

1. 驱绦虫、蛔虫　石榴皮、槟榔各等份，研细末，每次服6g(小儿酌减)，每日2次，连服2天。

2. 妊娠下血不止，腹痛　石榴皮100g，当归150g，阿胶珠100g，熟艾2枚。水煎，分3次服。

【其他功用】叶可收敛止泻，解毒杀虫；花可凉血，止血；根能驱虫，涩肠，止带；果实能生津止渴，杀虫，涩肠，止血。

【使用禁忌】

有小毒，用量不宜过大。

肉豆蔻

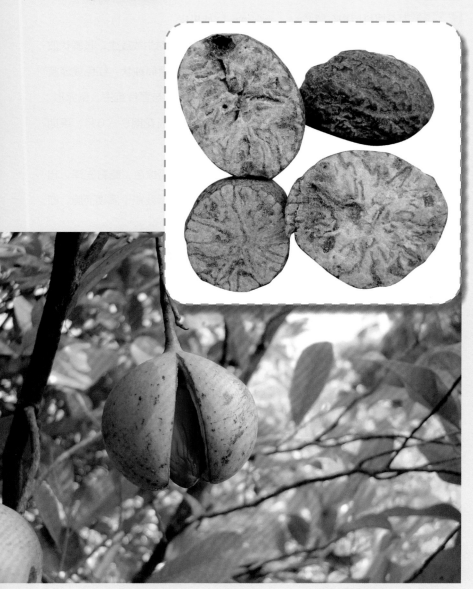

【别名】 肉果、顶头肉。

【来源】 为肉豆蔻科植物肉豆蔻 *Myristica fragrans* Houtt. 的种仁。

【野外识别特征】常绿乔木。叶互生，椭圆形或椭圆状披针形，革质。单性花，异株；总状花序，腋生；花被裂片3～4，三角状卵形，密被灰褐色绒毛。浆果肉质，具短柄，梨形或近于圆球形，淡黄色或橙红色。生于热带地区。分布于东南亚、巴西等国。

【药材性状】种仁呈卵圆形或椭圆形；表面灰棕色，全体有浅色纵行沟纹及不规则网状沟纹；种脐呈浅色圆形突起，合点呈暗凹陷；种脊呈纵沟状，连接两端；质坚，断面显棕黄色相杂的大理石花纹；胚干缩，富油性；气香浓烈，味辛。

【性味功效】辛，温。温中涩肠，行气消食。内服煎汤3～10g。

【常见病配伍】

1. 霍乱呕吐不止　常与人参、厚朴配伍。

2. 脾肾虚弱，食欲不振　常与补骨脂、吴茱萸、五味子配伍。

【验方精选】

1. 霍乱呕吐不止　肉豆蔻50g，人参50g，制厚朴50g。研为细末。每次取9g，再加生姜0.2g，粟米10g，水煎服。

2. 脾肾虚弱，食欲不振　肉豆蔻、补骨脂、五味子、吴茱萸各等份研末。生姜200g，红枣50枚。水煮，再取枣肉制丸，每丸重0.2g。每次服50～70丸，饭前空腹服用。

【其他功用】肉豆蔻衣具健胃和中的功效。

【使用禁忌】
湿热泻痢及阴虚火旺者禁服。用量不宜过大，过量会引起中毒，出现神昏、瞳孔散大及惊厥，甚至死亡。

诃子

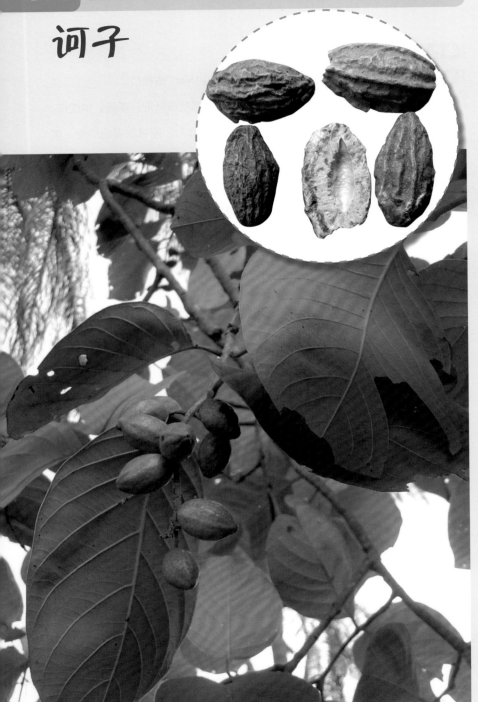

【别名】 诃黎勒、诃梨。

【来源】 为使君子科植物诃子 *Terminalia chebula* Retz. 的果实。

【野外识别特征】落叶乔木。树皮灰黑色至灰白色，粗裂而厚。幼枝黄褐色，被柔毛。叶互生或近对生，叶柄粗壮，距顶 1 ~ 5mm 处有腺体；叶片卵形或椭圆形，全缘或微波状，密被细瘤点。穗状花序腋生或顶生；花两性。核果，卵形或椭圆形，表面粗糙，成熟时变黑褐色，通常有 5 条钝棱。花期 5 月，果期 7 ~ 9 月。生于海拔 800 ~ 1800m 的疏林中。分布于云南、广东、广西等地。

【药材性状】果实呈长圆形或卵圆形，长 2 ~ 4cm，直径 2 ~ 2.5cm，表面黄棕色或暗棕色，略具光泽，有 5 ~ 6 条纵棱线及不规则的皱纹，基部有圆形果梗痕；质坚实；果肉厚 0.2 ~ 0.4cm，黄棕色或黄褐色；果核长 1.5 ~ 2.5cm，直径 1 ~ 1.5cm，浅黄色，粗糙，坚硬；种子狭长纺锤形，长约 1cm，直径 0.2 ~ 0.4cm，种皮黄棕色，子叶 2，白色，相互重叠卷旋；气微，味酸涩后甜。

【性味功效】苦、酸、涩，平。涩肠，敛肺，利咽开音。内服煎汤 3 ~ 10g。

【常见病配伍】

 1. 久咳　常与杏仁、通草配伍。

 2. 久咳，咽喉失音　常与桔梗、甘草配伍。

 3. 久泻久痢　常与白矾配伍。

【验方精选】

 1. 久咳　诃子 50g，杏仁 50g，通草 8g。切细，每次取 12g，加煨生姜 5 片，水煎服。

 2. 咽喉失音　诃子 4 个，桔梗 50g，甘草 50g。研为细末，每次取 6g，用童子小便合水煎服。

 3. 老人久泻不止　诃子 1g，白矾 50g。研成细末。每服不计时候，以粥饮送服 6g。

【其他功用】叶可降气化痰；核可止咳及泻痢。

注：同属植物绒毛诃子 *Terminalia chebula* Retz var *tomentella* Kurt. 同作诃子入药。

【使用禁忌】

 外邪未解、内有湿热积滞者慎服。

鸡冠花

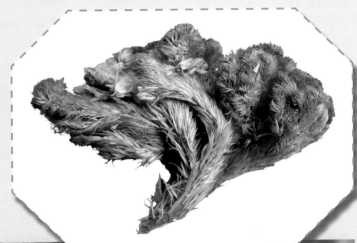

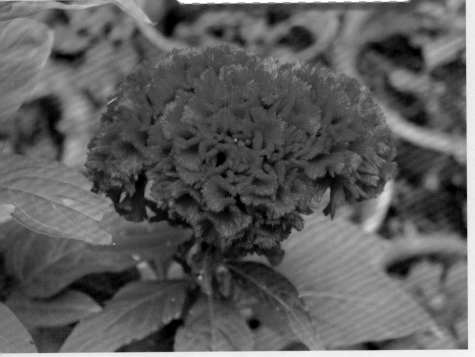

【别名】鸡髻花、鸡冠头、老来少。

【来源】为苋科植物鸡冠花 Celosia cristata L. 的花序。

【野外识别特征】一年生直立草本。全株无毛，粗壮，分枝少，近上部扁平，有棱纹凸起。单叶互生，长椭圆形至卵状披针形。穗状花序顶生，呈扁平肉质鸡冠状；花被片淡红色至紫红色；苞片、小苞片和花被片干膜质，宿存。胞果卵形，包于宿存花被内。花期5～8月，果期8～11月。生于亚热带环境。我国南北各地均有分布，广布于温暖地区。

【药材性状】穗状花序多扁平而肥厚，似鸡冠状；上缘宽，具皱褶，密生线状鳞片，下端渐狭小，残留扁平的茎；表面红色或紫红色；中部以下密生多数小花，苞片和花被均呈膜质；果实盖裂，种子圆肾形，黑色，有光泽；体轻，质柔韧；气无，味淡。

【性味功效】甘、涩，凉。凉血止血，止带，止泻。内服煎汤6～12g。

【常见病配伍】

1. 痔疮便血　常与凤眼草配伍。

2. 下血脱肛　常与防风配伍。

3. 风疹　常与向日葵配伍。

【验方精选】

1. 痔疮　鸡冠花、凤眼草各50g。捣为粗末。每次用粗末25g，水煎，热洗患处。

2. 下血脱肛　鸡冠花、防风等份。研为末，糊丸，每丸重0.2g。每次空腹米汤送服70丸。

3. 风疹　鸡冠花、向日葵各9g，冰糖50g。开水炖服。

【其他功用】鸡冠苗可清热凉血，解毒；鸡冠子可凉血止血，清肝明目。

金樱子

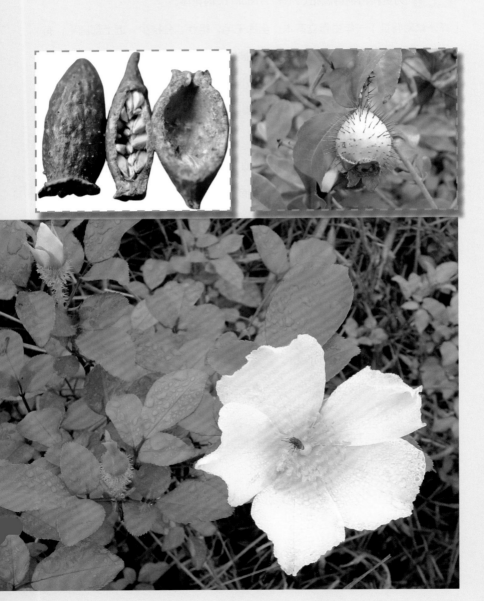

【别名】刺梨子、山石榴、灯笼果。

【来源】为蔷薇科植物金樱子 *Rosa laevigata* Michx. 的果实。

【野外识别特征】常绿攀缘灌木。茎无毛，有钩状皮刺和刺毛。羽状复叶，叶柄和叶轴具小皮刺和刺毛；托叶披针形；小叶革质，椭圆状卵形或披针状卵形，边缘具细齿状锯齿，有光泽。花单生于侧枝顶端，花梗和萼筒外面均密被刺毛，萼片5，花瓣5。果实倒卵形，紫褐色，外面密被刺毛。花期4～6月，果期7～11月。生于海拔100～1600m的向阳的山野、田边、溪畔灌木丛中。分布于我国西南、长江流域、华南等地。

【药材性状】本品为花托发育而成的假果，呈倒卵形，表面红黄色或红棕色，有突起的棕色小点；顶端有盘状花萼残基，中央有黄色柱基，下部渐尖；质硬；无臭，味甘、微涩。

【性味功效】酸、涩，平。固精，缩尿，涩肠，止带。内服煎汤6～12g。

【常见病配伍】

1. 带下过多，遗尿尿频　常与芡实配伍。

2. 久泻久痢　常与党参等配伍。

【验方精选】

1. 带下过多，遗尿尿频　金樱子、芡实肉粉各等份。同酒糊和芡粉为丸，每丸重0.2g。每服30丸，酒送服。

2. 久泻久痢　金樱子30g，党参9g。水煎服。

【其他功用】根可固精，涩肠，止血，活血；叶可清热，解毒，生肌，止血；花能涩肠，固精，缩尿，止带。

【使用禁忌】

有实火、邪热者慎服。

莲子

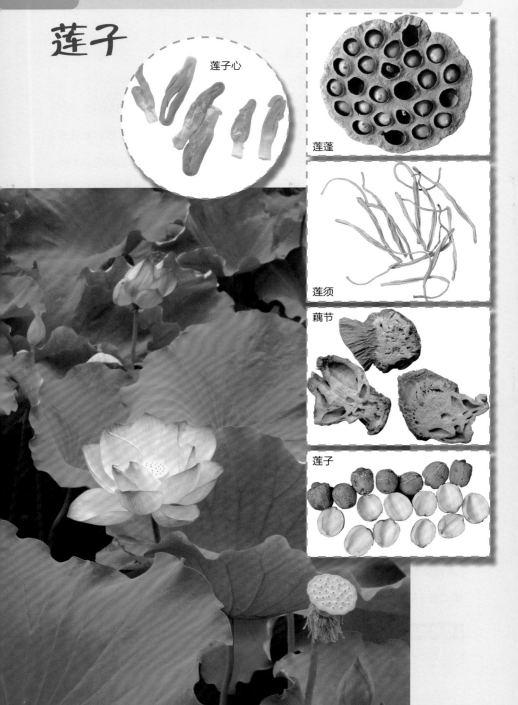

莲子心

莲蓬

莲须

藕节

莲子

【别名】 藕实、莲蓬子、莲肉。

【来源】 为睡莲科植物莲 Nelumbo nucifera Gaertn. 的成熟种子。

【野外识别特征】多年生水生草本。节上生叶，露出水面；叶柄着生于叶背中央，粗壮，圆柱形，多刺；叶片圆形，全缘或稍呈波状。花单生于花梗顶端；花芳香，红色或白色；花瓣椭圆形或倒卵形。花后结莲蓬，倒锥形，有小孔20～30个。坚果椭圆形或卵形，果皮革质，坚硬。花期6～8月，果期8～10月。生于水泽、池塘、湖沼或水田内。我国南北各地均有栽培。

【药材性状】种子略呈椭圆形或类球形，长1.2～1.8cm，直径0.8～1.4cm；表面浅黄棕色至红棕色，有细纵纹和较宽的脉纹；一端中心呈乳头状突起，深棕色，多有裂口，其周围略下陷；质硬，种皮薄，不易剥离；子叶2枚，肥厚，黄白色，中有空隙，具绿色莲子心；无臭，味甘、微涩；莲子心味苦。以种子个大、圆、饱满者为佳。

【性味功效】甘、涩，平。补脾止泻，固精止带，益肾养心。内服煎汤6～15g。

【常见病配伍】

1. 小便白浊，梦遗　常与益智、龙骨配伍。

2. 脾虚泄泻　常与人参、茯苓、白术配伍。

【验方精选】

1. 小便白浊，梦遗　莲子、益智仁、龙骨各等份。捣为细末。每次服6g，空腹用米汤送服。

2. 脾虚泄泻　莲子9g，人参15g，白术15g，白茯苓15g，薏苡仁9g，桔梗6g，缩砂仁6g，白扁豆12g，甘草10g，山药15g。研末。每次服6～10g。

【其他功用】莲藕可清热生津，凉血，散瘀，止血；藕节、莲衣可收敛止血；叶可治暑热烦渴，头痛眩晕，大便泄泻，产后恶露不净，脾虚腹胀；莲房能散瘀止血；莲须可清心益肾，涩精止血；莲子心可清心，平肝，止血，固精。

【使用禁忌】

中满痞胀、大便燥结者禁服。

椿皮

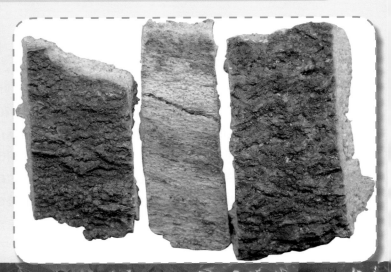

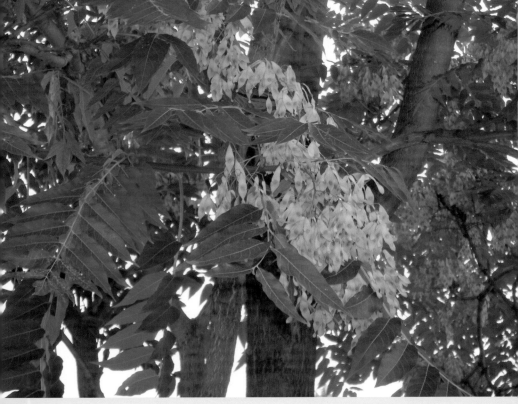

【别名】 臭椿、椿白皮、椿根皮。

【来源】 为苦木科植物臭椿 *Ailanthus altissima* (Mill.) Swingle. 的根皮或干皮。

【野外识别特征】落叶乔木。树皮灰褐色。叶互生，羽状复叶，小叶13～25，卵状披针形，先端渐尖，基部截形，近基部有1～2对粗齿，齿尖背面有1腺体，揉碎有臭气。圆锥花序顶生，花小，白色带绿。翅果扁平，长椭圆形，1～6个着生于1果柄上。花期6～7月，果期9月。生于山坡、路旁。分布于我国大部分地区。

【药材性状】根皮 呈不整齐的片状或卷片状，厚0.3～1cm；外表面灰黄色或黄褐色，粗糙，有多数纵向皮孔样突起和不规则纵、横裂纹，除去粗皮者显黄白色，内表面淡黄色，较平坦，密布梭形小孔或小点；质坚硬，断面外层颗粒性，内层纤维性，气微，味苦。以无粗皮、肉厚、内面黄白色者为佳。

干皮 呈不规则板片状，大小不一，厚0.5～2cm，外表面灰黑色，极粗糙，有深裂。

【性味功效】苦、涩，寒。清热燥湿，收涩止带，止血，止泻。内服煎汤6～9g，外用适量。

【常见病配伍】

1. 痢疾 常与爵床、凤尾草配伍。

2. 崩漏经多，便血痔血 常与龟甲、白芍、黄芩配伍。

【验方精选】

1. 痢疾 椿皮50g，爵床10g，凤尾草16g。水煎服。

2. 崩漏经多，便血痔血 椿白皮20g，黄芩30g，白芍30g，龟甲30g，黄柏9g，香附7g。水煎服。

【使用禁忌】
孕妇勿用。

正别名索引（按笔画排序）

南北方常用中药基原对照表

1. 南北柴胡

1.1 南柴胡：伞形科植物狭叶柴胡 *Bupleurum scorzonerifolium* Willd. 的干燥根。

1.2 北柴胡：伞形科植物柴胡 *Bupleurum chinense* DC. 的干燥根。

2. 南北板蓝根

2.1 南板蓝根：爵床科植物马蓝 *Baphicacanthus cusia* (Nees) Bremek. 的根茎及根。

2.2 北板蓝根：十字花科植物菘蓝 *Isatis indigotica* Fort. 的干燥根。

3. 南北山楂

3.1 南山楂：蔷薇科植物野山楂 *Crataegus cuneata* Sieb.et Zucc. 的干燥成熟果实。

3.2 北山楂：蔷薇科植物山里红 *Crataegus pinnatifida* Bge.var. *major* N.E.Br. 或山楂 *Crataegus pinnatifida* Bge. 的干燥成熟果实。

4. 南北丹参

4.1 南丹参：唇形科植物南丹参 *Salvia bowleyana* Dunn 的根。

4.2 北丹参：唇形科植物丹参 *Salvia miltiorrhiza* B. 的干燥根及根茎。

5. 南北刘寄奴

5.1 南刘寄奴：菊科植物奇蒿 *Artemisia anomala* S. 的干燥全草。

5.2 北刘寄奴：玄参科植物阴行草 *Siphonostegia chinensis* Benth. 的带果全草。

6. 南北洋金花

6.1 南洋金花：茄科植物白曼陀罗 *Datura metel* L. 的干燥花。

6.2 北洋金花：茄科植物毛曼陀罗 *Datura innoxia* Mill. 的干燥花。

7. 南北沙参

7.1 南沙参：桔梗科植物轮叶沙参 *Adenophora tetraphylla* (Thunb.) Fisch. 或沙参 *Adenophora stricta* Miq. 的干燥根。

7.2 北沙参：伞形科植物珊瑚菜 *Glehnia littoralis* Fr. Schmidt ex Miq. 的干

燥根。

8.南北五味子

8.1南五味子：木兰科植物华中五味子 *S.sphenanthera* Rehd.et Wils.的干燥成熟果实。

8.2北五味子：木兰科植物五味子 *Schisandra chinensis* (Turcz.) Baill.的干燥成熟果实。

9.南北葶苈子

9.1南葶苈子：十字花科植物播娘蒿 *Descurainia Sophia* (L.) Webb ex Prantl.的干燥成熟种子。

9.2北葶苈子：十字花科植物独行菜 *Lepidium apetalum* Willd.的干燥成熟种子。